名方·名医临证集

主　编　何庆勇

中国中医药出版社
·北京·

图书在版编目（CIP）数据

名方·名医临证集 / 何庆勇主编 . —北京：中国中医药出版社，2019.1（2019.11重印）
ISBN 978 – 7 – 5132 – 5411 – 3

Ⅰ.①名… Ⅱ.①何… Ⅲ.①方剂—临床应用 Ⅳ.① R289

中国版本图书馆 CIP 数据核字（2018）第 290402 号

中国中医药出版社出版

北京经济技术开发区科创十三街 31 号院二区 8 号楼
邮政编码　100176
传真　010-64405750
保定市中画美凯印刷有限公司印刷
各地新华书店经销

开本 710×1000　1/16　印张 18.5　字数 312 千字
2019 年 1 月第 1 版　2019 年 11 月第 2 次印刷
书号　ISBN 978 – 7 – 5132 – 5411 – 3

定价 65.00 元
网址　www.cptcm.com

社 长 热 线　010-64405720
购 书 热 线　010-89535836
微 权 打 假　010-64405753

微信服务号　zgzyycbs
微商城网址　https://kdt.im/LIdUGr
官 方 微 博　http://e.weibo.com/cptcm
天猫旗舰店网址　https://zgzyycbs.tmall.com

如有印装质量问题请与本社出版部联系（010-64405510）

路　序

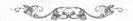

　　医之为道，源于岐黄，临诊之际，贵在辨证，论治之妙，在于方证对应，久则名方成焉。名方者，常为大医家所创，卓有良效，久用不衰，经岁月磨砺而成。由中国中医科学院广安门医院何庆勇主任医师主编，联合全国多家医院的临床专家和北京中医药大学的方剂学专家，共同撰写的《名方·名医临证集》，集名方辨证治疗疑难病之大成，强调名医经验的传承，充分体现了实用性、系统性、科学性等特色，对中医方剂学的发展，将起到很好的促进作用。

　　本书资料丰富，内容翔实，注重全面突出名医运用名方的独特经验。对于传承名方法术，提高疑难病的辨治水平与临床疗效具有重要的实用意义。本书上汲古训，下采众长，继承和发展结合，确是一部较为全面的关于名方的专著。相信本书之问世，必将对中医临床医师辨治疑难病提供重要资料，并可为医学院校的师生提供理论探索和临床应用的参考。

　　稿经数易，行将付梓，余先睹为快，欣然为序。

路志正

戊戌年秋于怡养斋

自 序

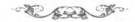

　　名方者，乃圣贤制方也，佐使君臣，承奇偶大小之制，配伍精妙，从治正治，意义深长。如金科玉律，以为后人楷则。诚清·汪昂曰："千古心传，端在于此。实医门之正宗，活人之彀率也。"

　　名医者，善用名方，神而明之，变而通之，处方调剂，立起沉疴，治病之神，如磁引针，如鼓应桴。本书汇名医之心悟，集群贤之医案，博采广纳，探赜索隐，名贤至论，统叙一堂，使探宝者不止一藏，尝鼎者不仅一脔，用者据之，不致径庭，宁非临证之一助欤？

　　吾幼学之时，闻"扁鹊救愈太子，仲景预断生死"，未尝不心向之。束发之年，每阅北宋·张横渠四言"为天地立心，为生民立命，为往圣继绝学，为万世开太平"，未尝不慨慕其心志。及至弱冠，吾奉慈父命，研习医术，谓可养生，亦可济世。遂锐志于医，探讨有年，愧未深造。愚不揣浅陋，经寒暑，历岁月，废寝食，发白数茎，乃成是书。彼临机应变，取是方而圆用之，斯实望于世之君子。是为序。

中国中医科学院广安门医院

何庆勇

戊戌年秋于京

前　言

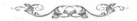

　　名方者，昔圣人之制方也，推药理之本原，识药性之专能，察气味之从逆，审脏腑之好恶，合君臣之配耦，而又探索病源，推求经络。其思远，其义精，其用变化不穷。名医者，多嗜名方，博采众长，学验俱丰，应手辄效。清·刘开曰："非尽百家之美，不能成一人之奇；非取法至高之境，不能开独造之域。"本书究名医运用名方之心悟，集名医运用名方之医案，旨在传承其学术，创新发扬中医，提高临床疗效。

　　本书分别从名方导读、名医心悟、名医医案、国医大师点评、编者心得五方面对每一个方剂作了全面的阐述。本书对各位名医运用名方的独特体会、心悟和医案均作了较详尽介绍。学术性、实用性俱佳，真实记录了名医们运用名方的分析过程和临床经验，值得中医临床者参考借鉴。

　　本书在编写过程中，得到中国中医科学院及北京中医药大学各级领导的关心、指导，国医大师路志正在百忙之中赐序，在此一并表示衷心的感谢！

中国中医科学院广安门医院

何庆勇

目 录

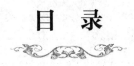

第五章 祛痰剂

第六章　治疡剂

第一章

理血剂

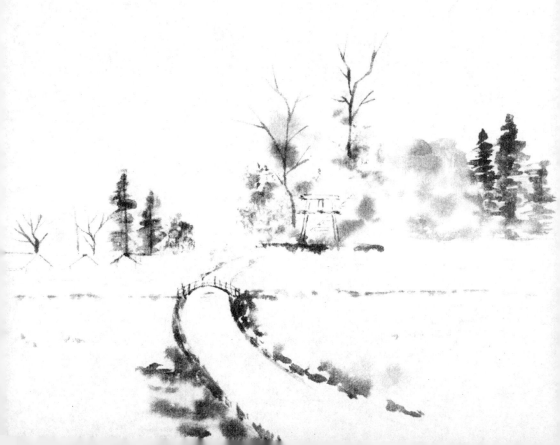

第一节　血府逐瘀汤

一、名方导读

【出处】《医林改错》。

【组成】当归三钱，生地黄三钱，桃仁四钱，红花三钱，枳壳二钱，赤芍二钱，柴胡一钱，甘草一钱，桔梗一钱半，川芎一钱半，牛膝三钱。

【方歌】血府逐瘀归地桃，红花枳壳膝芎饶，柴胡赤芍甘桔梗，血化下行不作劳。

【方论】桃仁性平味苦，活血祛瘀；红花、川芎性温味辛，红花活血祛瘀通络，川芎活血行气，祛风止痛；赤芍性微寒味苦，清热凉血，祛瘀止痛；当归性温味甘、平，补血活血止痛；生地黄黄性寒味甘、苦，清热凉血，养阴生津。以上共为君药，活血化瘀而养血。柴胡、枳壳性微寒味甘、平，二药行气活血而疏肝解郁，为臣药。桔梗性平味苦、辛，载药上行，合枳壳则升降上焦之气而宽胸；牛膝性平味苦、酸，通利血脉，引血下行，二者为佐药。甘草调和诸药为使药。纵观全方配伍，可谓不寒不热，气血双调，解气分之郁结，行血分之瘀滞，活血而不伤阴，祛瘀又能生新，具有活血化瘀、行气止痛功效。

【功用】活血化瘀，行气止痛。

【主治】胸中血瘀证。

【用法】水煎服。

【方解】本方是王清任用以治疗"胸中血府血瘀"所致诸证，由桃红四物汤合四逆散加桔梗、牛膝而成。胸胁为肝经循行之处，瘀血在胸中，气机阻滞，则肝郁不舒，故胸胁刺痛，日久不愈则急躁易怒。瘀久化热，气郁化火，故内热瞀闷，或心悸失眠，或入暮潮热；上扰清窍，则为头痛；横犯胃府，胃失和降，则干呕呃逆，甚则饮水则呛。至于唇、目、舌、脉所见，皆为瘀血之征。故治当活血化瘀，兼以行气解郁。方中桃红四物汤活血化瘀而养血，四逆

3

散行气和血而舒肝，桔梗开肺气，载药上行，合枳壳则升降上焦之气而宽胸，尤以牛膝通利血脉，引血下行，互相配合，使血活气行，瘀化热消而肝郁亦解，诸症自愈。

【化裁】去生地黄、柴胡、桔梗、牛膝，加灵脂、丹皮、乌药、玄胡索、香附，成为"膈下逐瘀汤"。去桔梗、枳壳、甘草，加泽兰、卷柏、枸杞、穿山甲，成为"血府逐瘀汤加减方"。

二、名医心悟

【曹洪欣心悟】

血府逐瘀汤用于治疗病毒性心肌炎：病毒性心肌炎的发生多由感受温热或湿热毒邪或风寒侵袭人体，酿成热毒，深入心包脉络，耗损心之气阴而发。因为心主血，热毒侵蚀必致气血逆乱，导致心中血瘀，脉络不通，临床多有明显血瘀之象。此证候多出现在病毒性心肌炎的中后期，治疗上当以活血化瘀为主。

主要表现有两方面：①患者无明显症状、体征，仅有较顽固的心电图变化，如Ⅰ度房室传导阻滞，或右束支不完全传导阻滞等。曹师认为，这些患者临床无症可辨，但根据其病程较长，中医素有"久病入络"之说，故可用活血法。②部分患者无明显血瘀指征，但用他法不效，可辨为瘀血为病，可试用活血法。

曹师指出，《医林改错》血府逐瘀汤所治诸症载有："胸痛，在伤寒用瓜蒌、陷胸、柴胡等皆可愈，有忽然胸痛，前方皆不应，用此方一剂，痛立止；心跳、心慌用归脾、安神等方不效，用此方百发百中。"临证中发现患者舌质淡红，甚至淡白，经用益气、养血、温阳等法不效，常用血府逐瘀汤加减治疗而收效。同时，情志因素多为本病发病的诱因，在病毒性心肌炎的复发病例中尤为多见，这类病患除有心系症状之外，尚兼见情志抑郁或烦躁易怒，腹胀，女性乳房胀痛等肝经征象。《薛氏医案》曾说："肝气通则心气和，肝气滞则心气乏。"所以出现肝气不疏之象常使病情加重，当务之急应疏肝理气。

曹师根据血府逐瘀汤中内含有四逆散方，常喜用之，并时加入川楝子、香附、佛手等行气之品，而活血之品少用或减量。病毒性心肌炎中邪气常以温热毒邪为主，温邪时毒伤阴血者为其常，因此在疾病发展过程中，可见心胸烦热、少寐多梦、手足心热、盗汗、口燥咽干、便干、舌红少苔或无苔、脉细数等阴虚火旺、心神被扰之象，临床中滋阴降火安神为其主要治疗大法，但部分患者疗效不佳。曹师认为，此乃阴虚火旺与瘀血内阻互见，火旺则灼伤阴血，使血行迟缓而致瘀，瘀血内阻，郁而化火，更伤阴液，治疗中宜两者兼顾。

——曹洪欣 国家非物质文化遗产项目"中医生命与疾病认知方法"

代表性传承人，中国中医科学院首席研究员

【曹晓岚心悟】

血府逐瘀汤加味治疗不寐：不寐是指经常不能获得正常睡眠的一种病症。失眠治法很多，但曹师认为不寐兼神志不安久治不愈，或单用安神养血药疗效不佳，有气血不和征象者，应从调气活血论治，治用活血化瘀法。

临床表现：不寐多梦，伴见情志抑郁，时或心悸不宁，心烦健忘，胸胁胀闷窜痛。善太息，咽部异物感，女子月经不调，大便不爽，甚或胸部刺痛，痛定不移，入夜尤甚，肌肤甲错，面色晦暗或黧黑，舌质暗或有瘀斑，脉细涩。由于瘀血内阻，心神失其濡养，肝魂失其敛藏，故见失眠多梦健忘。肝性喜条达恶抑郁，肝失疏泄，气机郁滞，经脉不利，故情志抑郁，胸胁窜痛，善太息。血瘀内阻，气血运行不畅，故见月经不调。不通则痛，故其疼痛具有刺痛固定不移的特点。由于夜间血行较缓，瘀血加重，故入夜疼痛加重。瘀阻脉络，气血失其温煦濡养，故面色晦暗或黧黑。瘀久不消，营血亏虚不能濡润肌肤，故肌肤甲错。舌有瘀斑、脉细涩皆为血瘀之象。

曹师治疗顽固性失眠兼有瘀血征象者，或但见部分有血瘀征象者，运用调气活血法，以加味血府逐瘀汤随症加减，疗效好。此方以血府逐瘀汤为基础方，加炒酸枣仁、合欢皮、夜交藤而成。以调气活血药为主，佐以养血安神之品，将药物水煎，分早晚两次服。以上午9时及晚上入睡前1小时服用为佳。因为活血化瘀药较多，孕妇忌服。其中血府逐瘀汤以桃红四物与四逆散合方，加桔梗、牛膝而成。方中桃红四物汤活血化瘀。四逆散疏肝解郁，加桔梗开胸膈之气，枳实、柴胡同用，尤善开胸散结；牛膝引瘀血下行，一升一降使气血更易于运行。此方不仅适用于血瘀所致之证，并可作为通治一切气滞血瘀之方。所以由气滞血瘀引起的失眠也为血府逐瘀汤主治证之一。方中当归甘温质润，入肝、心、脾经，既能补血又能活血。川芎性辛温，归肝、胆经，既能活血又能行气，为血中气药；赤芍性苦微寒，主入肝经，善走血分，除血分郁热而有凉血活血之功；红花性辛温散，专入血分，归心、肝经，有活血化瘀之功；桃仁性苦甘平，归心、肝、大肠经，入心、肝血分，善泄血滞，祛瘀力较强。方中共用当归、川芎、赤芍、桃仁、红花辛开苦降，调节气机，活血化瘀。牛膝性苦甘酸平，归肝、肾经，通血脉，引血下行；柴胡性苦辛微寒，归肝、胆经，疏肝解郁，升达清阳；桔梗性辛味苦，开宣肺气，载药上行，又可合枳实一升一降，开胸行气，使气行则血行。柴胡与牛膝、桔梗与枳实共用，升降气机，调和气血。生地黄性寒味苦，归心、肝、肺经，甘寒质润，苦寒清热，能凉血清热，合当归又能养阴润燥，使祛瘀而不伤阴血。酸枣仁性甘平，归心、肝经，养心阴、益精血而宁心安神；夜交藤性甘平，归心、肝经，养心通络安神；合欢皮性甘平，归心、肝经，养血解郁安神，安五脏，和心志。三药配伍相须为用，既补肝血又疏肝气，动静相伍，补散兼施，肝体阴用阳并调，又具安神之功。

——曹晓岚　山东省名中医，国家首批名老中医学术继承人，

师承全国名老中医陆永昌教授

【董永丰心悟】

董老认为，血瘀证在皮肤科很常见。有的皮肤病兼有血瘀，有的本身就是血瘀证，有的初发时为血热、血寒或气滞，日久则成血瘀证。董老最常用的代表方是血府逐瘀汤。董老运用血府逐瘀汤治疗皮肤病，首先强调辨证，注重皮肤症状与舌脉合参，凡见皮肤黑斑、紫斑、肿块、结节、疤痕、增生肥厚、干裂，以及皮肤各种赘生物等，舌质暗有瘀斑、瘀点等都视为血瘀之象，均可取异病同治法，选用血府逐瘀汤化裁。应用活血药时，要分清轻重缓急。轻者原方即可，重则加三棱、莪术之属，甚则选用穿山甲、水蛭。还要结合气虚、血热、血寒、夹痰之异，配用相应药物，并注意平素有无出血现象、有无禁忌等。只要详辨细查，方证相符则收桴鼓之效。

——董永丰　陕西省名老中医师带徒指导老师

【章力勤心悟】

血府逐瘀汤治疗中风：近几年研究发现，气虚血瘀型缺血性中风占很大比例。不少学者认为，中风之发生主要在于正气亏虚。正气不足则气血运行不畅，脏腑经络失于濡养，日久必致心、肝、肾三脏阴阳失调，加之七情、劳

倦、外邪诱因导致气血运行受阻，肌肤筋脉失养；或阳亢风动，痰火上蒙清窍，形成上实下虚，阴阳互不维系的危候。脑部缺血的一系列表现实则与血液运行失调关系密切。清代王清任所创血府逐瘀汤，通过活血化瘀达到祛痰排浊的目的。方药中四逆散行气和血而疏肝，桃红四物汤活血化瘀而养血，更加桔梗、枳壳、牛膝宽气通脉。全方诸药配合可使血流气行，瘀散郁解，上开下行，气血流畅，经脉条达。现代药理研究证实，桃仁、红花、当归、地龙活血作用主要与其抗血栓形成、抗凝、改善血液流变学和微循环、降血脂等作用有关；川芎、桔梗、枳壳、丹参、牛膝行气活血通络，其性上行，可协同达于脑络，溶解血栓，使脑组织供血恢复正常，并能使整体气血流畅，脏腑功能健旺，为臣药。现代研究证实，川芎中所含的川芎嗪有抑制血小板聚集和抗血栓形成的作用，并可以减少静脉壁白细胞黏附，抑制红细胞聚集，加速红细胞电泳速度，降低血小板黏附率，防止血液黏滞度升高；黄芪补气以行血滞、温通经脉；丹参活血祛瘀，安神养心，两味共为佐药。现代药理研究证实，丹参能使成纤维细胞生长因子免疫反应增强，对脑组织有加强营养和修复作用，还具有抑制血小板聚集和抗血栓形成的功能。诸药相伍，具有益气活血、化瘀通络功效，用于缺血性中风病（脑血栓形成）中经络恢复期之气虚血瘀型的患者有较好的临床疗效。

——章力勤 临安市名中医

附一 【张杰彪心悟】

血府逐瘀汤治疗内伤血证：凡暴力引起损伤，导致机体气血、脏腑、经络功能紊乱者，称为内伤血证。历代文献对内伤血证均有论述。《素问·缪刺论》说："人有所堕坠，恶血留内，腹中满胀，不得前后，先饮利药。"《诸病源候论》记载了多种损伤内症的病因病理和临床表现。《正体类要》陆序说："肢体损于外，则气血伤于内，荣卫有所不贯，脏腑由之不和。"说明损伤局部与整体的辨证关系。《杂病源流犀烛·跌仆头挫源流》指出："跌仆闪挫，卒然身受，由外及内，气血俱伤病也。""必气为之震，震则激，激则壅，壅则气之周流一身者，忽因所壅，而凝聚一处，是气失其所以为气矣。气运乎血，血本随气以周流，气凝则血亦凝矣。气凝在何处，则血亦凝在何处矣。夫至气滞血瘀，则作肿作痛，诸变百出。虽受跌受闪挫者，为一身之皮肉筋骨，而气既滞，血既瘀，其损伤之患，必由外侵内，而经络脏腑并与俱伤。""跌仆闪挫，

方书谓之伤科，俗谓之内伤。其言内而不言外者，明乎伤在外而病必及府，其治之之法，亦必经经络脏腑间求之，而为之行气，为之行血，不得徒从外涂抹之已也。"以上说明，皮肉筋骨的损伤可伤及气血，引起脏腑经络功能紊乱，出现各种损伤内症。

胸中血瘀，血行不畅所致的胸痛、头痛日久不愈，痛如针刺而有定处，或呃逆日久不止，或内热烦闷，心悸失眠，急躁善怒，入暮渐热，或舌质暗红，舌边有瘀斑，或舌面有瘀点，唇暗或两目暗黑，脉涩或弦紧。由于瘀血阻滞胸中，阻碍气机，故胸痛日久不愈；肝郁不舒，故急躁善怒；瘀血化热，则入暮渐热；内热烦闷，瘀热上扰心神，故见心悸失眠；瘀血阻滞，清阳不升，则为头痛；瘀热上冲，引起胃气上逆，故见呃逆，其痛有定处而如针刺，以及表现于面、唇、舌、脉等见症，皆为血瘀之象。治则：活血祛瘀，行气止痛。治疗当以活血化瘀为主，兼以行气，方用血府逐瘀汤。本方主治胸中瘀血，阻碍气机，兼见肝郁气滞之血瘀证。此方不仅行血分瘀滞，又能解气分之郁结，活血而不耗血，祛瘀又能生新，合而用之，使瘀去气行，则诸症可愈。

——张杰彪　鄞州第二医院骨科主任医师

附二　【熊辅信心悟】

熊师对"血府"的认识：王清任认为"血府"即"人胸下膈膜一片，其薄如纸，最为坚实，前长与心口凹处齐，从两肋至腰上，顺长如坡，前高后低，低处如池，池中存血，即精汁所化，名曰血府。"又云："膈膜以上满腔皆血，故名血府。"他所说的是一个解剖单位，相当于现代医学所说的膈肌以上整个胸腔包括大脑在内的人身体的上半部分。《素问·脉要精微论》云："脉者，血之府也。"这里的"府"是"聚"的意思，即全身的血液均聚存于经脉之中之意。熊师认为所谓"血府"可以看成胸部的大循环系统及全身的微循环系统，与有人提出的"血液及血液的内环境"相类似，进一步为古代中医理论提供了现代医学的依据。

治疗妇科瘀血证：妇人血瘀证可引起多种临床病症，如月经过多、崩漏、月经后期、闭经、痛经、乳腺包块等，熊师多用血府逐瘀汤治疗。其应用指征为：月经色黑，夹有较多血块，舌淡紫，或有瘀斑，脉涩。熊师认为，治疗妇科疾病，一定要注意询问经血性状，因为它在很大程度上反映了妇人气血的状况，是治疗参考的重要指征。《景岳全书·经脉类》曰："妇人以血为主，血旺则经调，而子嗣身体之盛衰，无不肇端于此，故治妇人之病，当以经血为先。"治疗妇人血瘀证除了采用通常的活血化瘀法，还应注意调理肝之疏泄功能。血府逐瘀汤具有理气活血之功，方中柴胡、枳壳为疏肝理气之品，怀牛膝善除下焦瘀血，故比较适用于妇科瘀血证。临床应用中，对于月经过多、崩漏，伴有大量血块者，熊师嘱：切不可见血多而妄用止血剂，直须大胆应用血府逐瘀汤活血止血，并加入蒲黄、莪术、益母草，会饮酒者可滴入少许白酒于汤药中，加强活血之力，通常一剂即可见效；痛经者，加入吴茱萸、台乌、延胡索；乳腺包块、乳腺小叶增生加入浙贝母、青皮、天冬、天花粉；乳腺纤维瘤加入牡蛎、莪术、全虫。熊师认为，治疗乳腺良性包块时切不可加入香附、菟丝子、刺蒺藜等含植物雌激素类成分的药物，因为雌激素增多反而会加重包块增生。

治疗功能失调性子宫出血：功能失调性子宫出血属中医学"崩漏"范畴。系血热、脾虚、肾虚、血瘀等导致冲任损伤，不能制约经血，非时而量多如注者为崩，量少淋漓不尽者为漏，两者常交替出现。《诸病源候论》曰："非时而下淋漓不断，谓之漏下；忽然暴下，谓之崩中。"患者多表现为：阴道不规则流血，淋漓不绝，量时多时少，血色紫暗，质黏稠夹有较多血块，小腹疼痛，血块下后疼痛减轻，舌质紫暗或边有瘀斑，脉沉涩。熊师认为，本病应详细询问经血的性状，即量、色、质，关键在于辨其有无血块，因血块是"血瘀证"的主要表现之一，瘀阻冲任，血不归经，可发崩漏。故只要伴见血块，虽流血量多，也切不可单纯妄用止血之剂；如单纯固涩止血，或止血过急，易致留瘀，而加重血瘀之证，故直须大胆活血止血，使瘀血去而新血自生，离经之血得以归经，则自然止血。《血证论》曰："女子胞中之血，每月一换，除旧生新，旧血即是瘀血，此血不去，便阻化机……盖瘀血去则新血已生，新血生而瘀血自去，其间初无间隔。即如月信下行，是瘀去也，此时新血，已萌动于血海之中，故受孕焉，非月信已下多时，然后另生新血也。知此，则知以去瘀为生新之法，并知以生新为去瘀之法。"

用药方面。熊师认为，治疗功能失调性子宫出血，除了采用通常的活血化瘀法外，还应注意调理肝之疏泄功能，使肝气不郁，肝气得疏，则血能畅行。此外，熊师非常重视药物的量效关系，如当归、川芎的用量不宜过大；牛膝引药下行，用量宜大，通常服药后能很快见效。

药物的剂量与加减方面。熊师认为，在临床运用血府逐瘀汤时，常根据病种及症状不同，对药味及剂量做相应的调整，如：妇科瘀血证。怀牛膝必不可少，当归、川芎的量宜用小量（5～10克），并加入益母草、蒲黄；患者心率偏快者，当归、川芎的量宜大（15～20克）；心率偏慢者，当归、川芎的量宜小（5～10克）；心率正常者，当归、川芎宜用中等量（15克）；疼痛较甚者，加入延胡索、郁金；瘀血甚者，加入莪术、三棱等等。这些都是熊师根据古今药理知识，结合自己多年临床经验总结出来的，值得深入学习领会。

——熊辅信 云南省第一人民医院主任医师

附三 【卢亦彬心悟】

血府逐瘀汤治疗经行发热：经行发热的记载始于元代，在《丹溪心法》有经行身热，以四物汤加柴胡、黄芩治之。关于经行发热的病因病机，古代医家认为有内伤和外感之分。《医宗金鉴》说："发热无时察客热""潮热午后察阴虚"。《伤寒论》认为，发热乃"正邪分争，寒热往来""热入血室，其血必结，发作有时"。《叶天士女科证治秘方》说："经来潮热气痛，经来一半，遍身潮热，头痛口渴，小便作痛……宜服莪术汤。"可见内伤、外感均可导致气血失和，气滞血瘀，或久病入络瘀阻，积瘀化热，瘀热阻滞于经脉胞宫，待经血注于胞宫，欲泄而未下，则血瘀壅实，阻遏营卫而作寒热；经净之后，污血瘀积得泄，气血逐渐复常，营卫得以和谐，发热亦随之而解。经行发热常伴有下腹痛、经血色暗、量少、唇暗，多为瘀血内存，故选用血府逐瘀汤加减。血府逐瘀汤为治疗血瘀胸中的常用方剂，后世以本方加减，通治多种血瘀气滞证。方中柴胡入肝胆经，能疏肝气，提举陷入血室之外邪，使之透达而出；寒热往来者加黄芩，使热邪内彻，二者配伍疏发传邪之热；桃仁、红花、当归、川芎、赤芍活血祛瘀；牛膝活血通经，性善下行，引药直达病所；桔梗开宣肺气，载药上行，又可合枳壳一升一降，使气机调畅，气行则血行；生地黄凉血清热，合当归又能养阴润燥，祛瘀而不耗血；甘草调和诸药。经行发热常有其他伴随症状，如经行风疹，可加入蝉衣、荆芥、防风等祛风止痒，去川芎之辛燥。诸药配伍，可疏泄肝胆和血室之瘀热，热邪去除则寒热自止，血结自散，诸症自愈。

——卢亦彬 温州市中医院妇科主任医师，师承全国名老中医马大正

三、名医医案

【头痛】

案例一 周某，女，53 岁，2005 年 6 月 17 日初诊。患者头痛较甚，颠顶为主，连及两侧，反复发作两年余，每因情志不遂、失眠、劳累而诱发。初发时，时间短，间歇时间长，尚能忍受，日久发作频繁，忽发忽止。曾在多家医院检查，头颅 CT 均正常，西医诊断为"血管神经性头痛"。常服止痛片，初服有效，久服增量效亦差；曾服中药等效果甚微。十分恐惧头痛发作，终日惶惶不安。证见面色晦暗，失眠多梦，精神不振，心情抑郁，时而烦躁，食欲欠馨，舌质淡红，苔薄白，脉细弦无力。证属肝气郁结，阴血亏虚，风滞脑络，血脉瘀阻。治拟疏肝达郁、养血通络、搜风止痛之法。予血府逐瘀汤加郁金 15 克，合欢皮 15 克，生枣仁 30 克，僵蚕 10 克，蜈蚣粉 2 克 (分吞)，全蝎粉 2 克 (分吞)。服上方 3 剂后，顿觉头痛大减，精神好转，信心倍增，睡眠亦有所改善，唯纳食欠馨，舌淡红，苔薄白，脉细弦。素有脾胃虚弱，肝木郁滞，脾气更伤，原方加入健脾安神之品，焦白术 15 克，茯神 30 克，继服 2 周。自诉头痛未再发作，睡眠好，精神佳，纳食增，唯感口干，上方加北沙参 15 克，黄精 15 克以善其后。半年后随访询问病情稳定，头痛未再发作。

按语： 患者因事不遂，忧郁不解，而致肝气郁结，脾气受损，阴血生化无源，经脉失于濡养，血虚生内风，风滞气结，脑络瘀阻，"不通则痛"，发为头痛。其痛有定处，此为瘀血。发作频繁，每与情志有关，为风滞气结之象，且头痛部位为厥阴、少阴经脉循行之处，学习《医林改错》"有病急躁是血瘀，夜睡梦多是血瘀，头痛者……百方不效，用此方。"治当疏肝养血、搜风通络，拟血府逐瘀汤加味，3 剂而见效，可知王清任对气滞血瘀理论研究之精深，阐述之准确，无虚言也。本案用药之特点，还在于选用虫类药物。张仲景在《伤寒杂病论》中应用虫类药达 38 种，并创制了抵当汤、鳖甲煎丸、大黄䗪虫丸等名方。今选用僵蚕散风定痉、蜈蚣搜风定痛、全蝎息风定痛，用之于血府逐瘀汤之中，在继承中又有心得。

案例二 患者女，52 岁，以头痛十余年，加重 6 年为主诉就诊。每当头痛发作时，痛不欲生，以头抵墙。痛时颈项强硬，不能转动，同时胳膊亦硬。

在未断经前，月经来时遇阴雨天气则加重（已断经 3 年）。曾住院治疗无效。西医检查：脑血管阻力大，余无异常。平时服止痛片维持，每天需服 2 次。血压较高，经常脑鸣。现症：口臭，口黏，舌质暗，脉象沉滞。脉证合参，辨为瘀血头痛。遂以血府逐瘀汤加味治之。处方：当归 9 克，生地黄 15 克，桃仁 12 克，红花 9 克，赤芍 9 克，柴胡 9 克，川芎 9 克，桔梗 9 克，枳壳 9 克，蔓荆子 12 克，草决明 15 克，怀牛膝 12 克，葛根 30 克，甘草 6 克。11 剂，水煎服。

4 月 25 日复诊：头已基本不痛，颈项亦不强，唯仍脑鸣。上方去草决明，加磁石 30 克，6 剂，水煎服。

三诊：仅前额微疼，脑鸣、口臭减轻。自服中药后，未服止痛片。宗上方加减。处方：当归 9 克，生地黄 15 克，桃仁 12 克，红花 9 克，赤芍 9 克，柴胡 9 克，川芎 9 克，桔梗 9 克，炒枳壳 9 克，蔓荆子 12 克，怀牛膝 12 克，磁石 30 克，葛根 30 克，荷叶 30 克，甘草 6 克。水煎服，日 1 剂分 2 次服用。

按语：此证时间久，疼痛程度甚，瘀不除则永无宁日，故直以血府逐瘀汤治之。因病在头，又有口臭、口黏，故加蔓荆子、草决明以清热止痛。瘀血阻滞，津液不能敷布，经脉失养，以致颈项强硬，故加葛根以疏其经气。患者年逾五十，经常脑鸣，应为肾虚阳亢之候，故加磁石以养肾气，摄纳潜阳，加荷叶以清头目，有"清震汤"（升麻、苍术、荷叶）之义。

【失眠（不寐）】

案例一 张某，女，46 岁，2002 年 4 月 21 日初诊。平素性格内向，情绪抑郁。两年前因胆结石行胆囊摘除术后，常夜寐不安，轻则难以入睡，梦中易惊、易醒，甚则彻夜难眠。晨起则头昏、心悸、乏力，纳食欠馨、右胁隐痛，月经前后不定期，经色暗，量少，挟有瘀块。西医予安定类，久服增量后，有时效亦差，因恐惧依赖安定，求治中医，服药后而病未改善。诊见面色无华，神疲乏力，舌质暗，边有瘀点，脉细弦涩。证属情志不遂，肝失疏泄，初病在气，久则入络，冲任不调，营血亏虚，心神失养，瘀血内阻。治拟补精血、调冲任、疏肝达郁、活血化瘀法，予血府逐瘀汤加桑甚子 30 克，女贞子 15 克，夜交藤 30 克，生枣仁 30 克，合欢皮 15 克，丹参 30 克，郁金 10 克。

另嘱，患者备赤小豆 2000 克每晚睡前放铁锅中文火炒热，倒入盆中，赤脚而坐，左右轮番踩踏，每次半小时。如此足底热踏按摩、药服 7 剂后，诉已有睡意，但入睡时间短，2～3小时即醒，右胁隐痛缓解，心悸乏力似减轻。药证即合，守法继进，再一周后，诉夜已能入睡4～5小时，胁痛已无，晨起头昏、乏力、心悸均已，纳食有增，舌暗淡，边有瘀点，脉细弦。二周后来诊，诉经水来潮，色红，瘀块少。守方守法调治半年，失眠未再复发。

按语：失眠一证，病因繁多，治法各异。其发病机理为先天禀赋体质薄弱，后天心、脑、肝、胆、脾、胃、肺、肾功能失调，气、血、津、液运行障碍，机体阴阳不平衡所致，尤其与心、肝、气、血有关。本案患者情志不遂，肝失疏泄，初则气机郁结，久必血行失畅，夜卧血不归肝，神不归舍，而致不寐。其右胁隐痛，月经色暗、量少、挟有血块，舌质暗有瘀点，脉细弦涩，即为肝郁血虚、冲任失养、瘀血内阻之佐证。选血府逐瘀汤加味服用，足底热踏按摩，刺激心、肝腧穴，可有疏通气血、燮理阴阳、安神定志之效。上法使用一周既见疗效，睡眠逐渐改善，如此调治半年余，疗效喜人。

案例二 李某，男，48岁，1996年1月15日就诊。患者失眠10余年，近日加重，伴胸痛心悸多梦，性情忧郁，口干不欲饮，舌质暗，舌边瘀点，苔薄黄，脉弦涩。10年来间断服用中西药物，效果欠佳。证属气滞血瘀，神失所养。治以活血化瘀，疏肝解郁，兼以安神。方用血府逐瘀汤加减：柴胡10克，枳壳10克，桔梗10克，桃仁10克，红花6克，生地黄10克，当归10克，川芎6克，赤芍10克，生甘草6克，炒枣仁25克，琥珀粉（冲）3克。水煎服。服5剂后精神舒畅，亦能入睡。原方继服10余剂，诸症基本消除，又服2月，失眠治愈。

按语：《医林改错》中谓血府逐瘀汤能治"胸痛，夜睡梦多、夜不安"等症。胸中气机升降失常，血易成瘀，不通则痛，则见胸痛、胸闷；心神被扰，则夜寐不宁；肝气滞则性情易怒；脉弦涩，舌边瘀点，乃肝气滞，瘀血留之征象。法当行气活血化瘀。方中四逆散加郁金疏肝理气解郁，桃红四物汤合牛膝、丹参活血化瘀，枳壳、桔梗升降气机，加枣仁、琥珀粉宁心安神。方药对证，故收良效。

【陈旧性心肌梗死（胸痛）】

张某，男，82岁，2006年2月11日初诊。有糖尿病、高血压病、冠心病十余年。近一年每在活动及情绪波动时阵发左胸憋闷隐痛或刺痛，痛位固定，伴心悸，乏力，烦躁，寐差，舌暗淡，苔薄白，脉细弦。多次心电图检查示"陈旧性心肌梗死"。前医多予瓜蒌薤白剂、生脉散、当归四逆汤治之，病情未见好转。此属肝失疏泄，气机郁滞，心络瘀阻，失其濡养。遵《医林改错》："有忽然胸痛，前方皆不应，用此方。"拟血府逐瘀汤加西红花1克（另煎兑入），丹参30克，郁金12克，檀香6克，砂仁6克以养血化瘀、行气调中。两剂服下，自觉胸中舒畅无比，胸前憋闷、疼痛霍然消失，心情喜悦，余症亦觉缓解，舌暗淡，苔薄白，脉细弦。一周后再诊，诉胸闷疼痛未再发作，患者要求继续服原方，为防香燥太过耗阴伤血，原方去砂仁、檀香加太子参20克，守法治疗月余，诸症均已。予生脉散合丹参饮以善其后。

按语： 古人论胸痹心痛，多为阳虚、气虚、痰浊。本案前诊，医家多予当归四逆、生脉、瓜蒌薤白等治之，均不见效。正如《医林改错》所云："始而滋阴，继而补阳，补之不效，则云虚不受补，"不知"皆是瘀血之证"。患者年逾八旬，证情复杂，细审变化，发病每与情绪波动有关，乃肝气郁而不伸也，且舌暗红，苔薄白，脉细弦，方选清任之血府逐瘀汤，盖血府逐瘀汤实为《医宗金鉴》桃红四物汤合《伤寒论》四逆散衍化而成；四逆散又为柴胡疏肝散、逍遥散之祖方。故方取养血活血、疏肝理气之品，以"疏其气血，令其条达"；亦如王清任所言："使周身之气通而不滞，血活而不瘀，气通血活，何患疾病不除。"上方仅服数剂，便使反复发作之胸痹得以控制，心电图转佳，其他症状均相应改善。

【冠心病（胸痹）】

案例一 刘某，男，60岁，1997年5月16日初诊。胸闷胸痛6年余。6年前因生气导致胸闷疼痛，放射至肩背及两胁，服硝酸甘油可迅速缓解。平素喜叹息，情绪不畅，曾诊断为"冠心病"，服用中西药物治疗。此后病情时发时止。近来胸闷、胸痛又作，生气尤甚，伴叹息，舌淡，边有瘀斑，苔薄白，脉弦涩。心电图示：冠状动脉供血不足。血压18.6/12kPa。查血脂：血清甘油三酯偏高。诊为：心绞痛。辨证属气滞血瘀，心脉瘀阻。治宜理气解郁，化瘀通痹。以血府逐瘀汤加味：柴胡15克，枳壳10克，桔梗10克，赤芍12克，生甘草6克，桃仁10克，红花10克，生地黄10克，当归15克，川芎10克，牛膝6克，丹参30克，檀香6克，砂仁6克。水煎服。服药3剂，胸闷胸痛明显减轻，以上方加减连服10余剂，诸症消失。心电图显示ST-T较前明显改善。

按语：冠心病属中医学"胸痹""心痹""真心痛"等范畴，系脏腑功能失调，导致血脉瘀阻所致。此病的发生与精神因素关系密切，治疗时应调气活血。此患者述胸闷、胸痛，放射至肩背及两胁，生气加重，舌有瘀斑，苔薄白，脉弦涩。四诊合参，为气滞血瘀之证。《医林改错》中谓血府逐瘀汤能治"胸痛，夜睡梦多，夜不安"等症。故以血府逐瘀汤加丹参饮以行气活血。方证相符，疗效显著。

案例二 张某，女，66岁。2001年8月18日初诊。患者于2000年5月发生前壁心肌梗死，曾在当地医院治疗，心绞痛控制不满意，于2001年8月3日收住我院。入院后静滴硝酸甘油、口服扩血管药，心绞痛仍频发，请马老会诊。症见胸闷憋气，动则心绞痛发作，伴左后背疼痛，咽部有滞塞感，汗出，面色㿠白，舌暗，苔薄白，脉弦。西医诊为冠心病心绞痛、陈旧性前壁心肌梗死；中医辨证属气滞血瘀。处方：柴胡10克，枳壳10克，白芍10克，川芎10克，香附10克，桃仁10克，红花10克，当归10克，赤芍10克，桔梗10克，牛膝10克，蒲黄10克，五灵脂10克，全蝎6克。每日1剂，水煎服。6剂后心绞痛发作明显减少，可下床走动；上方去全蝎，加黄芪30克，带药6剂出院。随访得知尽剂后心绞痛消失。

按语：心气旺盛，方能血行如常。胸痹（冠心病）病机总属胸阳不展，气滞血瘀，闭阻心脉，而为胸痹心痛（心绞痛）。临床上此类患者均有不同程度的舌暗紫或有瘀点、瘀斑，脉涩；心绞痛的特点多为压榨痛或刺痛，痛有定处，并伴有胸闷、憋气等症状。治宜行气活血，方用血府逐瘀汤加减。

【中风后呃逆（呃逆）】

王某，男，66岁，退休工人，因中风病（急性脑干梗塞）入院。经降纤、抗凝治疗6天，病情尚属稳定。第7天突发呃逆，连续不止，昼夜不宁，声音响亮。应用苯巴比妥、阿托品、654-2等镇静解痉药，呃逆不止。症见呃声频频，声音响亮，胃脘胀满，食少纳呆，舌质暗有瘀斑，脉细紧。证属血瘀阻膈，气机不利。拟活血化瘀、调理气机法。方用血府逐瘀汤加减：当归10克，生地黄10克，桃仁10克，红花10克，川芎10克，枳实10克，桔梗10克，牛膝15克，赤芍15克，柴胡15克。服用4剂后患者症状明显控制，呃

15

逆间隔时间明显延长，程度减轻。上方加麦冬 20 克，太子参 20 克，继服 5 剂而愈。

按语：呃逆病位在膈，古人责之在胃，病机必由胃失和降，胃气上逆动膈所致。胃气上逆，原因很多，如饮食不当、情志不畅、脾肾阳虚、胃阴不足诸因素均可诱发。除此之外，瘀血阻膈，也是造成本病的原因之一。本例系中风病患者，以"瘀"为因，以"瘀阻"为证，瘀血阻膈、胃气不降以致呃逆，故以血府逐瘀汤加减行"胸中血府"而愈。

【不孕症】

常某，女，34 岁。2005 年 5 月 8 日初诊。2004 年 3 月孕 60 天时行人工流产之后，月经量较前偏少，色暗，有小血块，经期后错 2～3 天，伴经前乳胀等不适。至 2005 年 8 月份以来计划怀孕，每月 B 超监测排卵均提示卵泡发育过大而不破裂，也曾用过 HCG 针剂及维生素 E 等，效果不佳。近 2 月发现左侧卵巢囊肿，小腹部胀痛不适。观其舌稍暗，脉弦细数，考虑流产造成气血运行失常，瘀阻胞脉、胞络，气血鼓动无力而致卵泡不能自行破裂。拟血府逐瘀汤加味治疗。方药如下：桃仁 15 克，红花 15 克，生地黄 25 克，当归 25 克，赤芍 15 克，川芎 12 克，柴胡 12 克，枳壳 12 克，甘草 6 克，川牛膝 15 克，桔梗 12 克，丹参 20 克，水蛭 10 克，皂刺 30 克，金银花 15 克，制香附 15 克，泽兰 15 克，枸杞子 15 克。以上药物共服用 30 余剂，B 超监测右侧排卵 20mm×21mm，第二天卵泡破裂，当月怀孕。

按语：血府逐瘀汤，本是治疗胸中血瘀、血行不畅类疾病，书中附注治病达 19 种之多，其中血行不畅为其根本。体内血行不畅，易造成气血活动不显著，鼓动无力，使成熟的卵泡不易从卵巢表面的包膜中破裂出来，而成卵泡不破。因此，对于卵泡不破的患者，在活血的同时，要注意增强气血的运行，使之利于排卵，常合理气药、破膜药，如香附、穿山甲、皂角刺等。至于方中配伍的水蛭，乃加强活血化瘀的功能；配伍滋补肝肾的枸杞子，可使精子、卵子更好地发育，符合"肾主生殖"的中医理论。

【发热】

患者女，49 岁，以发热 1 月余为主诉就诊。患者以早期肝硬化就诊于某院住院治疗已 3 个月。在入院 1 个月后发烧，每日下午体温 38℃左右，面部烘热，呼吸不畅，右胁闷胀不适，经中、西药治疗后，发热仍不退，如此缠绵 1 月余。现症：面色暗红、舌质紫暗、舌苔薄黄、脉象沉涩。思此人患肝病，又发烧 1 月余，经诸药治疗无效，当施祛瘀之法，况且患者又见瘀血之证，应为瘀血发热之候。以血府逐瘀汤加鳖甲治之。处方：当归 10 克，生地黄 30 克，桃仁 10 克，红花 10 克，赤芍 15 克，柴胡 6 克，川芎 6 克，桔梗 6 克，牛膝 15 克，炒枳壳 6 克，鳖甲 30 克，炙甘草 6 克。3 剂，水煎服，日 1 剂，分 2 次服用。3 剂后，体温正常。

按语：血府逐瘀汤从药物组成来看，由四逆散和桃红四物汤化裁而成。方中桃仁、红花、川芎、赤芍活血去瘀，配合当归、生地黄黄活血养血，使瘀去而不伤血；柴胡、枳壳疏肝理气，使气行推动血行；牛膝破瘀通经，引瘀血下行；桔梗入肺经，载药上行。共奏活血祛瘀、行气止痛、调整升降之功。此患者，本为肝病，肝主藏血，肝气郁滞，疏泄无力，以致血行瘀阻，郁而发热，热在下午，属血分之证也。治疗后，血行气畅，瘀热得解，故收速效。加鳖甲意在益阴除热、散结软坚，以助血府逐瘀汤之力。

【银屑病（白疕）】

张某，男，40 岁，1998 年 7 月 6 日初诊。患者以全身性红斑、鳞屑、瘙痒，反复发作 20 年，加重 1 月入院治疗。查体：膝前、肘后及四肢伸侧、背部可见大片地图状肥厚性红斑，上覆较厚的白色鳞屑，搔之易脱，小腿及背部部分皮损顽厚干裂。头发呈毛笔状，指甲变厚，表面凹凸不平状如顶针，舌暗红边有瘀点，脉弦滑。用血府逐瘀汤加槐米 30 克，三棱 6 克，莪术 6 克，水煎服，连服 10 剂后，鳞屑变薄，瘙痒减轻，皮损变成岛屿状，继用上方加何首乌 20 克。共服 30 余剂，皮肤基本恢复正常，病告痊愈。

按语：银屑病初发以血热为主，病久则常为血瘀。本例反复发作 20 年，久病多瘀，加之皮损顽厚干裂，舌边有瘀点，乃血瘀于肤，郁久成块，瘀血不去则新血不生而干裂作痒。在治疗这类病证时多采用理气活血化瘀，佐以凉血解毒之法，并注重三棱、莪术的用量。

【斑疹】

张某，女，28 岁，2003 年 7 月 22 日初诊。3 年人流 4 次，面部渐生灰斑，初起于眼周，渐而面部、额头、唇周，且斑色逐渐加深，伴经来血块增多，少腹胀痛。望之舌质紫暗边有瘀点、苔薄黄，脉弦细。治拟活血化斑为法。方用血府逐瘀汤加味。药用：桃仁 10 克，红花 10 克，川芎 10 克，泽兰 10 克，怀牛膝 10 克，桔梗 10 克，枳壳 10 克，桑叶 10 克，当归 12 克，赤芍 12 克，玄参 12 克，生地黄 15 克，柴胡 6 克，生甘草 3 克。每日 1 剂，水煎分两次服。服药 7 剂，面颊见光泽，面斑色转淡。再进 7 剂，面斑渐消散，经来血块几无，小腹疼痛亦减，先后服药 30 余剂，月经正常，斑消几无。

按语：心主血脉，其华在面。肝藏血，主疏泄。故治以活血化瘀为宗，兼通肝络为辅，络通则血流畅，血畅则五脏六腑之精华得以上承，而面得其养，故月经正常，其斑自去。考"头为诸阳之会"，故加桑叶轻清上浮，推波助澜，使药直达病所。诸药合用，恰合病机，故收效满意。

【重症肌无力（痿证）】

姜某，女，56 岁，农村妇女。2007 年 2 月 28 日初诊。患者 2007 年 1 月初，因双眼睑下垂，难以睁开，伴胸闷半月，就诊于某医院神经内科，胸部 CT 提示"胸腺增生"。诊为"重症肌无力"（单纯眼肌型）。经 γ 刀治疗 12 次，未见好转，却出现咽痛、咳嗽、咯痰等症状。溴吡斯的明片和泼尼松片治疗眼睑下垂有效，因担心其副作用，希望用中医药治疗而就诊。既往高血压 5 年。刻下症：双眼睑下垂，难以睁开，胸闷，咽痛，咳嗽，咯少量黄稠痰。舌淡红，苔薄白，脉弦。处方：逍遥散加夏枯草 12 克，百部 15 克，川贝 10 克，栀子 10 克，连翘 10 克，瓜蒌皮 10 克，化红 10 克，桑叶 10 克，僵蚕 10 克，黄芩 10 克，3 剂。降压西药照用。

2007 年 3 月 24 日二诊：咳痰已止，双眼可勉强睁开，舌脉如前。处方：上方去栀子、连翘，加玄参、牡蛎。

2007 年 4 月 21 日三诊：原症变化不大，舌淡红，苔薄白欠润，脉细弦。处方：血府逐瘀汤加玄参 20 克，牡蛎 10 克，浙贝 10 克，瓜蒌皮 10 克，半夏 10 克，桂枝 8 克。

2007 年 5 月 26 日四诊：诸症大减，双眼已开合自如。停药一周以来，偶有胸部胀痛。舌淡红，苔薄白，脉细弦。处方：血府逐瘀汤加玄参 20 克，牡蛎 10 克，浙贝 10 克，夏枯草 10 克，栀子 10 克，连翘 10 克。

2007 年 6 月 30 日五诊：诸症若失。试停药二周以来，偶有胸部胀痛。舌淡红，苔薄白有津，脉弦。CT 复查："与前片比较，胸腺明显缩小。"其后守上方加减，每月服药6剂左右，双眼一直开合自如。2008年7月14日再次CT复查："双肺、纵隔未见确切病灶"。

按语： 重症肌无力是乙酰胆碱受体致敏的自身免疫性疾病。患者体内的乙酰胆碱受体自身抗体与乙酰胆碱受体结合后，使之内化并降解，致使肌细胞对运动神经元释放的乙酰胆碱的反应性不断降低，引起以骨骼肌无力为特征的一种慢性疾病。西医一般用抗胆碱酯酶药、免疫抑制剂（糖皮质激素及其他免疫抑制剂）、胸腺切除等方法治疗。中医多从"脾主肌肉"立论，用四君子汤或补中益气汤加减治疗。本例则根据"久病、发作性疾病属瘀"，再参考现代药理，选用血府逐瘀汤理气活血，加化痰散结药收功。

【慢性咽炎（喉痹）】

赵某，男，55岁，2005年9月26日初诊。患者有慢性咽炎史3年余，咽痛、咽干反复发作，每因气郁或劳累而加重，迭用抗菌药物及中药养阴润燥之味，初用每见小效，继用则无效。更有医者用苦寒降火之味，症反加重。望之舌质紫暗、苔薄黄，咽壁暗红夹有血丝，成点成线，脉细弦。患者年逾半百，气阴不足，病久夹瘀，瘀血阻络。治以活血通络为主，佐益气滋阴之味，方用血府逐瘀汤化裁。药用：赤芍12克，生地黄12克，南沙参12克，北沙参12克，桃仁10克，桔梗10克，川芎10克，当归10克，牛膝10克，玄参10克，红花8克，柴胡5克，甘草3克。每日1剂，水煎分两次服，服时口含慢咽。药进3剂，症减。连服9剂，症去其半。后以此方为主服6剂而痊愈。

按语： 咽喉素有关隘之称，饮食气息皆行其中，五脏六腑经脉循于壁。六淫闭伏，七情不遂，劳累伤气伤阴均可导致郁火内生，久致火伤咽络，继致络脉瘀阻。故初用清法，每可见效。继因络伤瘀阻，津不上承，故用滋阴亦可见效。但因病期渐延，病久入络，病久夹瘀，苦寒清热反使其症加重者，乃过用苦寒，生燥伤阴之故。所以非活血化瘀病根难解，方用血府逐瘀汤即宗此意，行血分之瘀，解气分之滞，佐沙参、玄参、甘草、桔梗等益气生津，标本兼治，与病机合拍，故效如桴鼓。

四、国医大师点评

血府逐瘀汤以桃红四物汤合四逆散加桔梗、牛膝而成。方中以桃仁、红花、赤芍、川芎为主药，活血化瘀，畅通血脉；气为血帅，气行则血行，气滞则血瘀，故用桔梗、柴胡、枳壳、牛膝为辅，理气行滞。其中桔梗开胸膈，宣肺气，以行上焦之气滞；柴胡、枳壳疏肝理气，以畅中焦之气滞；牛膝导药下行，以通下焦之气。从而使人体上、中、下气机运行，血脉畅通。生地黄、当归为佐，养血和血，使活血而不伤血；甘草为使，调和诸药，防止他药伤胃。总观全方，充分运用气血理论，用药丝丝入扣，配伍恰当，是一张较好的调气活血方剂。

本方适用于瘀血内阻，血行不畅的头痛、胸痛、失眠、心悸、怔忡、郁证等心脑病症。凡疾病久治不愈或疑难病症，发病时间以下午或晚上较为显著，属实证、里证者；既往有外伤史、手术史、出血史、月经异常史；病变部位以上、中焦（头至胸胁）为主者；症状与体征：①色素改变：颜面色素沉着，巩膜有瘀斑或血丝，舌质紫暗或有瘀点、瘀斑，唇暗，皮肤紫癜，或干燥，甚则肌肤甲错；②疼痛：阵发性疼痛，刺痛或灼痛，疼痛拒按，或久痛不愈；③口干不欲饮；④月经异常：痛经，经血暗红，有血块；⑤失眠多梦，善愁多疑，心中烦热及心理障碍。以上症状与体征不必悉具，见一二项即可。

《内经》曰："气血不和，百病乃变化而生。"王清任亦谓："治病之要诀，在明白气血，无论外感、内伤，要知初病伤人何物，不能伤脏腑，不能伤筋骨，不能伤皮毛，所伤者无非气血。"气病必伤血，血病必伤气，正如唐容川所说："气病则累血，血病则累气。"因此，"疏其气血，令其条达，而至和平"是一种很重要的手段，血府逐瘀汤既能活血，又可理气，这就是本方所以适应范围至为广泛的道理所在。王清任编本方歌诀曰："血化下行不作痨"，提示治疗疾病必须注重调和气血，能防止疾病进一步恶化，这种经验已被越来越多的临床资料所证实。

在应用血府逐瘀汤的临床实践中，可根据不同表现辨证加减。例如根据瘀血部位的不同而加减：瘀血在头部重用川芎，加全蝎、天麻；在胸部重用赤芍、当归，佐青皮；在腹部重用桃仁、红花，加乳香、没药、乌药、香附；瘀在下肢重用牛膝，加桑寄生等。又如根据瘀血性质的不同而加减：阳虚而瘀者加党参、黄芪，甚至加肉桂、附子；阴虚而瘀者重用生地黄，加何首乌、麦冬；寒凝血瘀者去生地黄，加桂枝、附子；热熬成瘀者去川芎，生地黄改为鲜生地黄，并加丹参、丹皮。再如根据患者兼证的不同而加减：兼有痰浊者，加半夏、陈皮；有湿阻者去生地黄，加苍术、厚朴；气滞甚者加檀香或降香；出血者加生蒲黄、参三七；腹泻者去生地黄、桃仁，加木香、砂仁等。

——首届国医大师颜德馨

五、编者心得

【方证特点】

胸痛，头痛日久，痛如针刺而有定处，或呃逆日久不止，或内热烦闷，或心悸失眠，急躁易怒，入暮潮热，唇暗或两目暗黑，舌暗红或有瘀斑，脉涩或弦紧。

【心得】

现在临床常用血府逐瘀汤治疗冠心病心绞痛、病毒性心肌炎、中风、头痛、失眠之气滞血瘀证。如血瘀逐瘀汤治疗冠心病心绞痛，可合活血祛瘀之丹参饮；治疗病毒性心肌炎中后期血瘀明显者，可酌情加行气之药如川楝子、佛手、郁金、檀香等；治疗失眠，可佐养心安神之品如酸枣仁、合欢皮、夜交藤等。对于血瘀严重的患者，可酌情加大活血药剂量，或取抵当汤、鳖甲煎丸、大黄蟅虫丸之意，加入虫类药破血逐瘀。

参考文献

1. 邓伟哲，杨志欣.曹洪欣运用血府逐瘀汤治疗病毒性心肌炎经验.中医杂志，2001，44（12）：717～718.

2. 王术凤，胡翔燕.曹晓岚调气活血法治疗不寐经验.山东中医药杂志，2007，26（7）：486～487.

3. 韩世荣，姚克俭.董永丰主任医师运用血府逐瘀汤治疗皮肤病经验举隅.陕西中医，2001，22（3）：168～169.

4. 张杰彪.活血化瘀治疗内伤血证.浙江中医药大学学报，2009，33（6）：560～561.

5. 胡剑秋，范宏涛，吴云华.熊辅信运用血府逐瘀汤治疗功能失调性子宫出血经验.中国中医信息杂志，2005，12（10）：84.

6. 卢亦彬.血府逐瘀汤加减治疗经行发热43例.浙江中医药杂志，2009，44（6）：412～413.

7. 章力勤.血府逐瘀汤加减治疗缺血性中风25例临床观察.浙江中医药大学学报，2009，33（4）：529～530，533.

8. 王亚平.读《医林改错》临证心得——血府逐瘀汤的临床应用.中医药通报，2006，10（5）：28～30.

9. 王作顺.马连珍老中医治疗冠心病经验.中国中医急症，2003，12（2）：145～146.

10. 邵国荣.血府逐瘀汤临床运用体会.北京中医药，2009，28（5）：376～377.

11. 李旋珠.血府逐瘀汤新用两则.云南中医学院学报，2009，32（1）：55～56.

12. 李顺景.血府逐瘀汤在不孕不育症治疗中的应用.河南中医，2006，26（8）：77.

13. 蔡英丽.血府逐瘀汤治疗中风并见症的临床心得.北京中医杂志，2005，24（1）：42.

14. 严晓枫.严冰应用血府逐瘀汤经验举隅.山西中医，2007，23（6）：16～17.

15. 张荣欣，姜枫.张磊运用血府逐瘀汤治疗内科杂病经验.中医研究，2009，22（4）：51～52.

16. 颜德馨.颜德馨中医心脑病诊治精粹.北京：人民卫生出版社，2006：385～387.

第二节 补阳还五汤

一、名方导读

【出处】《医林改错》。

【组成】生黄芪四两，当归尾二钱，赤芍一钱半，地龙一钱，川芎一钱，红花一钱，桃仁一钱。

【方歌】补阳还五赤芍芎，归尾通经佐地龙，四两黄芪为主药，血中瘀滞用桃红。

【方论】黄芪，味甘微温，主痈疽久败创，排脓，止痛。当归，味甘温，主咳逆上气，温疟寒热洗洗在皮肤中。赤芍，味苦平，主邪气腹痛，除血痹，破坚积，寒热疝瘕，止痛，利小便，益气。地龙，味咸寒，主蛇瘕，去三虫。川芎，味辛温，主中风入脑，头痛，寒痹，筋挛，缓急，金创，妇人血闭，无子。红花，味辛，主产后血晕口噤，腹内恶血不尽绞痛，胎死腹中。桃仁，味苦平，主瘀血，血闭，癥瘕，邪气。方中生黄芪为君药，补益元气，气行则血行，血行则化瘀，故而重用；当归尾为臣药，功擅养血活血化瘀；赤芍为佐药，主邪气腹痛，除血痹破坚积，川芎主寒痹，桃仁主瘀血、血闭、癥瘕、邪气，红花能逐腹中恶血而补血虚，地龙则有通络之效，方中兼顾补益与祛瘀之法，固本而行气化瘀，全方共奏补气、活血、通络之功。

【功用】补气、活血、通络。

【主治】中风。半身不遂，口眼㖞斜，语言謇涩，口角流涎，小便频数或遗尿不禁，舌暗淡，苔白，脉缓。

【用法】水煎服。

【方解】补阳还五汤是古今治疗缺血性中风及脑血管病后遗症的常用方。中风半身不遂多以风、火、痰、湿论之，而王清任认为元气亏损是半身不遂的本源，要治半身不遂必须补气活血通络。本方所治，乃素体元气亏虚，不能鼓动血脉运行，以致脉络瘀阻，肌肉筋脉失荣。人体的阳气，分布周身，左右各得其半，其气亏十去其五，归并一侧，半身失却濡养，则半身不遂，口眼㖞斜；气虚瘀阻，舌本失养，则语言謇涩；脾开窍于口，涎为脾之液，元气亏虚，脾液不固而外流，则口角流涎；气虚不摄，则小便频数，甚或遗尿不禁；苔白，脉缓均属气虚征象。综上诸证，皆由气虚血瘀而致，治宜大补元气，活血通络为法。中医认为，"气为血帅"，即气能生血、行血、摄血之意；"血为气母"，即血能载气，故气与血密不可分。本方中气药与血药主次分明：黄芪为补气药，是主药，其用量数倍于其他诸药；而赤芍、川芎、当归尾、地龙、桃红为活血化瘀通络药，与黄芪相辅相成，共显补气、活血、通络之功。

二、名医心悟

【颜德馨心悟】

补阳还五汤适用于气虚血瘀，脉络瘀阻引起的胸痹、中风等心脑病症。本方证可见以下症状、体征：①中风引起的证候：口眼㖞斜、口角流涎、面色㿠白、语言涩謇或不语、半身不遂、偏身麻木或有异物感；②气虚证候：气短乏力、自汗、心悸、遗尿不禁或大便失禁；③血瘀证候：肢体麻木、胸痛、头痛等；④舌脉：舌质暗淡，苔薄白或白腻，脉沉细、细缓或细弦。以上症状与体征不必悉具，见一二项即可。

——颜德馨 首届国医大师

【洪郁文心悟】

补阳还五汤具有补气活血通络之功，主要用于治疗脑出血后遗症气虚血瘀所致的半身不遂。洪老将此方应用于临床，师其法而又不拘泥其方，治贵权变，创新又不离其宗。应用其方时，常常在原方中加延胡索、川楝子以行气活血化瘀；加柴胡、郁金以和解少阳，并疏肝解郁，治疗气滞血瘀头痛。加白鲜皮、蛇床子以祛湿止痒，治疗荨麻疹。加桑寄生、续断以补肝肾，强腰脊，治疗腰痛。加乳香、没药、鸡血藤、狗脊治疗痹证等均得到满意疗效。

——洪郁文 国家级名老中医

【徐宜厚心悟】

补阳还五汤为气虚血瘀而设，故临床凡见气虚血瘀之证，灵活运用本方，剂量轻重调配合理即可获良效。原方重用黄芪200克，笔者认为临床可遵其法，但不必拘泥其用量，临床使用时，黄芪均未用至200克，而活血化瘀药用量均较原方为大，且加入丹参、鸡血藤等养血活血之品，收效更佳。

1. 治疗不孕症 患者若有明显的气虚肾亏表现，兼有血瘀胞宫，正合补阳还五汤之方意。

2. 治疗神经相关疾病 可采用大量活血化瘀通络之品，配用黄芪，取其气行则血行，祛瘀而不伤正之意，能起到使神经功能恢复的作用。现代药理研究证实，补阳还五汤确有促进修复损伤神经的作用。

3. 治疗血栓性静脉炎 因患肢肿胀，在益气活血化瘀基础上，加车前子、土茯苓、泽兰，利湿消肿。

4. 治疗糖尿病性坏疽 这是糖尿病较常见的一种严重的并发症，是导致糖尿病患者截肢的主要原因，严重影响患者的生存质量，临床应在控制血糖的基础上，标本兼治，根据患者舌症脉表现论治，若为气血亏虚，筋脉瘀阻，气血不布，当以补阳还五汤益气养血、活血通脉。

5. 治疗老年性皮肤瘙痒症 若患者气血亏虚，因虚致瘀，肌肤失养而见皮肤瘙痒，即可以补阳还五汤为主方治疗。

6. 治疗骨折后肢体肿胀 跌倒损伤后正气更显亏虚，虚则不能使血液流通，而见肿胀，应用补阳还五汤治疗，大补五脏之气，气行则血行，故能奏效。临床各病例虽病症不同，但病机相似，为气虚血瘀所致者都可用补阳还五汤进行治疗，收效甚佳。

————徐宜厚 国家级名老中医

【蒋健心悟】

补阳还五汤出自清代王清任之《医林改错》："此方治半身不遂，口眼㖞斜，语言謇涩，口角流涎，大便干燥，小便频数，遗尿不禁。"方中重用生黄芪以补元气，气行则血行，为君药；当归活血补血，为臣药；再配以赤芍、川芎、红花、桃仁等活血祛瘀之品，使瘀祛而不伤正；地龙长于通行经络，诸药合用共奏补气活血通络之功，是治疗气虚血瘀所致偏瘫的常用方。陆懋修在《世补斋医书》指出："方以黄芪为君，当归为臣，若例以古法当归补血汤，黄芪五倍于当归，则二钱之归宜君以一两之芪，若四两之芪即当臣以八钱之归。今则芪且二十倍于归矣，大约欲以还五成之亏，有必需乎四两之多者。"

以本方为主可治疗盗汗、手足麻木、颤证、（淋巴）水肿、关节疼痛、心悸等多种疾病。"气血不和，百病乃变化而生"（《素问·调经论》）。临床诸病症，虽病位、临床表现各有不同，但只要病机基本相同，即各种原因所导致的气血亏虚，气虚则行血无力，致瘀血者均可投以补阳还五汤而收效。黄芪重用方可显示药效，古法虽有黄芪五倍于当归之说，但临证时不必拘泥，应根据血虚、血瘀程度轻重而定。

——蒋健　教育部全科医学教学指导分委员会委员，上海市名中医

附一 【田时雨心悟】

补阳还五汤佐治脑卒中，根据多年临床经验，总结出常用剂量如下，黄芪30～60克，归尾10克，赤芍10克，地龙10克，川芎10克，桃仁10克，红花10克。脑卒中急性期每日1剂，早晚用水煎服，15日为1个疗程，一般使用2疗程。脑卒中恢复期及后遗症期则1～2日服用1剂，根据患者的具体情况决定疗程。辨证加减药物根据配伍确定用量，剂量一般为10～15克，根据患者的主要症状加减药物，总用药一般不超过15种。

补阳还五汤的辨证加减：

1. 针对神经系统症状的辨证加减　脑卒中急性期则加防风；兼有神志不清者可加石菖蒲、远志；兼有语言不利者可加石菖蒲、远志、桂枝、生蒲黄；兼有口眼㖞斜者可加石菖蒲、僵蚕、白附子、全蝎；兼有偏头痛者可加茺蔚子、钩藤；兼有眩晕者可加菊花、蔓荆子、白芷、延胡索；兼有面神经瘫痪、延髓麻痹者可加钩藤、僵蚕；兼有失眠者可加知母、茯神、酸枣仁；兼有血管性痴呆者可加远志、菖蒲、郁金、龟甲。若瘫痪已久，脉虚缓无力者重用黄芪；若瘫痪已久，曾用过桃仁、红花、归尾等活血药，效果不明显者可改用水蛭、虻虫等活血药，以破瘀通络。以下肢瘫痪无力为主者可加桑寄生、功劳木、千年健、枸杞子、续断、牛膝、地黄、山茱萸、锁阳、肉苁蓉；以上肢瘫痪为主者可加桂枝；以右侧瘫痪为主者可加人参、白术；以左侧瘫痪为主者可加熟地黄、杭菊。

2. 针对心血管系统症状的辨证加减　若病程不长，邪气仍盛，正气未衰，

脉弦有力者暂不用黄芪为宜。兼有血压高者可加珍珠母、石决明、磁石、牛膝，黄芪用量宜少；若血脂高者可加山楂、大黄；兼有血压偏低者黄芪宜加量，若其体温升高，可加知母、花粉（松花粉、天花粉）等凉润之品；兼有自汗而气短、脉虚弱、脉缓或先天不足者可加倍使用黄芪或人参、鹿茸、熟地黄；若脉浮弦数而心烦者加栀子、炒酸枣仁；兼有深静脉血栓形成者可加乳香、没药、公英、连翘、党参、牛膝等。

3. 针对消化系统症状的辨证加减　兼有口淡无味、食欲欠佳者可加党参、白术、茯苓、半夏、陈皮、甘草；兼有口干、口内常有甜味者可加藿香、栀子、石膏、防风、甘草；兼有胃部痞闷不适者（心下痞）可加乌药、青皮；兼有食欲不振、胸闷者可加枳壳、陈皮、白术；兼有肝火盛而脉弦数、口苦者可加龙胆草、栀子、黄芩；兼有呃逆者可加旋覆花、代赭石、人参、半夏、生姜、酸枣仁、甘草；兼有便秘者可加麻仁、杏仁、枳实、莱菔子、酒大黄或番泻叶；兼有大便失禁者可加熟地黄、山茱萸、肉桂、五味子；兼有小便不利者可加车前草、墨旱莲。

4. 其他症状的辨证加减　智力下降、肢体无力较重者可加熟地黄、石决明、龙骨、牡蛎；若肢体寒冷者可加肉桂、附子；若肌肉萎缩者可加鹿角胶、阿胶、鱼鳔；若痰盛者可加天竺黄、胆南星、橘红；兼有痰湿重者（苔腻、脉滑）可加石菖蒲、天竺黄、藿香、青皮；兼有关节痛而脉促者可加乳香、没药；兼有舌质红、无苔、脉细数者（伤阴）加白薇、麦冬、玉竹。

此外，本方亦可预防心脑血管疾病"久病必有瘀，怪病必有瘀"，补阳还五汤可以平衡气血，科学地调节机体阴阳平衡。对于年过半百之人，在春、秋季服本方 10～15 剂，可预防心脑血管疾病。

——田时雨　南方医科大学附院神经内科将军级专家

附二【林军梅心悟】

补阳还五汤治疗突发性耳聋：本病是一种突然发生且原因不明的感音神经性耳聋，是临床常见的难治之症。突发性耳聋属于中医学"暴聋""卒聋""风聋""厥聋"的范畴。中医医籍关于耳聋的记载较多。《医林改错》曰："两耳通脑……耳窍通脑之道路中，若有阻滞，故而突聋。"《古今医统·耳证》曰："耳聋证，乃气道不通。"并且提出五闭之说即火闭、气闭、邪闭、窍闭、虚闭。其病因之多，病机之复杂，涉及脏腑之广泛，可谓风、寒、暑、湿、

燥、火无不可致本病，五脏六腑三焦气机无不被累及。临床一般认为耳聋为气滞血瘀、气血亏虚、肝阳上亢、风邪外犯等因素所致。但无论因何种原因，均以耳部脉络不通为主要病机。而脉络不通的病理基础归结于瘀血。所谓瘀血是指离经之血不能及时排出，而滞于体内或血流运行受阻，瘀滞于经脉脏器之内形成。它既是一种病理产物，又是一种致病因素。瘀血阻于耳窍，耳窍脉络不通，气血凝滞，耳窍失养而致突发性耳聋。故本病的根本病机在于气血失调，血流不畅，耳窍脉络不通。气滞血瘀是突发性耳聋发生的中心环节，它始终贯穿其整个发病过程。而现代医学认为内耳微循环障碍，使内耳缺血缺氧是突发性耳聋的病理基础。

补阳还五汤本为治疗脑出血后遗症半身不遂之常用方。但取其活血化瘀通络之功，用之于气血瘀滞、耳窍脉络不通之突发性耳聋，甚为合拍，瘀化络通，耳聪、耳聋自愈。现代医学研究表明，黄芪促进蛋白质合成，可减轻损伤后毛细胞及神经变性坏死，促进修复过程。桃仁、红花、赤芍、川芎、归尾活血化瘀，改善耳蜗微循环使毛细血管开放增加，流速加快，改善内耳不同血管的血氧供应。本方治疗突发性耳聋之所以疗效显著，正是因为它有活血化瘀之功，能扩张微血管，改善血液黏滞性及血流变性质，抗血小板聚集，恢复血液动力及血管壁的弹性，增加血流及组织灌注。

——林军梅　金华中心医院中医科主任医师

附三 【尤菊松心悟】

尤菊松运用补阳还五汤治疗不同疾病。用于治疗眩晕：尤氏认为气虚是产生血滞、血瘀的先导。《医林改错》指出："元气即虚，必不能达于血管，血管无气，必停留而瘀。"若患者年事已高，元气已亏，气虚血运无力而血脉痹阻，清空失养而发为眩晕，治疗应以补、通兼施，重用黄芪大补元气，使气旺以促血行，祛瘀而不伤正；佐以当归、赤芍、川芎、桃仁、红花养血活血，祛瘀生新；地龙通络和血，引药直达病所。配以枸杞子、菊花、泽泻、陈皮、天麻以益阴柔肝，化痰息风。药证合拍，收效甚捷。

治疗耳聋：耳鸣与耳聋实为一病，只是程度不同而已。《医学入门》谓："耳鸣乃耳聋之渐也。"《灵枢·脉度》曰："肾气通于耳，肾和则耳闻五言。"故临床耳鸣多从肾论治。《医林改错》指出："耳孔内小管通脑，管外有瘀血，靠挤管闭，故耳聋。"与现代医学之脑供血不足致耳微循环障碍相符。王清任习用通窍活血汤合通气散治聋。然《医学入门》又云："劳聋昏昏聩聩，疲瘁乏力。"综观患者之症，气虚血瘀是其病之实质。故治疗选用补阳还五汤大补元气，活血祛瘀；通气散行气和血，引药上行；参以骨碎补、五味子、葛根温阳益肾，升清通窍。药证相符，效果显著。

治疗胸痹：胸痹由胸阳不振、络脉失和而发，《金匮要略》用人参汤治之。患者年老体弱，元气大亏，阳虚气弱，无力推动血液运行，而致血流缓慢或停留阻滞，心脉瘀阻，心失所养，发为胸痹。临床所见阳虚气弱是老年人发病的根本原因，本虚标实为其病机，本虚多为气虚、阳虚。气虚以心脾为多，阳虚以心肾为主，标实有瘀血痰阻，又以心脉瘀阻为常见。补阳还五汤合生脉饮加减补中寓通，通中寓补，符合老年人胸痹病机，故用之取效甚速。

总之，眩晕、耳鸣、胸痹虽然病名不一，发病脏器各异，但气虚、血瘀是其共同病机。"精气夺则虚""虚则补之""邪气盛则实""实则泻之"。针对病机，用补阳还五汤为主方，补益元气，活血祛瘀，是对本之治。与此同时，兼肝阳亢逆者辅以柔肝息风药，兼肾精亏损者参入温阳益肾之药，伴阳虚气滞者加用温阳理气之物，此为同中有异。因此，病机相同，可以异病同治，但兼证不同，主方加减化裁又不可雷同。

——尤菊松　师从全国名老中医吴震西，南通市中医院呼吸内科主任医师

附四 【李龙骧心悟】

补阳还五汤治疗妇人产后病：本方有补气活血通络之功，主治脑出血后遗症。笔者临证中运用此方，以气虚血瘀为辨证要点而广其用，治疗妇人产后病，颇获效验。药物流产虽然具有痛苦少，损伤小，易被孕妇接受等优点，但中医学认为在病机上与足月分娩不同，足月分娩似瓜熟蒂落，粟熟自脱。用药物流产法终止妊娠，犹如生果未熟，强行采取，常使脏腑气血亏虚，冲任二脉损伤。如《妇科玉尺》谓："则犹之采斫新粟，破其肤壳，损其皮膜，然后取得其实，以其胎脏伤损，胞系断坏，而后胎至堕落。"由于有形之胎不能骤下，常滞于胞宫，阻于胞络，致瘀血不祛，新血不生。笔者所治产后病，在病机上属气虚血瘀，胞终阻滞，血不归经。"大抵治法，宜补形气，生新血，祛瘀血为主"（《薛氏医案》），故选用补阳还五汤治疗，加入益母草、蒲黄重在祛瘀生新，使宿瘀速去，胞络洁净，加香附解血中之郁，加党参、续断补脾益肾，固护冲任。夹有肝郁气滞之脉证，故在补虚化瘀的同时，加白芍敛阴养血，配柴

胡、枳壳、青皮柔肝疏肝，调理气机，具有补而不滞，行不伤正之功。如此气血调畅，则通则不痛也。

——李龙骧 阜阳市人民医院中医科副主任医师

三、名医医案

【中风】

曹某，男，68岁，涟源市人。于2002年10月5日晨起时突觉左侧肢体活动不利，手不能握持，足不能行走。其家人即请吾诊之。测血压为140/80mmHg，神志清楚，口眼㖞斜，语言不利，左手麻木，左侧肢体仅能被动运动。舌偏斜，舌质淡红苔薄白，脉浮弦。证系络脉空虚，风邪入中。治宜益气祛风通络。处方：黄芪50克，归尾、赤芍、川芎、地龙、防风、秦艽、桂枝、白芍各10克，丹参20克，甘草5克。服10剂。10天后复诊，语言流利，口眼基本对称，左侧肢体肌力增强，可跛行。继以上方去防风、秦艽、桂枝，服10剂，病痊愈。

按语：中风有中经络和中脏腑之分。对于风中经络者，有相当一部分系经络空虚，风邪乘虚入中所致。主要病机为气虚卫阳不固，风邪入中，气血瘀阻，运行不畅，经脉失于濡养。其治疗原则为益气、祛风、通络。笔者常用补阳还五汤加祛风通络之品进行治疗，获得满意的疗效。

【脑出血后遗症】

张某，女，55岁，涟源市人。因患高血压、脑溢血，在本市人民医院治疗半月后病情得到控制，但留有右侧肢体偏瘫的后遗症，于1995年8月4日来我院中医科就诊。刻诊：口眼基本对称，右侧肢体不能活动，舌淡红、无瘀斑、苔白稍腻，脉弦滑，此为风痰流窜经络，血脉痹阻，经遂不通所致，治宜益气活血、祛痰通络。处方：黄芪100克，当归、川芎、赤芍、地龙、桃仁、红花、甲珠各10克，全蝎5克，蜈蚣1条。嘱服15剂。另辅以针灸、按摩治疗。15天后复诊，肌力有所改善，肢体可以平移。继以上方去全蝎、蜈蚣、桃仁、红花，加重黄芪至150克，丹参20克，天麻10克，嘱服20剂，并嘱家属持续按摩，病情明显好转，能扶拐杖下地行走。

按语：中风患者虽经积极抢救治疗，仍多数留有半身不遂的后遗症。此系血脉痹阻，经遂不通，气不能行，血不能濡所致。治以益气活血，常选补阳还五汤加味治疗。

【脑出血（中风）】

曾某，男，56岁。1996年3月10日初诊。有高血压病史2个月，此因大怒后，头部剧烈疼痛，旋即昏倒于地，经抢救苏醒，遗留左侧肢体偏瘫，语言困难。CT提示：脑出血。住院约1月，肢体活动有所改善，但仍不能下床行走，手不能持握。就诊时患者自觉头昏气短，心慌乏力，血压160/100mmHg，舌淡紫，苔薄白，脉弦数。辨证为气虚血瘀，兼肝阳上亢。治以补阳还五汤化裁：黄芪120克，丹参、生牡蛎、代赭石各30克，赤芍、川芎、地龙、怀牛膝各15克，水蛭6克（研末分冲），甘草10克。10剂后可扶杖行走，头昏、心慌消失，气短乏力明显改善，仍有言语障碍，腹部轻度胀满，血压150/90mmHg。上方去水蛭，加菖蒲、厚朴各15克，远志10克，服14剂后，可弃杖而行，步态平稳，语言清晰。

按语： 本例由于患者气虚无力推动血行而血瘀络痹所致，治以益气活血，化瘀通络。方用补阳还五汤加减。方中重用黄芪益气血通络，水蛭、地龙等搜剔络中瘀滞；牛膝引血下行；代赭石、牡蛎平肝潜阳以制约黄芪升补太过，甘草调和诸药。后加菖蒲、远志化瘀开窍，厚朴理气宽中除满，以成全功。

【关节疼痛（痹症）】

龚某，女，77岁，无职。2006年11月24就诊。患者足麻不知着地，两下肢疼痛麻木并浮肿，膝关节骨刺疼痛，影响行走，尤其上楼梯困难，浑身关节疼痛，头晕，舌淡红，苔薄黄，脉细弦。辨为经络气血水郁滞。先以二子七皮饮、半夏白术天麻汤化裁利水消肿，化痰止眩。车前子30克，葶苈子15克，陈皮12克，茯苓皮30克，桑白皮15克，大腹皮12克，泽泻30克，半夏12克，白术20克，天麻12克，潼蒺藜12克。7剂。

12月1日二诊：两下肢浮肿减轻，头晕亦减。刻诊：下肢疼痛麻木及关节疼痛如前，又新见嗳气、胃脘不适、胃内容物上泛、头痛，舌脉同前。前方去葶苈子、潼蒺藜；加川芎30克，香附15克，煅瓦楞30克。7剂。

12月8日三诊：两下肢浮肿进一步减轻，麻木始去，足知着地，头晕又减，唯膝关节疼痛，头痛以太阳穴为主，腰酸，舌淡红，苔薄白腻，脉细弦。

治以益气活血为主，兼温阳燥湿散寒；补阳还五汤加味：黄芪30克，地龙12克，桃仁12克，红花10克，当归15克，川芎30克，赤芍15克，白芍15克，丹皮30克，制川乌6克，制草乌6克，苍术12克，白术12克，杜仲30克，茯苓皮30克，潼蒺藜12克。7剂。

12月15日四诊：两下肢仅午后有极轻微浮肿，头痛、膝关节疼痛减半。

按语：初诊气血水郁滞，先祛痰湿，二诊胃不适又暂调理脾胃，三诊方投以补阳还五汤加味以益气活血、散寒燥湿止痛。此乃根据主次标本不同而治有先后，顺序渐进。用补阳还五汤益气活血化瘀以外，配制川、草乌散寒止痛，重用丹皮专治骨刺疼痛，二术燥湿，诸药合用，相得益彰。

【手足麻木（血痹虚劳）】

李某，女，59岁。2006年04月25就诊。患者3个月前出现左手小指发麻，逐渐扩展至双手尺侧麻木。近来心情不佳，纳寐亦差，夜半辄因麻而觉醒，面黄体瘦，6个月体重减轻2.5kg，舌偏红，苔黄，脉弱。实验室检查：Hb：96g/L。辨为血痹虚劳，治以益气活血通络，补阳还五汤合黄芪桂枝五物汤加味。黄芪30克，桃仁12克，红花9克，川芎12克，当归15克，赤芍12克，地龙12克，桂枝6克，生甘草12克，炙甘草6克，鸡血藤30克，仙灵脾15克，党参12克。14剂。

5月12日二诊：双手发麻程度减半，不再有因麻而醒现象，每晚多睡2小时左右。原方去鸡血藤，加秦艽12克，独活12克，丝瓜筋30克，桑枝30克，14剂以资巩固。

按语：手臂麻木而见寐差、面黄、体重下降、血红蛋白偏低，属血痹虚劳，本可以单用黄芪桂枝五物汤调和营卫、通阳除痹，更用补阳还五汤的理由一是手指发麻扩展至臂，乃血虚日久蕴瘀之象，二是取补阳还五汤重用黄芪之意，合当归补气生血，使气旺以促血行，去瘀而不伤正。党参助黄芪补气，鸡血藤补血以活血。古方常以仙灵脾合当归治疗四肢麻木，《医学入门》云仙灵脾："补肾虚、助阳。治偏风手足不遂，四肢皮肤不仁"，故用之。

【手足麻木（痹证）】

丁某，女，68岁。2006年05月23就诊。患者右足背麻2月，针灸治疗无效，时头痛，口干，便秘七年余，舌偏红，苔薄，脉细。痹证由于气血亏虚，便秘由于津枯肠燥；治以益气活血，润肠通便；增液汤加活血润肠之品：玄参 15 克，生地黄 30 克，麦冬 15 克，黄芪 30 克，熟地黄 15 克，川芎 15 克，桃仁 15 克，当归 30 克，仙灵脾 15 克，桑葚子 30 克，肉苁蓉 30 克，火麻仁 30 克，枳实 30 克，大腹皮 15 克，决明子 30 克，桑叶 30 克，元胡 20 克，7 剂，分 2 周服用。

6 月 6 日二诊：大便每日通畅，矢气臭，足背麻减轻，今有咽痛，舌淡红，苔薄，脉细弦。便秘向好，血痹尚存，改以补阳还五汤加味：黄芪 30 克，桃仁 12 克，红花 9 克，川芎 20 克，当归 30 克，白芍 12 克，赤芍 12 克，地龙 12 克，生地黄 30 克，仙灵脾 12 克，桑葚子 30 克，肉苁蓉 30 克，生大黄 5 克（后下），决明子 30 克，桑叶 30 克，射干 9 克。7 剂，分 2 周服用。

6 月 20 日三诊：足背麻续减，咽痛止，大便日通，舌淡红，苔薄，脉细弦。再予上述处方 7 剂，分 2 周服用。

7 月 7 日四诊：足背麻完全消失。

按语：阴血不足，津枯便秘；经脉失荣，因虚致瘀而足背麻木，临床症状似"风马牛不相及"，但病机则一。初诊以增液汤合活血养血兼润肠之品，大便日通的同时，足背麻木亦减轻；继以补阳还五汤为主益气活血，配合桑葚子、肉苁蓉等补益精血又能润肠之品再服 14 剂，足背麻木自除。

【糖尿病周围神经病变（痹证）】

案例一 崔某，女。55 岁初诊。四肢麻木、疼痛 2 年，加重 3 个月。以下肢尤甚，夜间加剧，如虫爬感，乏力，肢端感觉减退，形体消瘦，面色萎黄，肌肤粗糙。舌淡苔白腻，脉沉细。有糖尿病史 10 余年。查空腹血糖 10.4mmol/L，餐后两小时血糖 15.6mmol/L。西医诊为糖尿病合并周围神经炎，中医诊为痹证。系因久病燥热伤阴，津伤气虚，推动无力，络脉受阻，肌肤失去濡养所致，治以补气活血化瘀。药用黄芪 120 克，西洋参 6 克，赤芍 15 克，地龙、牛膝、白芍各 30 克，当归、红花各 9 克，桃仁、川芎各 12 克，蜈蚣 2 条，并合理调整饮食，坚持服用降糖药控制血糖。服用 7 剂后，症状明显减轻，原方再进 14 剂，下肢麻木完全消失，后随症加减调理 2 月余而愈。

按语：王清任云："元气既虚，必不能达于血管，血虚无力，必停而后瘀。"本病西医认为，多与代谢、微循环障碍有关；中医认为，本病系因虚致瘀。临床症见肢体麻木疼痛，肌肤粗糙。故治疗以黄芪大补元气，当归、川芎补血活血，桃仁、红花行血祛瘀，加牛膝引血下行，重用地龙、蜈蚣走窜通络。诸药合用，共奏益气通络，补虚除痹之功。

案例二 王某，女，66岁。2004年5月11日初诊。患糖尿病10余年，长期服用格列齐特片、盐酸二甲双胍片、消渴丸等降糖药物。近2月来患者自觉四肢末梢麻木，时有刺痛，到某省级医院求治，经检查后确诊为2型糖尿病周围神经病变。予弥可保、格列齐特片等治疗1月余，血糖控制，但四肢末梢麻木、时有刺痛等症状无明显改善。诊时患者自述乏力，四肢麻木，时有刺痛。BP145/70mmHg，空腹血糖6.2mmol/L。舌暗红、苔薄。西医诊断：2型糖尿病周围神经病变。中医诊断：消渴，痹症，气阴两虚挟瘀型。治拟益气养阴、活血通络。方用补阳还五汤加减：生黄芪60克，葛根、天花粉各30克，桃仁、当归、怀山药、干地龙、生地黄、赤芍各10克，红花、川芎、全蝎各6克。水煎服。7剂后感四肢麻木减轻，刺痛次数明显减少。上方连服21剂后，四肢麻木、时有刺痛均基本消除。予通心络胶囊、六味地黄丸以巩固疗效。

按语：糖尿病周围神经病变是因为消渴日久，耗伤气阴，气阴两虚，气虚推动乏力而致瘀；阴虚内热，灼伤血络亦致血瘀，瘀血阻滞四肢经络而致四肢麻木、刺痛。治用大剂量生黄芪益气补损，天花粉、怀山药养阴，桃仁、红花、当归、川芎、生地黄、赤芍清热活血通脉，葛根、干地龙、全蝎通络活血祛瘀。全方熔益气养阴、活血通络于一炉，故获良效。

【颤证】

李某，女，76岁，退休。2005年04月27就诊。手抖头摇多年，胸闷，舌麻，自觉面部肌肉绷紧，舌淡红，舌下静脉迂曲，苔薄，脉小弦滑。诊为颤证，证属痰瘀阻络，肝阳化风。治以活血通络，息风化痰。治以补阳还五汤加息风化痰之品：黄芪30克，桃仁12克，红花6克，地龙6克，赤白芍各12克，当归30克，仙灵脾12克，天麻12克，葛根30克，钩藤12克，珍珠母30克，全瓜蒌30克，半夏12克，丹参18克，柏子仁12克，陈香橼皮6克。7剂。

5月4日二诊：手抖头摇程度及胸闷症情减半。上方去陈香橼皮，赤白芍各增至15克，加川芎12克，黄连6克，荆芥10克，7剂。半年后随访时患者诉当时手抖头摇及胸闷消失，再无复发。

按语： 本证属颤证范畴。《素问·至真要大论》曰："诸风掉眩，皆属于肝。"掉即颤振。《赤水玄珠》命名颤振症："颤振者，人病手足摇动，如抖擞之状，筋脉约束不住而莫能任持，风之象也。"肝为风木之脏，又藏血主筋脉，风为阳主动，肝风内动，筋脉不能约束故出现手抖、头摇、面肌绷紧诸症。另一方面，舌麻、胸闷、舌下络脉迂曲提示痰瘀阻络。其中肝风痰瘀为标，老年气血不足为本。补阳还五汤补气养血祛瘀，小陷胸汤化痰散结，天麻、钩藤、珍珠母、葛根平肝息风。手抖头摇病在经络，舌下络脉迂曲为有瘀血，这是使用补阳还五汤的关键理由。由于辨证正确，多年之疾愈于一旦且随访半年亦无复发。

【带状疱疹后遗症（胁痛）】

祝某，女，78岁。2007年4月16日初诊。2个月前头面部患带状疱疹，经治疗疱疹已结痂脱落，但头面部左侧仍疼痛，夜间尤甚，不能入睡。查：头面部左侧与右侧皮肤无异常，左侧触之疼痛，表情痛苦，舌质暗红、苔薄白，脉细。证属气虚血瘀，治拟补气活血、逐瘀通络。处方：黄芪30克，当归10克，赤芍10克，川芎10克，地龙10克，桃仁10克，红花10克，葛根30克，僵蚕10克，丹参15克，鸡血藤30克，甘草6克。5剂，每日1剂，水煎服。

2007年4月21日复诊：患者诉服药第3天疼痛症减，夜可入眠，精神好转，表情自然，舌质暗红，苔薄白，脉细。继上方加全蝎6克，5剂。

2007年4月26日复诊：患者诉疼痛症状明显减轻，夜间疼痛消失，睡眠尚可，舌质淡红，苔薄白，脉细。继上方5剂。

2007年5月28日家人来告知疼痛消失，患者可正常生活。

按语： 带状疱疹后遗症多因肝气郁结，郁久化火，火毒蕴结皮肤而发，或脾虚湿盛，蕴湿化火，湿热内蕴而致，而年老体弱者，常因血虚肝旺，湿热毒蕴，气血凝滞，以致疼痛剧烈，病程迁延。本病辨证以脉络瘀阻为标，元气虚少为本，故拟补气活血、逐瘀通络之补阳还五汤加减。方中重用黄芪大补元气为主药，以使气足而血行；当归、桃仁、红花、赤芍、川芎和营活血化瘀；配以丹参、鸡血藤更加强活血化瘀之功，使瘀去则气行无阻而遍及周身；且地龙善于通经活络，葛根可引药上行以达头面，僵蚕祛风止痛、解毒散结，甘草调和诸药，共收奇功。

【偏瘫（偏枯）】

魏某，男，73岁。2007年3月21日初诊。患者于2006年10月卒发中风，经市级医院住院救治后神志转清，但左侧半身不遂，左手握物无力，左下肢软无力，不能行走，兼见言謇语涩，口眼斜。曾用华佗再造丸、中风回春丸等口服，效果不著。刻下：患者神志清楚，左侧半身不遂，肢软无力，伴言语謇涩，口眼斜，面色萎黄无华，舌淡紫，苔薄白，脉细涩。辨证属气虚血滞，脉络瘀阻。治以补气活血，通经活络。处方：生、炙黄芪各20克，当归尾10克，干地龙10克，赤芍10克，桃仁10克，红花5克，炙全蝎15克，蜈蚣2条，生甘草15克，桑枝9克，白附子10克，僵蚕10克，白芷10克。5剂，水煎服，日1剂，早晚饭后1小时分服。嘱患者避风寒，外出戴口罩、围巾，注意保暖。

3月26日二诊：言语渐清，左侧肢体活动仍欠利，但已无乏力感，口眼斜较前好转，上方加桂枝9克，桑寄生10克，继服7剂。

4月2日三诊：言语清楚，口眼无歪斜，左侧肢体活动仍欠利，伴左下肢麻木感，大便秘结，3日未行，上方去白附子、僵蚕、蜈蚣、炙全蝎等以防破血行瘀。通络剂用久损伤脾胃，加肉苁蓉6克，郁李仁6克以润肠通便，继服7剂。

5月中旬来院复诊：左侧肢体活动渐复，左下肢已能行走，语言清晰，纳可寐安，舌淡，苔薄，脉细数，嘱其坚持功能锻炼，随访1年无复发。

按语： 本病属中医学"偏枯"之范畴。《丹溪心法》云："中风……半身不遂，大率多痰，在左属死血瘀血，在右属痰有热，并气虚。"患者以左侧肢体活动欠利，语言謇涩，伴口眼斜为主要临床表现。证属气虚血瘀，治疗应以补气活血、化瘀通络为主，故重用黄芪补气；当归尾、干地龙、桃仁、红花、赤芍化瘀血，通经络，养血活血；加全蝎、蜈蚣、桑枝等以增强通经活络之力；佐牵正散以祛风化痰，通络解痉；外加甘草，既可解虫类之毒，又可调和诸药，一举多得。二诊虽诸症较前好转，但左侧肢体仍偏废，故加桂枝、桑寄生通络补肾壮筋，且桑寄生、桂枝同用，拟"枝类走肢"之意；又兼大便秘结，故加肉苁蓉、郁李仁以润肠通便。本病多见于年迈之人，年逾四旬以后，阴气自半，气血渐衰，偶因将息失宜，或情志所伤等诱因，一旦发病，往往不能短期恢复和完全恢复，且有复中的可能。如复中病情重者，其预后更差，故必须加强防治，嘱患者慎起居，节饮食，远房帏，调情志，同时辅以药物防治，平时进行适当的体育锻炼，如打太极拳、练气功等以增强体质，提高防治效果。

【顽固性面瘫（中风）】

李某，男性，54 岁。2004 年 7 月 29 日就诊。主诉：口眼㖞斜 70 余日。5 月 19 日因饮酒后于电扇下打牌，始感右侧面部麻木不适，耳后疼痛，刷牙漏水，遂到某医院诊为周围性面神经麻痹，经抗病毒、抗生素、激素、维生素等治疗 1 周未果。又求诊于某中医，采用左耳背静脉放血加小流量凉水冲洗耳根部一个半小时，回家后不见好转，反而加重；又至某医院行针灸治疗 28 次，并口服维生素 B_1、维生素 B_{12}、地巴唑、泼尼松，肌内注射、穴位注射弥可保、加兰他敏针，后自用黄鳝血外涂患侧面部等，仍未见好转。现症见右侧面部向左歪斜，程度较重，右额纹消失，右眼闭合不全，流泪，吐字不清，右侧面肌萎缩、松弛，不能做皱额、鼓腮、吹口哨等动作。面色萎黄，精神疲倦，饮食及睡眠尚可，舌淡苔薄白、中间微腻，脉弦细弱。测血压 100/60mmHg。此乃气血亏虚，风寒之邪滞留经络日久，面部筋肉失却濡养，纵缓不收。治宜益气养血，活血通络，滋补肝肾，祛风散寒，化痰搜络。方用补阳还五汤合川芎茶调散加减化裁：黄芪 100 克，鸡血藤、淫羊藿各 30 克，牛蒡子 25 克，地龙、川芎、豨莶草、白蒺藜、枸杞、玉竹各 20 克，当归、赤芍各 15 克，桂枝、白芷、天麻、桃仁、红花、制半夏、甘草各 10 克，蜈蚣 3 条，细辛、防风各 6 克。水煎服，每日 1 剂。另取患侧阳白透鱼腰、太阳透四白、地仓透颊车、丝竹空透率谷，以及颧髎、翳风、风池、迎香、睛明、百会、人中、承浆、双侧足三里、三阴交、曲池、合谷、太冲等穴。诸穴交替针刺，每次选 6～8 穴，加用 G6805 电针仪，予疏密波，通电 40 分钟，同时用 TDP 照射患侧面部。起针后用梅花针轻叩患侧面部至微出血，用闪火罐吸拔约 2 分钟。每日 1 次。

至 9 月 1 日，以前方为主加减调方共服用 12 剂、针刺 30 次后，口眼㖞斜已十去其六，但大笑时仍歪斜较甚，两侧口角上下不对称。因久病正虚，宜缓图徐治，予黄芪 300 克，党参 100 克，枸杞、山茱萸肉、淫羊藿、地龙、熟地黄、当归、黄精各 60 克，川芎 90 克，白蒺藜 70 克，白附子、僵蚕各 50 克，桂枝、白芷、防风、柴胡、桃仁、红花、白芥子、茯苓、枳壳、黄芩、天麻、甘草各 30 克，细辛 18 克，炒白术、赤芍各 45 克，蜈蚣（大）30 条。共研细末，每次 10 克，日服 3 次，温开水送服。

9月22日复诊：告知药散已服用三分之一，面瘫已基本痊愈，嘱继续将剩余药散服完，巩固疗效以收全功。后经随访，已完全恢复，无任何后遗症。

按语：本例患病之初，因酒后汗出而腠理开，复电扇风吹，藩篱失守，风寒之邪入侵，客于面部经络，致使面瘫发生。治当发散风寒。医以"耳背放血加凉水冲洗"，致使寒者更寒，病情加重。再诊时，接诊医生虽针刺治疗，又在寒凉空调室内施针，从而导致面瘫缠绵难愈。病势日久，经筋失养，面肌已明显萎缩，缓不胜收。故治疗采用补气活血、祛风散寒通络、滋补肝肾之法。用黄芪至100克，量大力专，益气固表，祛邪外出；鸡血藤、当归补血养血和营，濡养筋脉；桂枝、白芷、细辛、防风辛温发散风寒，开泄腠理，使风寒之邪随汗而解；牛蒡子甘润辛凉，因病发于夏季，风热之邪常夹杂致病，故用之疏散风热；地龙、蜈蚣、川芎、赤芍、桃仁、红花活血化瘀通络，搜剔络道，与"病久入络"相吻合；玉竹甘润生津，以制发散风寒药辛温香燥之性；患者年过半百，天癸已竭，肝肾虚亏，故用枸杞、山茱萸肉、熟地黄、淫羊藿滋补肝肾，益髓填精，温运脾阳化生气血；肾水匮乏，水不涵木，肝阳必然偏亢，故用天麻、白蒺藜、豨莶草平肝潜阳，息风止痉；半夏辛散，燥湿化痰，兼克制滋阴药助湿生痰之弊；甘草调和诸药，兼解白附子、蜈蚣之毒。诸药配伍，标本兼顾，相得益彰，经针药并用，守方治疗，顽固陈旧性面瘫终获彻底根除。

【顽固性面神经炎（喎僻）】

胡某，男，63岁。1991年11月5日初诊。2月前因贪凉露宿户外，次日出现口眼喎斜，先后中西药物及针灸治疗半月余，收效不显。刻诊：右侧额纹消失，眼睑闭合不全，右侧鼻唇沟变浅，口角及人中沟左歪，不能鼓腮吹气，进食时食物残渣常滞留于右侧龈颊间，自感神倦乏力，饮食无味，舌质淡胖苔薄白，脉细涩。证属正气虚亏，脉络瘀阻。治宜扶正补虚，活血通络。方选补阳还五汤加味：生黄芪30克，赤芍、当归尾、桃仁、白术各10克，川芎、地龙各6克，藏红花3克。每天1剂，水煎分2次服。令以蜈蚣文火烤黄，研末，冲服，每次3克，连服10剂，眼睑已能闭合，口歪明显改善，右龈颊已无食物滞留。守原方继服15剂，诸症悉平，随访年余无复发。

按语：面神经炎属中医"喎僻"等范畴，本例患者年老体虚，虚则邪恋，病久入络，终致虚瘀为患，气虚运血无力，血行凝涩，不能煦养面颊，筋脉松弛，无力牵正，致本病迁延顽固。方选补阳还五汤补气活血为大法，加白术补脾扶正，蜈蚣走窜经络，善解气血之凝结，诸药合用，使气旺血行，瘀祛络通，故能渐愈。

【椎基底动脉供血不足（眩晕）】

阎某，女，52岁。2004年7月6日初诊。患者因劳累近3天自觉头晕、恶心，呕吐胃内容物3次，视物旋转。曾在当地卫生院治疗2天，具体用药不详，无明显好转。诊时患者自述头晕，睁眼加重，恶心呕吐，视物旋转，面色萎黄，精神差。血压112/65mmHg。舌暗红、苔薄，脉细。经颅多普勒超声检查提示：椎基底动脉供血不足性眩晕。西医诊断：椎基底动脉供血不足性眩晕。中医诊断：眩晕，气虚血瘀型。治拟益气活血、通络定眩。方用补阳还五汤加减：生黄芪60克，桃仁、红花、当归、炒白芍、川芎、干地龙、枳壳、竹茹、茯苓、陈皮、姜半夏各10克。水煎服。3剂后眩晕基本好转，上方续进5剂而愈。

按语： 患者素来气血亏虚，气虚推动乏力，而致血行不畅，瘀阻经络。近日由于劳累，瘀挟痰饮上扰清窍，气血循环受阻，清窍蒙蔽失养，故眩晕、恶心、呕吐、视物旋转。方用生黄芪补气，使气盛生血，促血运行；当归、川芎、红花、炒白芍、桃仁活血祛瘀；干地龙息风通经活络；合温胆汤理气化痰止呕。全方补气活血，祛痰通络，使气血旺盛，脉畅络通，清窍得养，故眩晕得除。

【男子更年期综合征】

唐某，男，73岁。近4～5年来头晕耳鸣，夜寐梦多，有时彻夜难眠，胸闷胁胀，喜叹息，情绪悲观，忧郁紧张，有时烘热汗出，胃脘有灼热感，吞酸口苦，疲惫乏力，舌暗红苔薄少津，脉细弦。证属气虚血瘀，肾虚肝郁。治拟益气活血，养阴疏肝。方药：生黄芪30克，桃仁10克，当归12克，川芎10克，地龙10克，赤芍10克，木香10克，知母10克，黄柏10克，生地黄20克，桑葚子30克，川楝子10克，北沙参15克，炒鸡内金10克，炒酸枣仁15克，夜交藤30克，生龙齿15克。7剂。药后夜寐渐安，情绪稍见稳定，再守上方加地骨皮15克，丹皮10克，川连3克，仙灵脾15克。复诊4次，诸症均瘥，焦虑之症消失，情绪乐观，烘热汗出除，胃中灼热感消失，夜寐转安。

按语：患者年事已高，进入更年期后，脏气不固，功能衰减，思虑忧伤，失眠梦扰。见舌暗、头晕耳鸣、胸闷心悸、疲乏烘热、情绪不宁等，证属肾阴不足、气虚血瘀、气机郁滞，治从益气活血着手，方用补阳还五汤加木香，益其气，活其血，使气机通畅；加知柏泻其火，清其热；加生地黄、桑葚子、川楝子以滋肾阴，疏肝理气；加酸枣仁、夜交藤、生龙齿养心安神，敛汗。同时，疏导患者稳定情绪以利益寿延年。

四、国医大师点评

补阳还五汤这个方剂，按王清任的说法，人身的气原应该为十分，左右各半，之所以产生一边偏瘫了，就是少了二分之一的气。通过这个方剂，还它五分气，是益气活血治偏瘫的方剂，所以叫作"补阳还五汤"。方中黄芪用量特大，最多可到八两（即半斤），这是它的一个特点。方中的赤芍、川芎、桃红、当归都是活血药，与通窍活血汤不同，它没有大枣，也没有麝香和葱，而多了一个黄芪，一个地龙。王清任认为，偏瘫是由于气虚而血不能达到所致，所以侧重用大量补气药加上活血药，使整个的血脉贯通。因为《内经》中有句话，"荣气虚则不仁，卫气虚则不用，荣卫俱虚，则不仁且不用。"偏瘫就是不仁且不用，是营卫俱虚。所以根据这一理论遣药组方来进行治疗。它治疗的特点：①用大量的黄芪配合地龙，更好地与活血药配合。从经验当中得出一个结论，有以下情况的不治。如肩上有个缝，手指能放进去无效；脚下垂如马蹄形的不治。因为脚长期不用所以呈马蹄形。所以治疗偏瘫，有的能治好，有的不能全好。②是左边易好，右边难好。另外，从临床上看，下边比上边恢复得快。如果是手屈而不好伸，临床效果往往不佳。临床发现，脑血栓发生以后，血压会下降。而脑溢血患者，血压不会下降。凡是血栓患者，偏瘫以后血压与原来的血压比较，会下降。中医认为，瘀血不去，出血不止。无论是出血还是血栓，活血化瘀药都能用，因为出血以后会有瘀血。当然，临床上不是简单的只用活血药，而是根据具体病情，配合不同的药，组成不同的方剂来应用。

——王绵之 首届国医大师

五、编者心得

【方证指征】

中风，半身不遂，口眼㖞斜，语言謇涩，口角流涎，小便频数或遗尿不禁，舌暗淡，苔白，脉缓。

【心得】

现在临床常用补阳还五汤治疗脑卒中、脑出血后遗症、偏瘫、糖尿病周围神经病变、眩晕等属气虚血瘀证者。如治疗中风，应当辨别患者的阴阳虚实、标本缓急，以及兼证进行合理的加减应用；治疗面瘫、偏瘫，可合用祛风化痰，通络解痉之牵正散；治疗眩晕，可合用半夏白术天麻汤、泽泻汤化痰利湿。

名方·名医临证集

参考文献

1. 颜乾麟. 颜德馨心脑病诊治精粹. 北京：人民卫生出版社，2008：164.

2. 尤菊松. 补阳还五汤在异病同治中的运用. 河北中医，2007，29（3）：233～234.

3. 洪桂敏. 洪郁文古方活用经验. 中医药学刊，2006，24（4）：606～607.

4. 田时雨，邹小英，吴宣富. 补阳还五汤佐治脑卒中浅谈. 新医学，2007，38（4）：273～274.

5. 蒋健. 补阳还五汤临床运用发挥. 时珍国医国药，2009，20（3）：755～756.

6. 姜晓波. 补阳还五汤临床应用举隅. 中国实用医药，2007，2（32）：128～129.

7. 林军梅. 补阳还五汤可治突发性耳聋. 浙江中医杂志，2007，42（8）：438.

8. 李龙骧. 补阳还五汤治疗产后病举隅. 吉林中医药，2006，26（11）：62～63.

9. 刘书生. 补阳还五汤的临床运用举隅. 中医药导报，2006，12（12）：53～54.

10. 杨书宝，江晓芹，周彬. 补阳还五汤在心脑血管疾病中的应用. 湖北中医杂志，2007，29（6）：42～43.

11. 方宏图，沈德莲，乔丽杭. 补阳还五汤临床治验 3 则. 浙江中医杂志，2006，41（7）：415.

12. 陈红. 偏瘫治验一则. 长春中医药大学学报，2008，24（1）：88.

13. 胡德金. 补阳还五汤加味治验两则. 中国中医急症，2006，15（4）：434～435.

14. 李龙骧. 补阳还五汤临床运用举隅. 陕西中医，2007，28（2）：228.

15. 何春红. 补阳还五汤治验 3 则. 江苏中医药，2009，41（7）：52～53.

16. 吴宗山. 补阳还五汤临床新用举隅. 江西中医药，2009，8（40）：53.

17. 王绵之. 方剂学讲稿. 北京：人民卫生出版社，2006：372～373.

（赵丹丹　熊兴江　覃堃）

第二章

治风剂

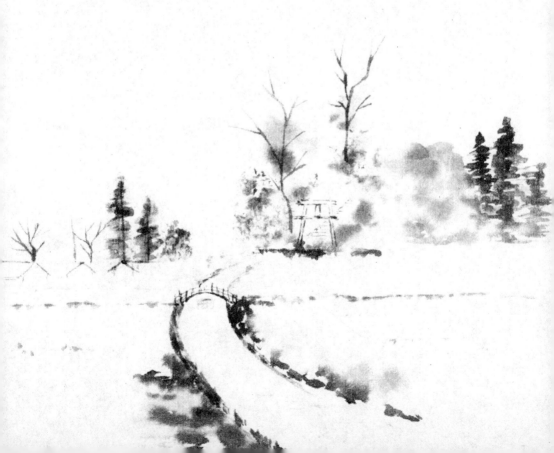

第一节　天麻钩藤饮

一、名方导读

【出处】《杂病证治新义》。

【组成】天麻9克，钩藤12克（后下），石决明18克（先煎），栀子9克，黄芩9克，川牛膝12克，杜仲9克，益母草9克，桑寄生9克，夜交藤9克，朱茯神9克。

【方歌】天麻钩藤石决明，栀芩杜膝与寄生，夜藤茯神益母草，头痛眩晕失眠宁。

【方论】天麻，味辛温，主杀鬼精物，蛊毒，恶气。钩藤，味微寒，主治小儿寒热，十二惊痫。石决明，味咸平，主治目障翳痛，青盲。栀子，味苦寒，主五内邪气，胃中热气，面赤，酒疱皶鼻，白癞，赤癞，疮疡。黄芩，味苦平，主诸热黄疸，肠澼，泄利，逐水，下血闭，恶创疽蚀，火疡。川牛膝，味苦酸，主寒湿痿痹，四肢拘挛，膝痛不可屈伸，逐血气伤，伤热火烂，堕胎。杜仲，味辛平，主腰脊痛，补中，益精气，坚筋骨，强志，除阴下痒湿，小便余沥。益母草，味苦辛，主活血行经，破瘀通脉，胎产崩漏。桑寄生，味苦平，主治腰痛，小儿背强，痈肿，安胎，充肌肤，坚发齿，长须眉。夜交藤，味苦涩微甘，主养肝肾，止虚汗，安神催眠。茯神，味甘，疗风眩风虚，五劳口干，止惊悸。

【功用】平肝息风，清热活血，补益肝肾。

【主治】肝阳偏亢，肝风上扰证。头痛，眩晕，失眠，舌红苔黄，脉弦。

【用法】水煎服。

【方解】本方证为肝肾不足，肝阳偏亢，火热上扰，以致头痛，眩晕；肝阳偏亢，神志不安，故夜寐多梦，甚至失眠。治宜平肝息风为主，配合清热活血，补益肝肾为法。方中天麻、钩藤具有平肝息风之效，共为君药。《本草纲目》说："天麻为治风之神药。"石决明性味咸平，功能平肝潜阳，除热明目，与天麻，钩藤合用，加强平肝息风之力；牛膝引血下行，共为臣药。栀子、黄芩清热泻火，使肝经之热不致上扰；益母草活血利水；杜仲、桑寄生补益肝肾；夜交藤、朱茯神安神定志，均为佐药。合而用之，共成平肝息风，清热活血，补益肝肾之剂。

【化裁】肝阳上亢而头晕头痛甚者，可加珍珠母、白芍。兼肠胃燥热而大便干结者，可加大黄。

二、名医心悟

【杨少山心得】

天麻钩藤饮治疗神经衰弱：杨老以为神经衰弱之种种见症，大都乃因虚而生内风所致，虚为本而风为标，治疗宜补虚祛风，常用天麻钩藤饮加减。常取天麻、钩藤、夜交藤等味，又以龙骨代石决明，有助于安神平肝，并常加入炒枣仁，以增养血益肝安神之力。若阴虚火旺明显，则加入川石斛，有补阴而不腻之长。

临床上常分 4 型：

1. 心虚脾弱型 症见多思善虑，心悸少寐，疲乏，纳呆便溏，舌淡红，边有齿印苔薄白，脉细弱。治宜益气养血，调养心脾。处方：炒党参 15 克，茯苓 15 克，炒白术 10 克，炙甘草 5 克，炒枣仁 30 克，夜交藤 30 克，怀山药 30 克，枸杞 30 克，五味子 9 克，天麻 6 克，钩藤 18 克（后下）。

2. 心肾两虚型 症见恍惚健忘，心悸失眠，头晕胸闷，腰膝酸软，耳聋耳鸣，性功能减退，舌淡红、苔薄白，脉沉弱。治宜补益精血，理气通络。处方：太子参 30 克，炒枣仁 30 克，枸杞 30 克，麦冬 10 克，五味子 6 克，石菖蒲 6 克，天麻 6 克，佛手 6 克，生甘草 5 克，炒远志 5 克，炒杜仲 15 克，桑寄生 15 克，菟丝子 15 克，钩藤 18 克（后下）。

3. 肝血不足型 症见头晕耳鸣，心情不舒，夜寐多梦，爪甲不荣，肢体麻木，手足震颤，视物昏花，舌淡红苔薄白，脉细弦。治宜补养肝血，平肝息风。处方：天麻 6 克，炒枣仁 30 克，枸杞 30 克，夜交藤 30 克，淮小麦 30 克，白芍 15 克，当归 15 克，制首乌 15 克，合欢皮 15 克，龙骨 15 克，钩藤 18 克（后下），红枣 7 个，甘草 5 克。

4.阴虚火旺型　症见头晕耳鸣，心烦易怒，头目昏胀，目赤口苦，少寐，腰膝酸软，舌红，脉弦细数。治宜滋阴平肝，清心安神。处方：龙骨 15 克，石斛 15 克，白芍 15 克，川连 3 克，琥珀 3 克，炒枣仁 30 克，夜交藤 30 克，生甘草 5 克，天麻 10 克，钩藤 18 克（后下）。

——杨少山　国家级名老中医

【哈孝贤心悟】

天麻钩藤饮主要治疗因肝阳偏亢、肝风上扰所引起的头痛眩晕、失眠多梦、耳鸣失聪、烦热口苦、脉弦舌红等症状。大体来说，肝火证要用泻肝清热的治法方药，肝阳证者需用平肝潜阳的治法方药，肝风证则用镇肝息风的治法方药。

天麻钩藤饮所适用的是因肝经火热引起肝阳偏亢，进而肝风上扰的证候，重点在火热上升，肝阳偏盛。故方中用天麻、钩藤平肝息风，生石决明平肝潜阳，以上三味是本方主药。又以栀子、黄芩清热泻火，使肝经之热不致上扰；桑寄生、杜仲滋补肝肾，可使肝阳得以潜藏，不再浮越；夜交藤、朱茯神安神定志，以解失眠多梦之症；牛膝引药下行，与寄生、杜仲配伍可以加强补肝肾、强筋骨的作用。益母草的主要作用是活血利水，入心、肝二经，其与牛膝配伍既可引血下行，又可使火热之邪从尿道而出。故《本章汇言》说它能治"血贯瞳仁，及头风眼痛"。益母草之种子名茺蔚子，作用与益母草近似，但兼能明目益精，行中有补，常用于肝热引起的目赤肿痛、头痛眩晕、心烦等症，故临床亦可用茺蔚子代替益母草。

现代药理研究证实，本方中的钩藤、杜仲、寄生、黄芩、栀子、牛膝等均有不同程度的降压作用，且具有调节高级神经活动的作用，所以临床常用于治疗高血压早期，或中青年患者表现为肝火上升、肝阳偏亢者。另外，本方在妇科亦可用于治疗先兆子痫的患者。从中医学角度而言，子痫的主要病机大致有 3 个方面，即阴虚阳亢，心肝风热，痰蒙心窍。先兆子痫尚未有子痫发作，主要表现为头晕目眩、烦热少寐、心悸、水肿等症，应用本方时可减去牛膝、益母草，以起到平肝泻火、宁神养心的作用，并适当加味僵蚕、菊花、羚羊角等。本方与以往介绍的镇肝息风汤均属于平息内风的方剂，但本方重在清热泻火，益肾安神，平肝息风；而镇肝息风汤重在滋阴柔肝，重镇息风。前者用于火热偏盛者，后者用于阴虚为甚者。

——哈孝贤　哈氏医学第四代传人，天津市名中医

附一 【张丽心悟】

《中医内科学》5版将天麻钩藤饮列为眩晕病肝阳上亢型主方。张医师通过临床实践认为：天麻钩藤饮适量配伍可以用于眩晕病之气血亏虚型、痰湿中阻型、肾精不足型，认为不必拘泥于肝阳上亢。《素问·至真要大论》："诸风掉眩，皆属于肝。"又《素问玄机原病式·五运主病》："风火皆属阳，多为兼化，阳主乎动，两动相搏，则为之旋转。"认为本病的发生是由于风火。所以本方先以天麻息风止痉，平抑肝阳，祛风通络，以息肝风；钩藤息风止痉，清热平肝，以清肝热；石决明既平肝潜阳又清肝火。后入益母草、川牛膝活血通经，引血下行。盖遵古人"医风先医血，血行风自灭"之意，加之《本草汇言》："益母草，行血养血，行血而不伤新血，养血而不滞瘀血，诚为血家之圣药也。"如此配伍，使肝风得息，肝火得清，血虚得养，瘀血得化，妄行之血得下行，则无头晕眼花昏厥跌仆之虞。黄芩清热燥湿，泻火解毒。清肺火，使肺得清肃，以抑肝阳，即金克木；入胆经，清少阳相火。栀子苦寒清降，泻三焦火邪，尤善清心除烦。《难经·六十九难》曰："实者泻其子。"因心为肝子，所以泻心火而利肝木。杜仲补肝肾，强筋骨，暖下元，入肝而补肾，子令母实也。桑寄生补肝肾，益精血，强筋骨，养血而补肝肾也。茯神健脾安神，夜交藤养心安神，因神安则寐，寐则阳得入阴，阴阳得交，以抑孤阳之偏亢。如此配伍，相火得清，肝肾得补，阴阳得以调和，则"阴平阳秘，精神乃治"为期不远矣。

天麻钩藤饮为肝阳偏亢，肝风上扰之头痛、眩晕、失眠而设，用于其他各型时，则需适量配伍，方能取得佳效。若气血亏虚之眩晕，则可用天麻钩藤饮伍入党参、白术、黄芪、当归、木香等，以健脾益气，养血息风。若肾精不足之眩晕，则可用天麻钩藤饮重用杜仲、桑寄生，或加熟地黄、萸肉、菟丝子、鳖甲、知母等以补肾滋阴或补肾助阳，息风止痉。若痰湿中阻型眩晕，则可用天麻钩藤饮配伍半夏、白术、茯苓、陈皮之类，以健脾燥湿，化痰息风。

——张丽 南京市胸科医院主任医师

附二 【唐沙玲心悟】

天麻钩藤饮加减治疗头痛，对由脑动脉痉挛、脑动脉硬化、椎-基底动脉供血不足引起的脑短暂性局部缺血导致功能障碍性头痛效果较好。

头居人体最高位，为诸阳之会、髓海所在，其位高属阳，火性炎上。颠顶之上唯风可到，风火之邪最易上犯首位，故《内经》称头痛为"首风""脑风"。明代李中梓《医家必读·头痛》中进一步指出："须知新而暴者，但名头痛；深而久者，名为头风。"头风亦即内伤头痛。脑为髓海，主要依赖肝肾精血的濡养，当肝肾阴亏，肝阳亢盛，风火相煽，火随气窜，上冒颠顶而见头胀痛，白天为阳，劳耗阴精，故头痛以白天为多发，劳累易诱发。其伴随症状头晕、不寐、口干苦、腰胀痛、舌红、苔腻、脉弦数均为阴虚火旺、痰热互结之象。天麻钩藤饮中天麻、钩藤、石决明、生龙骨、珍珠母平肝潜阳，全蝎息风止痉、通络止痛，黄芩、菊花清肝泻火，石菖蒲化痰开窍，牛膝补益肝肾，白芍、甘草平肝抑阳、养血滋阴、柔痉止痛。全方共奏平肝潜阳、解痉止痛之功。

现代药理研究证实，天麻、钩藤、白芍、全蝎、石菖蒲通过对中枢神经镇静和调节起止痛作用；生龙骨、石决明、珍珠母主要含有大量碳酸钙，能维持神经兴奋性，调节整个大脑皮层功能活动而起镇静止痛作用；同时，白芍、钩藤、葛根、菊花、黄芩可扩张血管，降低脑压，增加脑血流量，降低血压；钩藤、益母草还具有明显抗凝作用，石菖蒲有降低全血黏度作用。全方合用具有调节神经、扩张血管、改善大脑缺血缺氧状态、解除动脉痉挛、镇静止痛功效。

——唐沙玲　桂林市妇幼保健院主任医师

三、名医医案

【高血压病（眩晕）】

案例一　赵某，2007 年 10 月 15 日就诊。有高血压史 4 年，就诊前 2 周自觉双目发胀干涩，眼科检查未见异常，来中医科就诊。诊见：患者双目外观无异常，苔薄白，舌质干红，脉数。证属肝阴不足、阴不制阳、虚阳上扰，拟养阴滋肾平肝、清热泻火明目治疗，方用天麻钩藤饮加味。方药：天麻 10 克，钩藤 15 克（后下），石决明 15 克（先煎），川牛膝 15 克，桑寄生 15 克，夜交藤 15 克，枸杞 15 克，杜仲 12 克，益母草 12 克，茯苓 12 克，黄芩 9 克，山栀 9 克。每日 1 剂，水煎服，早晚分服。服药 7 剂后症状好转，继服 1 周后症状消失，随访2月未复发。

按语：《素问·金匮真言论》："肝开窍于目。"《灵枢·脉度》指出："肝气通于目，肝和则目能辨五色矣。"肝阴不足，虚热内扰，可见两目干涩、眼球胀痛。肝肾同源，方用天麻钩藤饮加枸杞子，补肝益肾潜阳、清热泻火明目，标本兼治，相得益彰。

案例二 王某，男，50岁。2008年10月7日初诊。患者头晕、头痛反复发作已6年，确诊为原发性高血压病5年多，但患者未予足够重视，一直不规律服用硝苯地平等药。近1个月患者因工作劳累头晕、头痛加重，血压最高达160/105mmHg，伴有烦躁易怒、心悸、失眠等症，舌质红，苔薄白，脉弦细。心电图示：窦性心律，左室高电压。胸片示：未见异常。眼底动脉硬化Ⅱ级，诊断为高血压病2级。投以珍菊降压片及天麻钩藤饮加减。明天麻15克、北钩藤30克，石决明30克，淡黄芩12克，白蒺藜15克，福泽泻15克，白茯苓12克，杭白菊15克，杜仲15克，生山楂30克，生首乌30克，干荷叶15克。服药2周，血压降至150～155/90～95mmHg，自觉症状较前明显减轻。

二诊：患者自诉头晕、头痛较前明显减轻，测血压为150/90mmHg，仍有口苦、胸闷烦躁、大便偏干、排出不畅，再以原方加味治疗两周。其中适当加用麻仁15克，全瓜蒌10克，夏枯草15克。

三诊：测血压为135/85mmHg，上述症状基本消除，大便通畅，每日一行。再由原方加味，隔日1剂煎服（期间未用西药）。追踪观察3个月，患者坚持日常工作，复查动态血压基本在正常范围。

按语：高血压病属中医"眩晕、头痛"范畴，且以眩晕为主。中医认为"眩晕"是由风、火、痰、虚、瘀引起清窍失养，以头晕、目眩为主要表现的病证。根据其病因病机可分为"肝阳上亢、气血亏虚、肾精不足、痰湿中阻"4型。其中又以肝阳上亢型高血压最为常见，其基本病机为素体阳盛、肝阴不足，加之忧郁恼怒，气郁化火，风阳升动，上扰清窍，发为眩晕。《内经》云："诸风掉眩，皆属于肝。"《临症指南医案·眩晕门》华岫云按："经云诸风掉眩，皆属于肝，头为六阳之首，耳目口鼻系清空之窍，所患眩晕者，非外来之邪，乃肝胆之风阳上冒耳，甚则有昏厥跌仆之虞。"素体阳盛或因长期忧郁恼怒、气郁化火，使肝阴暗耗，风阳升动，上扰清空，肝阳上亢发为眩晕；或肾阴素亏，肝失所养，以致肝阴不足，肝阳上亢，发为眩晕。肝阳上亢，上冒清空，故见头晕、头痛；劳则伤肾，怒则伤肝，二者均可使肝阳更盛，故见头晕、头痛加甚；阳升则面部潮红，肝旺则急躁易怒；肝火扰动心神故少寐多梦；口苦、舌红、苔黄、脉弦皆为肝阳上亢之征。传统中医对肝阳上亢型高血压病的治法为平肝潜阳，滋补肝肾。代表方为天麻钩藤饮，本方根据临床用药经验，由天麻钩藤饮化裁而来，方中天麻、钩藤具有平肝息风之效，共为君药；石决明平肝除热，明目重镇，以助天麻、钩藤平肝息风之力，兼能安神镇静，缓其失眠；辅以清降心肝火气之黄芩，清肝明目之白菊花，泽泻配茯苓清肝泻火、利水消肿，味苦性温而入心肝二经之白蒺藜，以通心肝之气，木火通明，肝火敛降而能寐矣；杜仲甘温，滋肝肾，合菊花、黄芩共奏清肝火、敛肝阳、滋肝肾、降血压的作用；生首乌补肝肾、养肝阴，生山楂、干荷叶化滞消瘀。全方共奏平肝潜阳，滋水涵木，重镇息风之效。

案例三 李某，男，45岁。2005年4月30日就诊。头痛、头晕反复发作5年，曾在多家医院检查和治疗，并明确诊断为原发性高血压Ⅱ级，口服依那普利、长效硝苯地平等血压控制不明显，舒张压始终大于12.6kPa。就诊时头痛，以前额为主，头晕，恶心欲吐，口干心烦，面色潮红，失眠多梦，舌质红苔薄黄，脉弦数。诊断为内伤头痛。辨证属肝肾阴亏，肝阳上亢，肝风上扰。治以滋阴潜阳，平肝息风。方用天麻钩藤饮加减治疗。天麻10克，钩藤10克，杜仲10克，川牛膝10克，黄芩10克，白芷10克，山栀10克，石决明15克，桑寄生15克，夜交藤15克，茯神15克，白芍15克，益母草20克。服药10剂后症状好转，再服药10剂后症状消失。后给予六味地黄丸口服调理，血压正常，症状未再复发。

按语： 高血压属中医"头痛""眩晕"范畴。病机多为肝肾阴亏，肝阳上亢。天麻钩藤饮方中天麻、钩藤、石决明平肝息风，栀子、黄芩清热泻火，益母草活血利水，牛膝引血下行，杜仲、桑寄生补益肝肾，夜交藤安神定志。诸药合用，共奏滋阴潜阳、平肝息风之效，故治疗原发性高血压收到较好效果。

【高血压病（头痛）】

某男，47岁，干部。1993年11月2日初诊。高血压病史3年，最高血压达25/17kPa，平素服用复方降压片、卡托普利、双克等，病情可缓解。但近1年服用上述药物，血压只能维持在20/13～15kPa，故来我院就诊。就诊时头痛头胀，晨起颈项强直，伴恶心，双目视物昏花干涩，心烦易怒，面红，口干口苦，心慌，左上肢麻木，腰膝酸软，双下肢轻度浮肿，纳可，大便干，3日一行，小便黄，舌红，脉弦有力，测血压21/16kPa。证属肝阳上亢之头痛。治以平肝潜阳，滋补肝肾。方用天麻钩藤饮加减：天麻12克，钩藤18克（后下），生石决明30克（先煎），生龙牡各30克（先煎），代赭石30克（先煎），黄芩10克，山栀10克，桑枝15克，杜仲15克，川怀牛膝各15克，蔓荆子15克，菊花10克，枸杞15克，焦三仙各12克，杭芍20克，枳壳10克，炙甘草6克。服用5剂后头痛头、胀明显减轻，恶心、心慌、左上肢麻木及双下肢浮肿除。测血压20/13kPa。

二诊：上方加葛根15克，郁金30克，去焦三仙。5剂后头痛、头胀症状又减，颈项强直稍有改善，测血压17/12kPa。

三诊：上方去杭芍、枳壳、桑枝，加桑寄生15克。服5剂后症状均除，守方10剂，测血压为15～16/11～12kPa，随访4年无反复。

按语： 重用钩藤并加用生龙牡、代赭石加强平肝潜阳作用。桑枝祛风通络，治疗上肢麻木。葛根解除颈项不适。郁金清心解郁。菊花、枸杞养肝明目，蔓荆子散风清热止痛。芍药甘草汤缓急止痛。现代药理研究证实，本方剂既有降压作用，又有调节高级神经活动的作用。

【妊娠高血压（水肿）】

某女，36岁，孕32周，孕2产1。患者双下肢及眼睑浮肿1周余，时有头晕，失眠，血压18.7/13.3kPa，尿蛋白（++），动员其住院治疗，因患者家务繁忙未遂。给予天麻钩藤饮，药用：天麻12克，钩藤20克（后下），石决明20克，栀子10克，杜仲10克，黄芩10克，桑寄生30克，茯苓20克，白术10克，陈皮10克，车前子10克（包），大腹皮15克，泽泻10克。日1剂，早晚分服，连服7剂，水肿明显消失，血压16.0/10.7kPa，精神转佳，效果满意，继服7剂巩固疗效。

按语： 天麻钩藤饮加减治疗妊高征和先兆子痫，收效良好。方中天麻、钩藤息风，生石决明平肝潜阳，以上3味是本方主药，又以栀子、黄芩清热泻火，使肝经之热不致上扰，桑寄生、杜仲滋补肝肾，可使肝阳得以潜藏，不再浮越，党参、白术、陈皮、大腹皮、车前子行气健脾利水，可使火热之邪从尿道而出。现代药理研究证实，天麻、钩藤、杜仲、桑寄生、黄芩、栀子等有不同程度的降压作用，且具有调节高级神经活动的作用；党参、茯苓、白术、陈皮等健脾渗湿，消除尿中蛋白；车前子、大腹皮行气利水，消除水肿。

【眩晕】

某女，48岁。2002年12月15日就诊。主诉：头晕目眩半月余。患者于半月前恼怒后出现眩晕、耳鸣如蝉、失眠多梦、心烦易怒，服用地芬尼多等药治疗无效。有高血压病史5年，查血压22.1/13.3kPa，颈椎X线片示：未见异常。头颅CT示：未见异常。经颅多普勒示：椎－基底动脉供血不足。舌红苔黄，脉弦细。中医诊断：眩晕。证属肝肾阴虚，肝阳上亢。治以平肝潜阳，滋养肝肾。方用天麻钩藤饮加减：天麻9克，钩藤12克，石决明9克，栀子9克，桑寄生15克，杜仲15克，茯苓12克，怀牛膝12克，夜交藤9克，枸杞子12克，菊花12克。水煎服，日1剂。服药3剂症状明显减轻，再服3剂症状消失。

按语：眩晕与肝有着密切的关系，若素体阳盛，肝阳上亢，或长期忧郁恼怒，气郁化火，暗耗肝阴，风阳升动，上扰清窍，或肾阴素亏，水不涵木，肝失所养以致肝阴不足、肝阳上亢，皆可发为眩晕。天麻钩藤饮加减能平肝潜阳、滋养肝肾，达到标本兼治之目的。笔者体会，高血压、脑动脉硬化、内耳性眩晕符合以上中医证候者，运用本方皆可收到满意疗效。

【颈动脉型颈椎病（眩晕）】

张某，男，49岁，工程师。1周前于颈向后伸位时突感眩晕，伴有恶心呕吐，2～3日后症状消失，两天后又有类似症状发作。平卧不动时眩晕减轻，头部稍有活动症状即见加重，休息后缓解。现发作频繁，且持续时间较长，晨起床时多次欲仆倒地。头颅CT提示，未见异常。经颅多普勒提示，椎－基底动脉供血不足。颈部CT平扫显示，椎间盘呈"中心型"向后方突出，脊膜囊受压，椎管均见狭窄。舌质红苔薄白，脉弦。予天麻钩藤饮加减：天麻12克，钩藤12克（后下），川牛膝15克，石决明30克（先煎），桑寄生12克，夜交藤12克，葛根9克，黄芪15克，桂枝6克，麻黄3克，赤芍9克，羌活9克，丹参15克，甘草3克。服药3剂后，眩晕明显减轻。服药1个疗程后，症状完全消失，活动自如，复查经颅多普勒未见异常。

按语：椎动脉型颈椎病是由于颈椎不稳、退变、骨刺直接刺激或压迫椎动脉，或者由于刺激颈椎关节囊韧带或椎动脉壁周围的交感神经引起的反射性椎动脉痉挛而导致椎动脉供血不足的一组病症。这种患者病因比较复杂，大部分患者感到头晕、耳鸣、眼花、心慌、气短，但却检查不到病变所在。核磁共振或血管造影一般提示，一侧动脉有狭窄。椎体侧方钩椎关节或上关节突骨质增生压迫椎动脉引起的供血不足较少见。椎动脉型颈椎病治疗上除极少数需手术治疗之外，多主张保守治疗，西医治疗椎动脉型颈椎病目前方法较单一，尚无疗效确切的治疗方法。椎动脉型颈椎病属中医学"眩晕""头痛""痹症""项强""颈肩痛"等范畴，中医认为本病由积劳伤颈，外感于邪，内损肝肾，风、痰、瘀使清窍被扰、被蒙和失养所致。肝肾不足，肝阳上亢；饮食劳倦伤脾，聚湿生痰，痰浊中阻；久病脾虚，气血亏虚等是本病发生的关键所在。因此，治疗当以平肝潜阳、滋养肝肾、调和气血为主，同时兼以泻火、化痰、补虚、除湿，标本兼治。方中天麻、钩藤平肝息风，现代药理研究表明，钩藤具有显著的 Ca 拮抗作用，天麻、钩藤具有降压、镇静、扩张血管、增加血液流速并降低血管阻力的作用；石决明性味咸平，功能平肝潜阳，除热明目，与天麻、钩藤合用，加强平肝息风之力；羌活引药上行兼祛风止痛；川牛膝引血下行；桑寄生补益肝肾；夜交藤安神定志；加用丹参、赤芍以活血调和气血，现代药理研究表明：赤芍主要成分为芍药总苷，对另一炎症介质白三烯的抑制作用与非甾体抗炎药氟芬那酸相同，其作用较缓慢持久，有抗炎、镇痛、扩张血管、增加血流量之功效；用葛根以轻扬升散，解肌退热，现代药理研究表明，葛根对微循环障碍者有明显的改善作用，能增强微血管运动的振幅，提高局部微血管流量，使毛细血管网开放明显、血流加速，其总黄酮能较好地增加脑及冠状血管流量，煎剂能改善颈项强痛，对头痛、耳鸣和肢麻等也有一定的改善作用；黄芪有补气、升举阳气的作用，现代药理研究表明，黄芪有扩张血管的作用，能改善血液循环及营养状况，有利尿消肿的功能；桂枝、麻黄辛温发散，有温通经脉、利水消肿之功，现代药理研究表明，桂枝能使皮肤血管扩张，有镇痛、利尿作用，通过利尿而消肿，从而使突出的髓核刺激所引起的水肿得以消退，解除神经压迫症状，使临床症状得以缓解；甘草调和诸药。全方诸药相配，共奏平肝息风、补益肝肾、调和气血的作用，改善了椎-基底动脉的血液供应，达到了治疗效果。

【椎 – 基底动脉供血不足（眩晕）】

林某，男，68 岁，退休工人。1997 年 12 月 1 日初诊。患高血压病 15 年，高脂血症 5 年。主诉头晕目眩，视物旋转，口苦泛恶，胸闷心烦，两上肢麻木。血压 23/13kPa，面色暗红，眼球震颤（-），四肢肌力、肌张力正常，巴氏征（-），舌质红、边有瘀点，苔黄腻，脉弦滑。西医诊断：椎 – 基底动脉供血不足。中医诊断：眩晕。证属肝阳上亢，痰瘀阻络。治以平肝除痰，祛瘀通络。处方：天麻 6 克，川芎 6 克，钩藤 15 克，茯苓 15 克，芍药 15 克，怀牛膝 15 克，丹参 15 克，枸杞子 20 克，石决明 30 克，夜交藤 30 克，陈皮 5 克，炙甘草 5 克，制半夏 10 克。水煎服，每日 1 剂。服药 5 剂，头晕好转，目眩消失，泛恶已减。前方加减续进 15 剂，眩晕尽除，血压稳定。2 月后复查血脂降为正常。

按语：头为诸阳之会，耳目乃清空之窍，肝阳挟痰浊上扰，易致眩晕，横窜四肢则麻木，肝郁侮脾，则口苦泛恶，血压升而不降，脉象弦而欠柔，都为明证。以天麻钩藤饮平肝潜阳，合二陈汤健脾和胃化痰，川芎、丹参化瘀通络，全方组方严谨，5 剂见效，20 剂收功。

【重症病毒性脑膜炎（瘛疭）】

周某，男，38 岁，工人。2001 年 11 月 5 日入院。患者发烧 5 天，全身抽搐，昏迷 1 天，最高体温达 40℃入院。诊断为：病毒性脑炎。西医经抗病毒、抗感染、抗癫痫，维持水、电解质及酸碱平衡等治疗不效，请中医会诊。观患者神志昏迷，喉中痰鸣，四肢抽搐，痉挛频繁。证属肝阳化风，痰瘀阻闭清窍。治以重镇潜阳，涤痰通络，息风止痉，醒脑开窍。处方天麻钩藤饮加减：钩藤 20 克，天麻 15 克，朱远志 15 克，白芍 15 克，石菖蒲 15 克，天竺黄 15 克，鱼腥草 15 克，清半夏 15 克，鳖甲 15 克，板蓝根 15 克，朱茯神 15 克，蜈蚣 3 条，珍珠母 10 克，全虫 9 克，胆南星 9 克，生石决明 30 克，羚羊角粉 3 克（冲），甘草 3 克，1 剂。鼻饲上方后，仍昏迷，烦躁不安。上方加白僵蚕 12 克，龙胆草 12 克，党参 15 克，莲子心 9 克，1 剂。药后患者神志清醒，痰鸣消失，自主呼吸平稳，血气分析正常，体温基本正常，四肢肌张力正常。后调理 2 周出院。

按语：本例为病毒性脑膜炎病危患者，出现昏迷抽搐，属中医肝阳化风，清窍闭阻，应用天麻钩藤饮平肝息风，加胆南星、天竺黄、清半夏涤痰开窍，羚羊角粉、丹参、全虫、蜈蚣清热化瘀，通络醒脑，药证相合，起到了较好的临床疗效。

【头痛】

案例一 黄某，女，36岁，教师。2004年1月25日初诊。患者左侧偏头痛，间断发作5年，再发10天。头痛以胀、跳痛为主，伴面赤心烦，口苦咽干，大便干，舌红苔黄，脉细弦。曾口服氟桂利嗪、罗通定无效。神经系统检查阴性体征。头颅CT提示，未见异常。BP：120/70mmHg。证属肝阳上亢，肝肾阴虚。方用天麻钩藤饮。处方：天麻15克，钩藤15克，生决明15克，丹参15克，山栀10克，黄芩10克，川牛膝10克，杜仲10克，益母草10克，桑寄生10克，夜交藤10克，茯神10克，生地黄10克。3剂后头痛次数明显减少，连续进10剂。诸证减而治愈。随访一年未发。

按语： 血管性头痛属中医学"头风"的范畴，主要由肝阳上亢，循经上扰清窍，阴虚火旺所致。故见头痛，面赤心烦，口苦便结。用天麻钩藤饮平肝潜阳，加清热活血之丹参，养阴之品生地黄。方证合拍，疗效显著。

案例二 王某，男，41岁。2004年5月10日初诊。头胀痛、心烦易怒2个月余。近期情绪不佳，心烦易怒，失眠多梦，用疏肝理气、养心安神中药治疗未见效。2个月前出现头胀痛、两侧为甚，并有口干苦、便结、尿黄，舌红苔黄脉弦数。西医诊断为血管神经性头痛。中医辨证为肝阳上亢头痛。治宜平肝潜阳。方用天麻钩藤饮加减。天麻15克，钩藤20克（后下），石决明30克（先下），栀子12克，黄芩12克，川牛膝12克，白芍15克，益母草15克，夜交藤30克，龙胆草15克，大黄6克，川芎12克。每日1剂，水煎服。服3剂后头痛减轻，大便正常，仍心烦易怒，前方去大黄，加郁金15克，当归15克，再服10余剂。同时辅以心理疏导，诸症悉除。

按语： 头痛的原因不外外感与内伤两大类，内伤多与情志不遂、饮食劳倦、体虚久病等因素有关。患者因生意小有挫折，抑郁动怒，肝阳上亢而致头痛。方中天麻、钩藤平肝息风，石决明平肝潜阳，川牛膝引血下行、活血利水，栀子、黄芩清肝降火，益母草合川牛膝活血利水，夜交藤养心安神，龙胆草清泻肝胆实火，大黄清热泻火通便，白芍抑郁肝阳。诸药合用，共奏平肝潜阳之功。中药辅以心理疏导，效果更好。

【偏头痛】

某女，38岁。10年前中午在地间干活时出现左侧头痛，以后发展到右侧，开始时服用"去痛片"可缓解，继而无效。又服用正天丸、西比灵、镇脑宁均可减轻症状，但劳累、生气后多次复发。到我院查脑电图（−），颅CT（−），经颅多普勒示：脑血流量中等程度下降。来我院要求服用中药治疗。就诊时双侧头胀痛，伴恶心，烦躁易怒，每于生气或月经来潮时加重，眼冒金星，复视，头昏，头皮触痛，记忆力下降，双上肢麻木，双下肢水肿，纳差，大便稠，苔薄，脉弦细。以天麻钩藤饮加减平肝潜阳、调经止痛。天麻10克，钩藤12克（后下），生石决30克（先煎），生龙牡各30克（先煎），黄芩10克，白蒺藜12克，牛膝15克，杜仲15克，白芷10克，川芎10克，蔓荆子15克，杭芍20克，枳壳10克，郁金30克，炙甘草6克。7剂后，烦躁易怒如前，余症均减。上方加菖蒲10克，远志10克，服用7剂后恶心、复视，双上肢麻木及双下肢浮肿除。眠差，上方加夜交藤30克。守方7剂后症状缓解。上方去白芷，继服7剂，症情稳定。又坚持服用14天，停药随访半年无复发。

按语：原方加用白芷、川芎、蔓荆子祛风活血止痛，郁金活血解郁，白蒺藜祛风疏肝，芍药、甘草解痉以除头痛。

【目胀】

朱某，男，66岁，退休工人。2007年10月15日就诊。有高血压史4年，服用复方降压片控制血压，平素血压基本平稳。就诊前2周自觉双目发胀干涩，眼科检查未见异常，来中医科就诊。诊见：患者双目外观无异常，苔薄白，舌质干红，脉数。证属肝阴不足，阴不制阳，虚阳上扰。拟养阴滋肾平肝、清热泻火明目治疗。方用天麻钩藤饮加味。方药：天麻10克，钩藤15克（后下），石决明15克（先煎），川牛膝15克，桑寄生15克，夜交藤15克，枸杞15克，杜仲12克，益母草12克，茯苓12克，黄芩9克，山栀9克。每日1剂，水煎服，早晚分服。服药7剂后症状好转，继服1周后症状消失，随访2月未复发。

按语：《素问·金匮真言论》："肝开窍于目。"《灵枢·脉度》指出："肝气通于目，肝和则目能辨五色矣。"肝阴不足，虚热内扰，可见两目干涩、眼球胀痛。肝肾同源，方用天麻钩藤饮加枸杞子，补肝益肾潜阳、清热泻火明目，标本兼治，相得益彰。

【儿童抽动症（瘛疭）】

蒋某，男，8岁。因"搔挠肛门动作3年余"来门诊求治。患者自转入重点学校后出现在课堂上常有搔挠肛门动作，屡有眨眼、耸肩、缩鼻、四肢抖动等动作，在当地医院用驱虫药未见效。症状反复，时能缓解，看电视后症状加重。自发病以来，脾气变暴躁，学习成绩下降，经人介绍来诊。症见：缩鼻，眨眼，纳可，眠时偶有梦语，大便稍硬，舌质稍红苔黄腻，脉弦滑。查体：咽充血（+），双扁桃体Ⅰ度肿大，余未见异常。缘因患儿因转入较好学校后不能承受压力，致肝气不舒，气机不畅，又因未能正确就医延诊误治，日久痰阻经络化火扰神，肝亢生风而发诸症。故辨证为肝风内动，痰火扰神。拟方天麻钩藤饮加味。方药：法半夏12克，茯苓10克，白术10克，天麻10克，钩藤10克，宽筋藤10克，陈皮6克，黄连6克，竹茹8克，蒺藜8克，苍耳子9克，甘草3克。患儿服药7剂后眨眼、搔挠肛门动作稍减少，后随症加减，连服3月，结合心理治疗，症状基本消失，随访1年未发。

按语：本病风动痰扰是其基本病机，当从"风""痰"论治。本病病位虽与五脏均有关，但核心当责之于"肝"。《小儿药证直诀·肝有风甚》曰："风病或新或久，皆引肝风，风动而止于头目，目属肝，风入于目，上下左右如风吹，不轻不重，儿不能胜任。"天麻钩藤饮本为治疗肝阳上亢、肝风内动之方，在中医"异病同治"思想的指导下，根据患者摇头、抽动等动作，认为该病亦属肝风所致，故用此方加减治疗儿童抽动症。

【震颤麻痹（颤证）】

张某，女，79岁，离休干部。1997年4月20日诊。患脑动脉硬化8年。2月前因丈夫中风而过于操劳，出现双手震颤，西医诊断为帕金森病。曾服苯海索、美多巴少效而求诊。症见左手呈搓丸样动作，取放物品困难，行走时上身前倾呈前冲状，步履不稳，面部表情僵滞，情绪易激动。自诉头昏眼花，腰酸乏力，心烦失眠，大便干结，舌红少苔，脉弦细。证属肝肾亏损，气血不足，筋脉失养，虚风内动。治以养阴平肝息风。处方：天麻6克，石菖蒲6克，枸杞子20克，合欢皮10克，麦冬10克，绿萼梅10克，郁金10克，浮小麦30克，钩藤15克，桑寄生15克，怀牛膝15克，炒酸枣仁15克，丹参15克，茯苓15克。水煎服，每日1剂。服14剂后夜寐好转，震颤稍减，情绪趋稳定。守前方加炙鳖甲15克，龙骨15克。续进90剂，震颤基本停止，头目清爽，情绪舒畅，纳增寐安，大便软。嘱服六味地黄丸调治半年，病告愈。随访至今未发作。

按语： 震颤麻痹，又称帕金森病。是椎体外系退行性病变，多发生于老年人。属中医颤证范畴。《证治准绳·颤振篇》载："颤摇也，振动也，筋脉约束不住，而莫能任风之象也。"本案年高过劳，肝肾精血亏耗，木挟火势，肝风内煽。病先肾水亏损，继之肝血亦枯，精亏于下，不能涵阳，气血失衡。肝主一身之筋膜，筋膜赖阴血濡润，肝风内动，筋膜失于濡养，随风而动则震颤不已。天麻、钩藤饮滋水涵木息风；枸杞子、麦冬、浮小麦、炙鳖甲养血柔筋；酸枣仁、合欢皮、龙骨养心安神；郁金、绿萼梅、石菖蒲、丹参畅气调血，诸药使肝血淫气于筋，筋脉柔和，震颤渐止，活动复常。全方从本而治，缓图收功。

四、国医大师点评

天麻钩藤饮是治疗高血压病的常用之方。高血压病是临床比较常见的病证，尤以老年人为多见。有关高血压病的病因病机及治疗大法，但就其大端而言，心、肝、肾三脏有变，责其本也；火、气、痰之说，乃其因也；眩晕、头痛为其象也；滋阴潜阳、降火息风，是治之大法。就具体病证而论，治疗多需标本兼顾，方可奏效。在具体的方剂选用方面，根据个人的临床实践，镇肝熄风汤、首乌延寿丹、天麻钩藤饮等，皆为常选之方。若表现为阴阳俱虚时，又当以阴阳双补为主。如果在发病时，或病程中某一阶段，表现为肝火旺盛，风火上扰，则当以清泻肝火为上。常见头痛眩晕较重，兼见目赤烦躁、舌红苔黄、脉弦数等症。若不直折其肝火，诚难息其内动之风。常用基本方：夏枯草30克，菊花15克，黄芩15克，苦丁茶9克，桑叶9克，龙胆草9克，刺蒺藜9克，怀牛膝15克，桑寄生15克。在此基础上，再据症加减。如惊悸，加生龙骨、生牡蛎；舌干津亏，加生地黄、麦冬；大便干，加肉苁蓉、玄参；目眩甚，加小胡麻、草决明；肢麻，加地龙、钩藤；头痛甚，加白芷、蔓荆子。待其肝火平熄之后，再根据证候变化，酌情调治，以固其本。此为急则治其标，缓则治其本之意。

——张灿玾　首届国医大师

五、编者心得

【方证指征】

头痛，头胀，眩晕，耳鸣，失眠，舌红苔黄，脉弦数。

【心得】

本方临床常用于治疗高血压、头痛、眩晕、震颤麻痹、美尼尔综合征等属肝阳上亢证者。如头痛剧烈，舌红苔黄，脉偏弦数者，为肝火偏盛，可重用菊花、黄芩，或加黄连等以清肝泻火；如头痛绵绵，舌红少苔，干燥津亏，属肝肾不足者，重用杜仲、桑寄生，加生熟地黄、芍药等滋补肝肾；如震颤、抽搐，风动之象较甚者，可重用天麻、钩藤、石决明，或加龙骨、牡蛎、磁石，加强平肝息风的作用。

参考文献

1. 唐沙玲. 天麻钩藤饮治疗头痛 50 例. 山东中医杂志，2006，25（4）：243～244.

2. 胡少洋. 天麻钩藤饮治疗神经衰弱. 浙江中医杂志，2006，（9）：550.

3. 张丽. 天麻钩藤饮治疗眩晕病体会. 陕西中医，2003，（3）：288～289.

4. 哈小博. 漫谈天麻钩藤饮. 开卷有益求医问药，2003，12（2）：22

5. 孙海波. 中药加减治疗高血压病. 中医临床研究，2009，23（4）：56～56，59.

6. 章玲玲. 天麻钩藤饮加减治疗高血压病疗效观察. 实用中西医结合临床，2009，9（2）：11～12.

7. 曹方会. 天麻钩藤饮治疗原发性高血压 70 例. 实用中医药杂志，2007，23（3）：163～163.

8. 柏维丽. 天麻钩藤饮治疗高血压 68 例. 现代中西医结合杂志，2005，14（15）：1952～1952.

9. 吴心芳，田红霞. 天麻钩藤饮的临床运用. 宁夏医学院学报，1999，6（3）：223～225.

10. 殷世美，薛洪喜. 天麻钩藤饮加减治疗早期妊娠高血压综合征 60 例. 山东中医杂志，2007，26（5）：321～321.

11. 张艳华. 天麻钩藤饮加减治疗眩晕. 山东中医杂志，2004，12（10）：581.

12. 文荣学. 天麻钩藤饮临床应用举隅. 实用中医药杂志，2010，14（1）：41.

13. 张志娣. 天麻钩藤饮治老年病验案 3 则. 新中医，1998，6（9）：61.

14. 吴利群. 天麻钩藤饮临床应用. 吉林中医药，2008，7（6）：441.

15. 姜蓓蓓. 天麻钩藤饮新用. 光明中医，2007，10（4）：32.

16. 梁东升. 天麻钩藤饮加减治疗椎动脉型颈椎病 98 例. 四川中医，2007，25（5）：72～73.

17. 廖永州，赖东兰，陈晓刚. 天麻钩藤汤为主治疗儿童抽动症 45 例. 陕

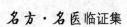

西中医，2005，26（10）：1033～1034.

18.张灿玾.临床诊治一得举隅.浙江中医药大学学报，2006，30（2）：158～162.

（孟巍　覃堃　何庆勇）

第二节 消风散

一、名方导读

【出处】《外科正宗》。

【组成】当归、生地黄、防风、蝉蜕、知母、苦参、胡麻仁、荆芥、苍术、牛蒡子、石膏各一钱，甘草、木通各五分。

【方歌】消风散内归生地黄，蝉脱荆防苍苦参；胡麻知母牛蒡等，石膏甘草木通行。

【方论】当归，味甘温，主咳逆上气，温疟寒热洗洗在皮肤中。生地黄，味甘寒，主折跌绝筋，伤中，逐血痹，填骨髓，长肌肉。防风，味甘温，主大风，头眩痛，恶风风邪，目盲无所见，风行周身，骨节疼痹，烦满肠鸣。蝉蜕，味咸甘，主催生，下胎衣，通乳汁，止夜啼，定惊痫，逐邪热，杀疳蛊，亦能止渴。知母，味苦寒，主消渴，热中，除邪气，肢体浮肿，下水，补不足，益气。苦参，味苦寒，主心腹结气，癥瘕积聚，黄疸，溺有余沥，逐水，除痈肿，补中，明目，止泪。胡麻仁，味辛平，主五劳七伤，利五脏，下血寒气。荆芥，味辛温，主寒热，鼠瘘，瘰疬，生疮，破结聚气，下瘀血，除湿痹。苍术，味苦温，主风寒湿痹死肌，痉疸，止汗，除热，消食。牛蒡子，味辛平，主明目，补中，除风伤。石膏，味辛微寒，主中风寒热，心下逆气惊喘，口干，苦焦，不能息，腹中坚痛，除邪鬼，产乳，金创。甘草，味甘平，主五脏六腑寒热邪气，坚筋骨，长肌肉。木通，味辛，主除脾胃寒热，通利九窍血脉关节。风邪侵袭，夹杂湿气，营卫失和，肌腠之间无法疏泄与透达，郁而发为红疹，针对风湿夹杂，予消风散祛除风邪，化肌腠之湿，调和营卫。

【功用】疏风养血，清热除湿。

【主治】风疹，湿疹。疹色偏红，瘙痒，破溃后易渗液，苔白或黄，脉浮数。

【用法】水煎，空腹服。

【方解】方中当归、生地黄清热凉血、散瘀化斑；防风、牛蒡子、荆芥、蝉蜕祛风止痒；苍术、苦参、木通利湿止痒；石膏、知母清气分实热；胡麻仁养血润肤，甘草调和诸药而养中，诸药合用，祛邪而不伤正，泻火而不伐胃，凉血又护阴，是一个疏风除湿、清热养血的有效方剂。

【化裁】若风热盛者，加薄荷、菊花、桑叶；若湿邪盛而破溃渗液多者，加砂仁、豆蔻；若风湿俱盛者，加秦艽、桑枝、桑寄生。

二、名医心悟

【艾儒棣心悟】

消风散治疗银屑病：现代中医外科书籍将银屑病命名为白疕，是因为它是一种以红斑、丘疹、鳞屑为主要表现的慢性皮肤病，刮去鳞屑有点状出血，如匕首刺伤皮肤之状，故名之。中医学认为"血热""血虚""血燥"均可为本病的基本病因。本病于春季风温之邪盛行之际好发，于秋冬季节气候干燥之时复发或加重。多发于青壮年阳刚之躯，患者素体亦阳热偏盛，外受风温或秋冬燥邪侵袭，内外之邪相搏于血分腠理，必然化热生毒。热入血分，迫血妄行，则皮损可见红斑。热盛生风，风盛化燥或病情日久不愈，耗伤气血，肌肤失养，则白屑层起。故病机的重点是血热毒盛，治疗应着重于凉血清热解毒。本方中水牛角粉清热凉血、解毒化斑，生地黄清热凉血、养阴生津，丹皮清热凉血、活血散瘀，僵蚕、紫荆皮解毒散结、祛风止痒，龙骨重镇安神、平肝潜阳，甘草调和诸药。全方共奏清热凉血解毒之功。

——艾儒棣 四川省第二届"十大名中医"，全国老中医药专家学术经验

继承工作指导老师

附一 【旷惠桃心悟】

消风散加减治疗过敏性紫癜性肾炎：过敏性紫癜性肾炎主要表现为系膜增生性肾小球肾炎，病变部位常可见到坏死。分级：1度：轻微病损。2度：系膜增生。3度：①局灶性；②弥漫性系膜增生，新月体形成<50%。4度：①局灶性；②弥漫性系膜增生，50%～70%新月体形成。5度：①局灶性；②弥漫性系膜增生伴>75%新月体形成。6度：膜增生性病变。其发病机理为蛋白质及其他大分子变应原作为抗原，刺激人体产生抗体，后者与抗原结合

成抗原－抗体复合物，沉积于血管内膜，激活补体，导致中性粒细胞的游走、趋化及一系列炎症介质的释放，引起血管炎症反应。此种炎症反应可累及肾脏，即为肾型过敏性紫癜肾炎。实验检查出凝血时间、血小板等无异常变化。根据临床表现的"紫癜、血尿、肿"，当归属于中医学"肌衄""尿血""水肿"范畴。《内经》谓："胞热移于膀胱，则病溺血。"《诸病源候论·患斑毒病候》曰："斑毒之病，是热气入胃，胃主肌肉，其热挟毒而蕴于胃，毒气熏发于肌肉，状如蚊蚤所啮，亦斑起，周身遍体。"其指出，病机为热。《医宗金鉴》曰："青紫斑点其色反淡，久则令人虚羸。"指出紫癜日久，病又以气阴两亏为本，郁热为标。旷教授认为，本病初感受风湿热之邪，正邪相搏，毒热伤络，迫血妄行，血溢于脉外，渗于肌肤发为紫斑；循经下侵于膀胱，损伤脉络，则为尿血；血热搏结，灼伤阴血，离经之血化为瘀血，滞于脉中之血者亦化为瘀血，日久不愈，又耗伤气血，损及脾肾，而热邪未去，正气已伤成虚实夹杂证，故初起病为风湿热袭表灼血，中期为血分湿热灼伤津血化为瘀血，后期为气阴两虚，脾肾不足，湿热之邪蕴结。纵观全程，外邪、风湿夹热是重要的致病因素。瘀血为气阴亏虚、脾肾不足使外邪侵袭机体所致之病理产物。依照"治病必求其本""实则泻之""虚则补之"的原则，初期祛风清热利湿，祛邪以扶正；中期疏风利湿，凉血化斑，兼疏风利湿。因消风散可祛风清热，养血活血，将原方加减，初期重用祛邪药，中期祛邪扶正并用，后期重以扶正，兼以驱邪，故疗效显著。

临床中常用消风散加减治疗过敏性紫癜性肾炎。方中防风、荆芥、蝉蜕、祛风清热，荆芥更可止血。紫癜初期即斑疹鲜红，突发或时隐时现，类似于中医之"风"，这种表现往往贯穿患病全程；另辨证结合辨病，过敏性紫癜所伴之肾损害，约1/4患者，与鱼、虾过敏或预防注射有关；还有大部分与病毒、细菌所致变态反应有关。现代药理研究证实，防风、荆芥、蝉蜕一类祛风药均有抗过敏作用。苦参一药，清热燥湿，李时珍云："热生风，湿生虫，故能治风杀虫。"当归可补血，活血，用于各种血虚血滞。《景岳全书·本草正》谓："当归，其味甘而重，故专能补血。其气轻而辛，故又能行血。补中有动，行中有补，诚血中气药，亦血中之圣药也。"现代药理研究证实，当归有抗血小板凝集和抗血栓作用，并能促血红蛋白及红细胞生成。川芎可活血行气，祛风止痛，《本草汇言》谓："川芎，上行头目，下调经水，中开郁结，血中气药。尝为当归所使，非第治血有功，而治气亦神验也……味辛性阳，气善走窜而无阴凝黏滞之态，虽入血分，又能去一切风，调一切气。"现代药理研究证实，川芎可降低血小板表面活性，抑制血小板聚集，预防血栓形成。以上6味药（防风、荆芥、蝉蜕、苦参、当归、川芎）为基本方，共奏养血活血、祛风解表、清热利湿，祛邪而不伤正，扶正而不留邪之功。初期合银翘散加减，清热解表，增强祛邪之效；中期合清营汤，清热凉血，养阴清营；后期合参芪地黄汤，侧重健脾益肾而不忘活血祛风，清热燥湿。

——旷惠桃 湖南中医药大学第一附属医院主任医师

附二 【陈西平心悟】

消风散治疗过敏性皮肤病：《和剂局方》消风散的组成为：羌活、防风、荆芥、薄荷、僵蚕、蝉衣、川芎、茯苓、陈皮、厚朴、人参，具有疏风散邪，理气行津之功，与《外科正宗》的消风散相比，更重视行气及扶正，正如《张氏医通》谓："此方妙用，全在厚朴、人参。当知肌表之疾，无不由胃而发，故用厚朴清理其内，即以人参助诸风药消解风邪于外，则羌、防、荆芥辈方始得力耳。"过敏性疾病，多因脏腑功能失调，风邪侵袭或因脾胃内蕴湿热，复感风邪，风热湿邪壅滞而引起。《外科正宗》的消风散目前已经广泛用于各种过敏性皮肤病，《外科正宗》的消风散可抑制变态反应小鼠耳肿及脾指数、胸腺指数的增高；对豚鼠过敏性皮炎皮损组织有明显治疗作用，并降低异常增高的血白细胞介素-2活性；可抑制右旋糖酐诱导的小鼠全身性皮肤瘙痒。

——陈西平 成都中医药大学教授

附三 【温炬心悟】

消风散治疗慢性荨麻疹：慢性荨麻疹因禀性不耐，脾肺虚弱，气血两虚，血虚生风所致。气血已虚，风湿之邪乘虚入侵，继而反复发作。因此治疗上应标本兼顾、健脾益气，固表祛风。古人有"治风先治血，血行风自灭"之训。中药消风散具有疏风养血、清热除湿的功效，临床主治因风毒湿热之邪郁于肌肤而发生的皮肤病。黄芪健脾益气，扶正固表；配伍当归有益气养血之功。现代药理研究证实，黄芪有抗病毒、增强肾上腺皮质功能、抗缺氧的作用，对细胞免疫和抗体生成具有增强和调节作用，可增强机体的抵抗力。秦艽祛风湿，清湿热，止痹痛。现代药理研究证实，秦艽有较强的消炎抗菌、镇静止痛、抗过敏、调节中枢系统、调节免疫系统、保肝、抗氧化、升血糖等作用。现代药

理研究证实，益母草有着广泛的生物活性，能够治疗多种疾病。临床上皮肤科常用于荨麻疹、皮肤痒疹、疮痈肿毒及女性皮肤瘙痒症的治疗。内服、外用均可，具有重要的临床应用价值和开发利用价值。益母草内服、外洗能消除过敏源、抗组织胺、改善皮肤血流，当用治荨麻疹。消风散与诸药（黄芪、秦艽、益母草）合用，标本兼顾，使气血生，风湿除，病自愈。

消风散治疗慢性荨麻疹具有良好疗效，并能有效控制其复发，且无不良反应，无抗组胺药的副作用。荨麻疹多属I型变态反应，体内产生过多的IgE抗体是I型变态反应的重要的环节和特征。IgE是一种亲细胞性反应素型抗体，正常人血清中含量甚微，但在荨麻疹患者血清中明显增多。它具有亲细胞性，IgE通过Fc段与肥大细胞、嗜碱粒细胞上的Fc受体结合。当机体再次接触同种抗原后，过敏源即与结合在细胞表面的IgE作用，使细胞释放递质，导致组胺及其他活性物质自肥大细胞释出，引起血管通透性增加而形成风团。如果阻止变应原与肥大细胞上的IgE抗体结合，就能阻止介质的释放，从而改善变态反应的症状。一般认为，慢性荨麻疹患者血清IgE水平明显高于正常对照组。血清IgE水平下降，表明患者体内活跃的变态反应得到一定程度的抑制。慢性荨麻疹患者使用消风散治疗后血清IgE水平显著降低，提示消风散可能通过多种途径降低血清IgE含量，抑制肥大细胞释放生物活性介质，从而对慢性荨麻疹起到治疗作用。

——温炬 广东省第二人民医院主任医师

附四 【梁秀宇心悟】

消风散最常用的是载于明代陈实功所著之《外科正宗》中的方剂，此方亦见于《医宗金鉴》中。方中以荆芥、防风、牛蒡子、蝉蜕作为君药，目的在于开发腠理、疏散风邪以止痒。皮肤瘙痒，抓破后渗流水液，是因为湿热相搏之故，所以方中又用苍术之辛苦温，散风祛湿；苦参之苦寒，清热燥湿；木通之利水，渗利湿热，三味药辅助君药以增强止痒之力，是为臣药。由于风热之邪涉及血分而有疹点，因而用当归和血，生地黄凉血，麻仁养血，并以石膏、知母增强清热泻火之力，所有这些药物目的在于消除斑疹，故为佐药。甘草生用清热解毒，又能调和诸药故为使药。综合全方，既有疏风清热、除湿止痒之功，又有凉血润燥、活血消疹之效。

实验研究表明，消风散具有改善微循环、抑制中性粒细胞、抗过敏、抗炎及免疫调节作用，其中对免疫系统的调节尤为重要。消风散能抑制迟发型超敏反应的发生，改善超敏反应所致小鼠耳部肿胀及重量的变化，可使血中白细胞的水平下降，抑制 IFN-γ 及 SIL-2R 的水平，提高 IL-4 含量。因 TH 细胞分泌 IL-2、IFN-α 等细胞因子，TH 细胞分泌 IL-4、IL-5 等细胞因子。由此可看出，消风散可通过调节细胞因子水平，对 TH_1、TH_2 细胞产生影响。目前很多学者认为机体内 TH_1/TH_2 平衡遭到破坏，易于对过敏源产生超常的免疫应答，诱发超敏反应性疾病。但这种以 TH 平衡来解释所有的超敏反应似乎有些过于简单化，不够全面。TH 与 TH 细胞分泌的细胞因子在不同的病理条件下，优势细胞因子会有所不同，故 TH 的漂移与抑制会向不同的方向转化。

——梁秀宇　沈阳市第七人民医院主任医师

三、名医医案

【肌衄，尿血】

陈某，男，16 岁，学生。2003 年 4 月诊。因反复皮肤紫癜 1 月，腰痛，伴洗肉水样小便 10 天入院。入院前于 2003 年 2 月 28 日四肢及胸背部大小不等紫癜，此起彼伏，遇热加重，稍感冒尤甚，外院以维生素 C 静滴，并口服止血药、抗过敏药（具体不详）后症状好转。2003 年 3 月 14 日起，腰部胀痛，小便如洗肉水样，并皮肤再次出现紫癜。刻诊：口干，饮水不多，发热，微恶寒，舌尖红，苔薄黄微腻。实验室检查：尿常规示，红细胞（++++），尿蛋白（++）。诊为肌衄，尿血。证属风湿热犯表，络损血溢。予以消风散合银翘散加减。处方：荆芥 10 克，防风 10 克，蝉蜕 10 克，苦参 15 克，当归 15 克，川芎 10 克，银花 15 克，连翘 15 克，薄荷 6 克，淡竹叶 10 克，芦根 15 克，白茅根 20 克。3 剂则小便色转清，无明显腰痛，皮肤紫癜消失，共服 10 剂，随访半年未复发，化验结果均正常。

按语：消风散可祛风清热，养血活血。原方加减，祛邪扶正并用，故疗效显著。

【脂溢性皮炎（白屑风）】

赵某，男，36 岁。头部皮屑增多伴瘙痒 2 月。诊见：头部有大小不一的斑疹，基底潮红，部分上面有弥漫而均匀的粉末状脱屑，梳发或搔抓时易脱落，脱发增多，头发干枯，苔薄黄，脉浮数。诊断：脂溢性皮炎。治拟疏风清热，养血润发。消风散加减。处方：荆芥、防风、蝉衣、苍术、陈皮、川芎各6克，牛蒡子、当归、生地黄、苦参、银花、制首乌各10克。每日1剂，水煎分服。服药1周后，皮屑减少，瘙痒减轻。守前方加生山楂15克，黄连4.5克，连服14剂而愈。

　　按语：脂溢性皮炎属中医"白屑风"范畴，《外科正宗》说："白屑风多生头、面、耳、项、发中，初起微痒，久则渐生白屑，叠叠飞起，脱而又生。此皆起于热体当风，风热所化。治当消风散。"现代医学认为其发病多与毛囊皮脂分泌过多有关。紧扣病因病机，结合症状，辨为消风散证，并加金银花、生山楂、制首乌、黄连，清热去脂生发。治疗3周痊愈，疗效显著。

【银屑病（白疕）】

　　徐某，女，33岁。全身皮肤红斑伴瘙痒1周。原有银屑病史3年，每年秋季发作，夏季缓解。否认有家族遗传史。诊见：全身散在红斑，表面色白，基底潮红，形态如地图状，皮疹以四肢伸侧、背部为多，伴皮肤干燥，紧板不舒，脱屑翘起，搔抓时阵阵脱落，瘙痒剧烈，舌红、苔薄黄，脉细数。诊断：银屑病（寻常型）。治宜疏风养血，润燥止痒。方用消风散合四物汤加减。处方：荆芥、防风、蝉衣、苍术、羌活、川芎各6克，牛蒡子、生地黄、当归、丹皮、白鲜皮各10克，赤芍15克，苦参8克，生甘草4克。每日1剂，水煎分服。服7剂后，未见新发皮疹，瘙痒好转，守前方继服3周，全身斑疹消退。

　　按语：银屑病属中医"白疕"范畴，是以皮肤红斑上反复出现多层银白色干燥鳞屑为主的慢性复发性皮肤病。本病重要特征是皮疹上堆集较厚的银白色有闪光的鳞屑，鳞屑很易刮除，下面露出淡红色透明的薄膜，轻刮一下，即可见到露水珠样的出血。《医宗金鉴》描述"白疕之形如疹疥，色白而痒多不快。固有风邪客肌肤，亦由血燥难荣外。"西医对该病的病因尚不明确，故治疗上方法虽多，均不尽人意。抓住"久病必虚"，血虚易生风生燥，并结合银屑病在秋季发病的特点，秋季燥邪当令，易犯皮毛，内因外邪结合共同致病；且"燥胜则干"，故患者自觉皮肤干燥，紧板不舒，脱屑翘起等症。方用消风散合四物汤，寓"治风先治血，血行风自灭"之意，疏风养血，润燥止痒而见效显著。

【玫瑰糠疹（风热疮）】

计某，男，45岁。躯干部皮疹伴瘙痒5天。诊见：躯干部散在斑疹，基底玫瑰红，部分斑疹上有糠秕样鳞屑，斑疹排列与皮肤纹理一致，向心性分布，伴瘙痒口干，舌红苔薄，脉浮数。诊断：玫瑰糠疹（风热型）。治宜疏风清热，凉血止痒。方用消风散加减。处方：荆芥、防风、蝉衣、川芎、苍术、羌活各6克，牛蒡子、生地黄、紫草、白鲜皮、地肤子各10克，赤芍15克，苦参8克，生甘草3克。每日1剂，水煎分服。服5剂后，皮疹颜色较淡，守方续服5剂皮疹消退，病愈。

按语：玫瑰糠疹为皮肤科常见病，中医诊断为风热疮。本病多由外感风热，闭塞腠理；内因热伤阴液，血热化燥，外侵皮肤所致。以皮肤出现斑疹、脱屑如糠秕之状，四周淡红呈玫瑰色为主症的急性皮肤病。《外科正宗》称"风癣"，在《顽癣第八十四》中说："风癣如云朵，皮肤娇嫩，抓之则起皮屑，初起用消风散。"现代医学认为其发病多与接触过敏源有关。遵循消风散证的辨证要点："风热瘾疹，遍身云片斑点"，予以消风散加减治疗，病程明显缩短，获效而愈。

【过敏性紫癜（血证）】

张某，男，12岁。1月前无明显诱因出现四肢瘀点、瘀斑，无不适感，曾在某医院血、尿常规检查未见异常。诊为过敏性紫癜。用泼尼松、芦丁片、安络血口服，治疗1周后缓解，不久复发，皮疹成批出现。诊见：四肢散在分布针头至黄豆大瘀点、瘀斑，小腿下部皮损较密集，舌质红苔薄白，脉滑。实验室检查血、尿常规未见异常。B超：肝、胆、脾无异常发现。诊断：过敏性紫癜（风热证）。治宜清热疏风，凉血止血。方用消风散加减。处方：生地黄、荆芥、防风、知母、蝉衣、茜草、苍术、生石膏各10克，黄芩、紫草、生甘草各5克。每日1剂，水煎分服。服3剂后，原皮损色淡，小腿仍有数个瘀点出现，上方加仙鹤草10克，以白术易苍术，继服4剂后皮损消退，无新疹出现，上方去茜草、仙鹤草，加当归10克，继服6剂，巩固疗效，随访半年未复发。

按语：过敏性紫癜西医认为是一种毛细血管的变态反应性疾病。本病属中医"血证""紫癜"范畴。《医宗金鉴·外科心法要诀·葡萄疫》说："此证多因婴儿感受疠疫之气，郁于皮肤，凝结而成。大小青紫斑点，色状若葡萄，发于遍身，惟腿胫居多。"本病病机为：素体阳盛，复感风热，热伤脉络，迫血妄行，外溢肌肤。切合本病病机，以消风散为主方酌加凉血止血之品，使血分之热得清，而离经之血回复，诸症可愈。消风散出自明代陈实功著《外科正宗·疥疮·第七十三》，其云："治风湿浸淫血脉，致生疮疥，瘙痒不绝，及大人小儿风热瘾疹，遍身云片斑点，乍有乍无并效。"又道："脾主消纳，胃主传化，人之饮食未有不从厚味者，厚味之中，湿热并化，致生此疮。"消风散具有疏风清热，凉血祛湿的作用。皮肤病虽有外在皮疹，重视局部辨证，但内治之法与内科相同，见到"消风散证"也可用消风散治疗，并结合局部辨证加以用药。临床将该方运用于多种不同的病证，均取得良好疗效，确为主治风湿热证的皮肤科良方。对脂溢性皮炎、药疹、皮肤瘙痒症、夏季皮炎、丘疹性荨麻疹、副银屑病等皮肤病，证属风湿热证者，应用消风散加减治疗也取得良效。本方组方精当，在皮肤科应用广泛，只要辨证精准，运用灵活，便可得心应手，效如桴鼓。

【玫瑰糠疹】

李某，男，42岁。10天前因浇水疲劳且风大地湿，初在上肢发现两块豆粒大的红色皮疹，后逐渐扩大到5分硬币大小之粉红色斑疹。继后，胸背部均起同样疹块，曾用抗过敏药物和消炎药物4天，效差。7天后，胸背四肢疹块密布，痒感剧烈，见热后痒感更甚，前来求中医诊治。检查见：躯干四肢皮肤呈环形椭圆形斑疹，色红，境界清楚，边缘不齐，表面有白色微薄细鳞屑，胸背部皮损长轴与肋骨平行。脉弦滑，苔薄黄稍腻，舌尖红。西医诊为玫瑰糠疹；中医辨证属血热内蕴、外感风湿。法当清热凉血，祛风除湿止痒。处方：荆芥9克，防风9克，当归9克，生地黄12克，苍术9克，蝉衣6克，苦参6克，牛蒡子9克，知母9克，木通9克，白鲜皮9克，地肤子15克，甘草6克。

二诊：服上方4剂后，疹块明显缩小，痒感轻微。继服4剂。

三诊：脉滑数，苔薄白，上方去木通、牛蒡子，加生薏米仁30克。此病例共服15剂而痊愈。随访至今未发。

按语："消风散"古方介绍甚多，其药物组成有异。此案采用《医宗金鉴》方，其方由荆芥、防风、当归、生地黄、苦参、苍术、蝉衣、胡麻仁、牛蒡子、知母、石膏、木通、甘草组成。消风散主要是为治疗"风热"所致的皮肤病而设，但只要掌握辨证用药，它对"寒、湿、虫"所致的皮肤病也同样有效。运用时要掌握起病证候及风、寒、湿热的特点。以风寒湿为重，则以辛温药为主；如以风湿热为重，则以辛、苦、寒药为主；如患者素有血虚，则要考虑以滋阴清热而补虚为主；如湿热积滞肠胃，并体表之风热湿疾患，还可以加入大黄、芒硝之类。在治疗药物性皮炎时，应及时停用致敏药物方能取效。

【漆疮】

熊某，男，28岁。2007年3月11日就诊。颜面、颈项、双手前臂肌肤剧烈瘙痒伴红色丘疹2天，皮肤焮红肿胀，以面部眼睑及双手前臂为明显，可见密集丘疹，未见水疱。2天前因同学结婚帮忙搬运刚刷好油漆的家具，当时即出现皮肤瘙痒，未诊治，后瘙痒加剧并出现皮疹。舌红苔薄黄，脉数。治拟清热疏风，除湿止痒。方用消风散加减。荆芥、防风、当归、生地黄、苦参、苍术、蝉蜕、胡麻仁、牛蒡子、知母、白芷、羌活各12克，煅石膏30克，生甘草6克。服药2剂后肿胀、瘙痒明显消退，5剂后诸症消失。

按语： 漆疮多由人体先天禀性不耐，接触生漆、漆器，或闻漆气所致。先天禀性不耐，则肌肤腠理不密，接触生漆、漆器，或闻漆气则中漆毒，漆毒客于皮毛或漆气犯于肺经，与肌腠中内蕴之湿相结，或肺经藏敛漆毒，外淫肌肤，致肌肤焮红成片、碎疹、虚肿、起疱、脂水频流、瘙痒无度。治拟清热利湿解毒，消风止痒。消风散方中荆芥、防风、牛蒡子、蝉蜕疏风止痒为君药，以祛在表之风邪。配伍苍术祛风燥湿，苦参清热燥湿为臣药。佐以知母、石膏清热泻火，当归、生地黄、胡麻仁养血活血。生甘草清热解毒，调和诸药。白芷、羌活是方外之药，取其引经之功。

【瘾疹】

陈某，女，35岁。2006年8月6日就诊。全身出现痒性风团6小时，风团色红，颜面、躯干、四肢均可见，背部密集成片，剧痒。证属风热客于肌肤。治以疏风清热。方用消风散加减：荆芥、防风、当归、生地黄、苦参、苍术、蝉蜕、胡麻仁、牛蒡子、知母各12克，煅石膏30克，生甘草6克，加金银花15克，连翘12克。服3剂后诸症消失，原方去石膏、知母，加白蒺藜15克，再服3剂而愈。

按语： 瘾疹分急性、慢性，急性者多因禀赋不耐，外邪入侵，或饮食不慎所致。风为百病之长，风邪常与热邪搏于肌肤腠理，风热客于肌表致营卫失调，络脉盛而风团色红。消风散方中荆芥、防风祛风固表，牛蒡子、蝉蜕清热疏风止痒，苍术、苦参清热祛风燥湿，石膏、知母清热泻火，当归、生地黄、胡麻仁养血活血，生甘草调和诸药。

【荨麻疹】

夏某，男，35岁。2005年11月15日初诊。反复发作全身瘙痒斑丘疹3次。服阿司咪唑、氯苯那敏、泼尼松，静脉滴注维生素C、葡萄糖酸钙等药后症状缓解。此次全身瘙痒、斑丘疹反复发作已1周。服用阿司咪唑、氯苯那敏、泼尼松等药未缓解。伴心烦，口干，喜饮冷水，大便干结难解，小便短赤。查患者全身抓痕累累，舌红苔黄厚糙，脉洪数。考虑为湿热伤阴，风邪入络，予消风散加减。药用：蝉衣、生地黄、神曲、甘草各20克，荆芥、防风、苍术、知母、当归、胡麻仁、牛蒡子、生军（后下）、制僵蚕、露蜂房、乌梢蛇各10克，苦参、生姜各30克，全蝎、蜈蚣各3克。每日1剂，水煎服。并嘱咐患者停用所有西药，服2剂后全身瘙痒明显减轻。服完4剂全身瘙痒及皮损完全消失，患者少气欲卧，舌淡红苔薄白，脉和缓。为邪去体安迹象，嘱患者以清淡易消化饮食为主，静养可愈。数日后痊愈，至今未复发。

按语： 慢性荨麻疹发作期及急性荨麻疹，急则治标，以祛风止痒、清热除湿为大法。慢性荨麻疹缓解期，缓则治本，以补气血、固营卫为大法，多选用玉屏风散或八珍汤加减。治标易而治本难。多数患者急性期症状缓解后不愿继续服药此其一，调补气血阴阳之偏胜需较长时间而服药多剂，多数患者难以坚持以致病情反复发作迁延不愈，故缓解期坚持服药对控制或减轻反复发作尤其关键。

【药疹】

许某，男，73岁。1998年3月初诊。因1周前静脉注射氨苄西林后出现全身湿疹样皮疹，奇痒。西医予激素抗过敏治疗未效，继而出现全身剥脱性皮炎，高热，纳呆，大便秘结，全身皮肤剥脱渗出，痛苦难忍。舌红苔白厚腻，脉滑数。中医诊断：湿疹（湿热内壅）。治以清热燥湿，祛风通便。方用消风散加何首乌、地肤子。处方：当归、防风、知母、胡麻仁、荆芥、苍术、牛蒡子、地肤子各10克，生地黄、苦参、何首乌各15克，蝉蜕、生甘草各6克，木通3克，石膏30克（先煎）。3剂后发热消退，共服8剂，皮疹逐渐消退，皮肤渗出吸收，好转出院。

按语：此案为药物性皮炎重症，中医辨为药毒入营血，热毒内壅，致腑气不通，故见高热，纳呆，大便秘结；肺与大肠相表里，肺主皮毛，药毒内壅，热结肠道，毒及营血，渗于肌肤，则见全身皮肤湿疹样皮炎，甚则剥脱。治用消风散清热凉血，通腑解毒。腑气通，热毒解，凉血益肤，故皮炎重症消退。

四、国医大师点评

消风散汇集祛风、利湿、清热之品，辨证加减治疗各种皮肤病均有一定疗效。陈实功在《外科正宗》中谓内服本方，尚需"兼戒口味，辛热莫啜，忌洗热汤，其烦自脱"；同时可外用绣球丸（樟冰、轻粉、川椒、水银、雄黄、大枫子）搽擦，以止痒杀虫。本方加减治疗湿疹、风疹、过敏性皮疹均有疗效。

——首届国医大师颜德馨

五、编者心得

【方证指征】

皮肤疹色偏红，瘙痒，破溃后易渗液，苔白或黄，脉浮数。

【心得】

现在临床常用于治疗荨麻疹、银屑病、脂溢性皮炎、玫瑰糠疹、过敏性紫癜等疾病。如治疗荨麻疹，可佐以黄芪、秦艽、益母草健脾益气养血，当归、丹皮、赤芍、紫草以开气血之闭，取"治风先治血，血行风自灭"之意；治疗血燥血热之银屑病，可加水牛角粉、生地黄、丹皮、僵蚕、紫荆皮等清热凉血解毒。

参考文献

1. 王莘智，农康康，许亮. 旷惠桃教授治疗过敏性紫癜性肾炎经验总结. 中医药导报，2005，11（4）：8～10.

2. 陈西平.《和剂局方》消风散治疗过敏性疾病探要. 中医药学刊，2005，23（7）：1316.

3. 温炬，陈宝田，林中方，等. 消风散对慢性荨麻疹患者血清 IgE 水平的影响. 中药材，2008，31（12）：1930～1932.

4. 黄彦，朱炜炜，梁承志. 艾儒棣运用凉血消风散治疗银屑病经验. 中华中医药学刊，2007，38（3）：9.

5. 梁秀宇，关洪全. 消风散对Ⅳ型超敏反应中工 L–4、IFN—α 及 sIL–2R 的影响. 中国中医药信息杂志，2007，14（4）：37～38.

6. 盛平卫，肖东. 徐小云运用消风散治疗皮肤病经验举隅. 浙江中医杂志，2006，41（11）：636～637.

7. 白伯敏. "消风散"治疗皮肤病验案二则. 中华实用中西医杂志，2009，22（16）：134.2.

8. 赵东瑞，程静英，林蓉. 消风散临证应用举隅. 实用中医药杂志，2008，24（8）：52.9.

9. 李永贵. 消风散加减治疗荨麻疹验案 2 则. 山西中医，2008，24（6）：36.

10. 马群力. 消风散治疗过敏性疾病验案 3 则. 浙江中医杂志，2004，39（9）：401.

11. 魏江磊. 颜德馨方药心悟. 北京：中国中医药出版社，2010：139.

（张良登 何庆勇）

第三章

润燥剂

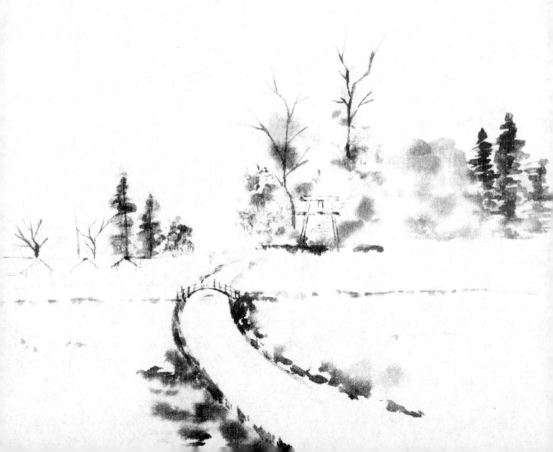

第一节　杏苏散

一、名方导读

【出处】《温病条辨》。

【组成】苏叶、半夏、茯苓、前胡、苦桔梗、枳壳、甘草、生姜、大枣（去核）、橘皮、杏仁。

【方歌】杏苏散是鞠通方，金燥微寒肺受戕；枳桔二陈姜枣引，前胡降气下痰良。

【方论】苏叶，味辛，主下气，除寒中。半夏，味辛平，主伤寒，寒热，心下坚，下气，喉咽肿痛，头眩胸胀，咳逆肠鸣，止汗。茯苓，味甘平，主胸胁逆气，忧恚，惊邪，恐悸，心下结痛，寒热烦满，咳逆，口焦舌干，利小便。前胡，味苦微寒，主治痰满，胸胁中痞，心腹结气，风头痛，祛痰实，下气。桔梗，味辛微温，主胸胁痛如刀刺，腹满，肠鸣幽幽，惊恐悸气。枳壳，味苦酸，主风痒麻痹，通利关节，劳气咳嗽。甘草，味甘平，主五脏六腑寒热邪气，坚筋骨，长肌肉。生姜，味辛温，主胸满咳逆上气，温中止血，出汗，逐风，湿痹，肠澼，下利。大枣，味甘平，主心腹邪气，安中，养脾，助十二经，平胃气，通九窍。橘皮，味辛温，主胸中瘕热逆气，利水谷。杏仁，味甘温，主咳逆上气，雷鸣，喉痹，下气。本方治疗因凉燥外袭，肺气不宣，痰湿内阻所致之证，予杏苏散开宣肺气，凉燥化痰。

【功用】轻宣凉燥、宣肺化痰。

【主治】外感风寒、恶寒发热、头痛无汗、鼻塞清涕、咳嗽痰涌。

【用法】水煎服。

【方解】《温病条辨·上焦篇·补秋燥胜气论》："燥伤皮毛，故头微痛恶寒也，微痛者，不似伤寒之痛甚也。阳明之脉，上行头角，故头亦痛也。咳嗽稀痰者，肺恶寒，古人谓燥为小寒也。肺为燥气所搏，不能通调水道，故寒饮停而咳也。鼻塞者，鼻为肺窍；嗌塞者，嗌为肺系也。脉弦者，寒兼饮也。无汗者，凉搏皮毛也。按杏苏散……若伤燥凉之咳，治以苦温，佐以甘辛，正为合拍。若受重寒夹饮之咳，则有青龙；若伤春风，与燥已化火无痰之证，则仍从桑菊饮、桑杏汤例。"

【化裁】咳逆难以平卧者，加苏子；咳逆而呕恶者，加旋覆花；口干不欲饮者，加款冬花；兼脾胃虚寒者，加党参、白术、干姜；夜咳甚者，加当归、熟地黄；咽干口燥者，加百合、玉竹、冬花；恶寒发热者，加羌活、柴胡。

二、名医心悟

【王灿晖心悟】

杏苏散出自吴鞠通所著的《温病条辨·上焦篇·补秋燥胜气论》，第二条指出："燥伤本脏，头微痛，恶寒，咳嗽痰稀，鼻塞，嗌塞，脉弦，无汗，杏苏散主之……若伤燥凉之咳，治以苦温，佐以甘辛，正为合拍。"吴氏的这段论述明确了杏苏散为治疗凉燥咳嗽的主要方剂。《中医内科学》在咳嗽病的治疗中亦指出："另有凉燥证，乃燥证与风寒并见，表现干咳少痰……用药当以温而不燥、润而不凉为原则，方取杏苏散加减。"但是，细究本方，杏苏散组成药物中，除杏仁性润外，其余大多为辛温之品，未用润燥之药，故而有人提出："古人对这类病证的治疗，并不是太强调针对其燥之性的。"仔细研习《温病条辨》《素问》等，略得其旨，不揣浅陋，陈管窥于下。

1.明确燥邪的致病特点及治疗原则是探讨杏苏散组方意义的前提。燥为秋季主气，此时天地之气不断收敛，气候干燥。《周易·乾·文言》云："水流湿，火就燥。"燥即是干燥，是指没有水分或水分很少。作为中医病因六淫之一的燥邪，其偏盛，易耗伤津液，可以导致机体津液的减少或不足，从而机体出现一系列以"干"为主要表现的证候。《素问·阴阳应象大论篇第五》指出："燥胜则干。"燥邪的出现，多在秋令干旱之季，其侵袭人体多从口鼻而入。肺为华盖之脏，其位最高，其性娇嫩，喜润而恶燥，不耐邪之侵袭。所以，肺脏易受燥邪的侵袭，损伤肺津，而出现肺系症状，若《素问·六元正纪大论篇第七十一》所云"（燥）令已行，寒露下，霜乃早降，草木黄落，寒气及体，君子周密，民病皮腠"。《素问·五常政大论篇第七十》云："审平之纪，收而不争……其类金……其令燥，其藏肺。"燥邪致病，则影响肺的宣发肃降，《素问·五常政大论篇第七十》又云:"从革之纪,是谓折收……其用燥切……其发咳喘,其藏肺……邪伤肺也。"《素问·六元正纪大论篇第七十一》更指出:"金郁之发,天洁地明……燥气以行,露雾数起,杀气来至,草木苍干,金乃有声,故民病咳逆。"对于燥邪的治疗,《素问·至真要大论篇第七十四》明确指出:"燥淫于内,治以苦温,佐以甘辛,以苦下之。"

2. 轻宣凉燥、宣肺化痰是对杏苏散组方的一般认识。杏苏散是治疗因感受凉燥而致咳嗽的主要方剂。对于因感受外邪所导致的咳嗽,临床治疗上多采用"宣通肺气、疏散外邪"的方法,因势利导,而不可早用收涩之剂,以免闭门留寇。因此,目前一般都将杏苏散作为轻宣润燥之剂来认识,也有将其归为辛温解表剂。本方虽为治外感凉燥而设,因其与外感风寒无异,故临床亦常用于外感风寒,肺气不宣之咳嗽者。本方证之病因乃凉燥外袭,病机为邪犯卫表,内舍于肺,肺失宣降,治当轻宣凉燥之邪,与宣利肺气、止咳化痰并施。其实质是秋燥之时,外感风寒,内舍于肺,肺失宣降之证,其治重在轻宣达邪,不宜养阴润燥。所以,杏仁苦、微温而润,降肺气而止咳祛痰;苏叶辛温,使凉燥从表而解,与杏仁共为本方君药;前胡苦、辛、微寒,疏风降气,化痰止咳;桔梗、枳壳均为苦、辛之品,桔梗升宣,枳壳下气,一升一降,气顺津布,助杏仁宣肺止咳;半夏辛温,茯苓甘淡,橘皮辛、苦、温,三者理气化痰。诸药合用,则收轻宣凉燥、宣肺化痰之功。上述观点仅是从表面上认识杏苏散的组方意义,对吴鞠通创制、应用该方,特别是其祛除燥邪作用的深刻内涵未作深究,未免给人以牵强附会之感。

3. 辛温通阳、津行燥止则是杏苏散组方的深刻内涵。《温病条辨》直言杏苏散治疗"伤燥凉之咳"。方中多用辛温之品,对于治燥,方中无一药可及,何以润之?对于凉燥的治疗截然有别于对于温燥的治疗,初秋有夏热之余气,或久晴无雨,秋阳以曝,燥与温热结合侵入人体,则成温燥;深秋近冬,西风肃杀,燥与寒邪结合侵入人体,则成凉燥,如沈目南所言:"燥病属凉,谓之次寒,病与感寒同类。"温燥是典型的"火就燥",夏秋之交,湿气渐衰,阳热之气尚旺,燥热邪气乃胜,稚嫩之肺首先受邪,故当以凉之润之养之。治疗时,一方面既要去其炎热之性,另一方面则又当补充因热而耗散的津液。故桑杏汤中不仅清热,而且养阴。由于凉燥产生的原因与温燥有异,如果治疗时以解表与滋润并举,则会有邪结难解之弊。

杏苏散治疗凉燥以辛温药物为主,全方几乎无一味滋润之品,主要源于吴鞠通对《素问》的深刻领会。《素问·脏气法时论篇第二十二》云："肾苦燥，急食辛以润之。"《类经》曰："肾为水脏，藏精者也。阴病者苦燥，故宜食辛以润之。盖其能开腠理，致津液者，以辛能通气也。水中有真气，唯辛能达之，气至水亦至，故可以润肾之燥。"肾之阳气虚，气不化津、蒸津、载津，而致不能运气布津，蒸津化液，故而苦于燥。辛味具有调畅气机、开通气道、化气布津的功效。肾之阳气不足，气不化津，食之辛味，鼓舞肾气，津随气布，燥可解之。《神农本草经》开宗明义："凡欲治病，先察其源，先候病机。"华岫云在《临证指南医案》中也指出："立法之所在，即理之所在，不遵其法，则治不循理矣。"进入秋季特别是深秋以后，"阳杀阴藏"，阴阳之气逐渐闭藏，天气渐渐转凉。对人体而言，阳气渐于收敛，其推动、温煦等作用不断减退，不能推动津液等液态物质的运行，津液就不能正常地输布到全身各处，因而出现"干"的症状。因此，杏苏散证的病因病机是，虽然机体受秋燥气候的影响，津液受到部分损伤，但更主要的是因为阳气不能温煦、推动津液正常输布，因凉而干。在治疗上，若单纯应用滋润之品，乃为治其标而非治其本。此时的治疗，应当以辛温之剂，辛合肺性，温可抵凉，辅助阳气恢复其推动、温煦作用，使津液的输布渐趋正常，则燥证自可缓解。《素问·至真要大论篇第七十四》就指出："燥淫于内，治以苦温，佐以甘辛，以苦下之""燥淫所胜，平以苦湿，佐以酸辛，以苦下之。"吴鞠通在《温病条辨·上焦篇·补秋燥胜气论》第二条云："若伤燥凉之咳，治以苦温，佐以甘辛，正为合拍。"在杏苏散方论中更明确指出："此苦温甘辛法也……橘、半、茯苓……补肺胃之阳。"为何要言燥凉而不是凉燥？就是强调燥邪致病在杏苏散证中的主导地位，并非如有人所言之"与外感风寒无异"。为何言"正为合拍"？就是人与自然界相应，天气变凉，机体的阳气渐于敛藏，需要借助辛温之剂恢复阳气的功能，助阳推动津液等液态物质的运行。为何云"橘、半、茯苓……补肺胃之阳"？就是方中借橘、半、茯苓之温性，帮助肺、脾（胃）恢复散津、布津的功能，使水道通调，水湿运化正常，津液的运行、输布得以流畅，非一般意义上的二陈汤祛肺经之痰。至于以桔、枳之升降调节，恢复肺的功能，但就本方而言，不为解决主要矛盾的方法。同时，燥邪经口鼻而伤肺，出现肺气宣肃失常的病理变化，《素问·六元正纪大论篇第七十一》载"金郁泄之"。辛味药具有发散的作用，"辛先入肺"，应用辛味药亦可使郁于肺系的邪气得以宣散。因此，对于杏苏散应用辛温之品为主，不仅可使津液得以正常输布，而且可使邪气得以发散，则凉燥自除。杏苏散是治疗凉燥咳嗽的常用方剂，方中多用辛温之品，体现了《温病条辨》治病求本的治疗理念，因此在学习、应用古方时，不能单从字面上去理解其义，而应该从深层次上领会其用药的目的，这对于我们提高临床水平也是大有裨益的。

——王灿晖　国家级名老中医，全国著名温病及内科学专家

附一 【哈小博心悟】

杏苏散是治疗凉燥的代表方剂。凉燥袭人，多在秋深初凉，西风肃杀之时节，故有次寒、小寒之称。例如，《温病条辨》引用沈目南《燥病论》说："燥气起于秋分之后，小雪之前……燥病属凉，谓之次寒，病与感寒同类。"又吴鞠通曰："古人谓燥为小寒也。"凉燥感人，初起邪在肺卫，可见有头微痛、恶寒无汗、咳嗽痰稀、鼻塞咽干、苔白脉弦等。由于燥伤皮毛，寒凉束表，卫气被郁，故有恶寒无汗，头微痛。微痛者，不似伤寒之痛甚也。凉燥伤肺，则肺气不宣，津液不能输布，聚而为痰，故咳嗽痰稀。鼻为肺窍，咽为肺系，又为呼吸之门户，由于肺气不宣，津液不能上奉，故见鼻塞咽干。脉弦则是有痰饮之故。就上述症状看，颇类外感寒邪之证，但以有无咽干唇燥为别。凉燥治法要依据《素问·至真要大论》"燥淫于内，治以苦温，佐以甘辛"为宗旨，杏苏散正是按此理论组方的。方中苏叶辛温，散风解表，兼能宣肺；杏仁苦温而润，宣肺化痰，止咳平喘。二药合用，轻宣达表，微发其汗；紫苏使凉燥从表而解，共为君药。前胡苦辛入肺经，功能降气化痰、宣散风邪，可助杏、苏轻宣达表而兼化痰；桔梗有宣肺通气、祛痰利咽之功，且能升提肺气，引药上浮入肺；枳壳专于降气行痰，宽胸利膈，其与桔梗一升一降，而助杏仁宣利肺气。以上共为臣药。半夏、陈皮、茯苓、甘草为二陈汤，理气和中，燥湿化痰；甘草与桔梗相合则为桔梗汤，功能宣肺祛痰。以上合为佐药。生姜、大枣调和营卫，通行津液，而为使药。诸药配合，共收发表宣化之功，使表解痰消，肺气调和，诸症可愈。杏苏散总的功能是温散表寒，宣肺化痰，可用治流行性感冒、慢性支气管炎、肺气肿等病，辨证属于外感凉燥或风寒轻证者。

原书在方后附有加减法，如："无汗，脉弦甚或紧，加羌活，微透汗。汗后咳不止，去苏叶、羌活，加苏梗。兼泄泻腹满者，加苍术、厚朴。头痛兼眉棱骨痛者，加白芷。热甚加黄芩，泄泻腹满者不用。"上述加减法中，无汗脉紧系寒邪较重，故加辛温之重者，微发其汗；汗后咳不止，是表寒去而肺气不

降，故去走表之苏叶、羌活，而加降里之苏梗。同时尚可加紫菀；腹满泄泻乃因脾湿不运，故加苍术、厚朴燥湿除满，而不用苦寒之黄芩；眉棱骨为阳明经头痛，白芷是肺胃本经之药，且能温肌肉而达皮毛，故用以祛风止痛。

——哈小博　哈氏医学第五代传人

附二　【庾慧心悟】

外感咳嗽，其临床分型证治多分为风寒、风热、风燥三大类，各有其要，精于辨证施治者，可应手而痊。然受当今医界浮躁之风影响，临床中医生多有随波逐流之势，见热则清热，见咳则止咳，加之受现代医学炎症理论影响，治外感发热而咳者多不分证型，动辄大清其热，滥用苦寒之品比比皆是，如清开灵、双黄连、痰热清、白虎汤等。其为热者或可幸中，若为他证则多因误治而成变证。另外，由于患者自服药物不对证情，亦多可导致病情变化。如岭南人多有饮凉茶习惯，外感发热多自行服用，其品多寒凉，不仅伤中，而且郁遏肺气，以致其热未除而反添咳嗽之症。岭南地区气候致病有二，一则为热。因于热，故岭南多温热之病，其治亦多用寒凉之品，似为正统之法，凉茶盛行，其居民习性亦多趋向寒凉，如当风而眠，空调大行其势；然亦因其热，岭南气候也造就了一批腠理疏松之体质，多不耐寒凉之物，故于临证之时"感冒"者以寒性者居多，表现为恶寒、发热或不发热、鼻塞流清涕、咳声重浊、咯痰色白质稀。二则为湿，岭南地气因热而蒸腾弥漫，空气中湿度较大，易造成湿气困遏三焦，气机不畅。湿本阴性，易与寒合，或本为风热，过用寒凉则成寒湿，故其咳声重浊而沉闷，病缠绵难愈。

因此，在临床上所见外感之咳者，可辨得风寒、风热、风燥者少，而以变证者为多。多年临证，几经筛选，发现风寒、风寒挟（内）湿、风热裹寒之变证，皆可以宣散通气之法治之，方用杏苏散加减，凉燥本证自然不在其外。其可用之由有三：

其一，从生理上论之。肺叶娇嫩，易被邪侵，不耐寒热，所谓"娇脏"，故当保持肺脏的寒温适度，寒凉、温燥皆不可太过；使其宣降正常，散纳有度，则呼吸调匀，气机通畅，故不咳不喘，是为肺主气之要。有宣有降，方可将脾传输至肺的水谷精微布散于全身，达于皮毛，肺正常的宣降，对体内水液的输布、运行和排泄起着疏通和调节的作用。肺在窍为鼻，鼻与喉相通而联于肺。肺气和、呼吸利，则嗅觉灵敏，声音能彰。故保持喉鼻之正常功能则当以调其肺气为先。

其二，病机治法上论之。肺为娇脏，虽言不耐寒热，但以受寒为著，其气当温润为宜，故其所畏者首当为寒，次则为燥，再者方为热。外感寒邪，其性收引，闭其肺气于表，由皮入经、由经入肺，步步紧逼，郁而失宣，必发咳嗽，其咳多急而声重，咯痰稀白，多伴随鼻塞流清涕、头痛、肢体酸痛、恶寒发热、无汗等表证，苔多薄白，脉多浮或浮中夹紧之象。其病初邪在表，然皮毛者肺之合，故其病由外入内时，先主犯肺，寒性属阴，与水同类，故除寒之收敛外，寒易生水气，其水非多，而因于水气不行，泛滥于局部所致。表现于此症则为脾运输之精华水液停聚于肺，不宣于周身，反化而成痰，其痰稀而量多，久可逆而伤脾。若凉燥袭肺，由口鼻直中其脏，其病机，一则为燥之本邪，耗伤肺之阴津，肺气失润，津液难行，肺难宣发，水道不通，故多有干咳明显，伴口干鼻燥，多饮而不解其渴。一则为其所夹之邪性寒，寒者收涩，本温润之肺受寒直侵，则水气停滞不行，更加重肺燥之症；其水液通调受限，难以宣发至通身皮毛，故皮肤亦生干燥易裂，皮屑，唇干。而肺中则停聚生痰，其痰多黏，量不多。患此症者小便反不少，因其水多不能正常宣发于肌肤体表，而反折下行，尿量尚可，故不能以尿量论寒燥之证。其属风热者，在表时虽腠理疏松，然邪在于表，正邪交争，腠理实闭，故可内迫于肺而生咳，亦属宣发失职一类，更有邪闭不重而无咳者，两者均当治以轻清宣散之品，宣通肺气达于皮毛，兼清其热。重在调肺气，而非清其热，气通则热自易去，而此时若一时孟浪，独治以大寒，如白虎等，多可伤人阳气，令肺气失宣，虽热去，然寒生，其邪或去或留，变生寒邪，肺气郁闭，病由表入里，其象则由初起之高热、黄涕、口干咽痛之症转而成鼻塞流清涕，热象虽有但不甚，咳声重浊，痰白质稀，量多，苔白而腻，脉浮取弱滑，沉取尚有力，亦或无力。另外有素有湿浊内停又感受寒邪，或夹邪中有湿者，多伤及于脾，脾更生湿，湿气留滞于肺则宣降失常，其咳多重浊沉闷，痰多易咯，量亦多，脉多濡滑。总为寒邪水湿留于肺，宣其气，方为正治之法。多治以温散，使寒气得散，肺气得宣，津液得布，流而不滞，故其病自止。

其三，方药上论之。杏苏、二陈、枳桔、前胡、姜枣，均入肺、脾、胃之经。苏叶、前胡解表散邪，微发其汗，使表气得通；杏仁、桔梗一降一升，枳壳理气宽胸，三者共达宣降肺气；橘皮、半夏燥湿化痰、降逆和胃，茯苓健脾渗湿，三者共以温化停留之水湿之气，祛其浊痰积液，令水道得清而流，并补肺胃之阳；生姜、大枣、甘草健补其后天之气，调营卫，和诸药。

总观之，本方既能治表又能治里，既能治肺又能治脾，既治实（表邪、痰浊、气滞）又补虚（健脾），既升又降。故可宣通肺气由内至外，通调水道由脾至肺，故用药虽主要不在止咳而咳可止；其症本为燥象而化其痰而反得润，诸多兼症亦不设其专药而愈，正为治本之法，治疗较为彻底。因组方切合病机，故当推为治疗风寒、痰湿、凉燥及风热过寒入里致咳首选之方。

加减：无汗、脉弦甚，或紧者，可加羌活或荆芥微透汗，更甚者加姜黄；汗后咳不止，去苏叶、羌活、荆芥等过表之药，加苏梗、姜黄可继用；兼有泄泻、腹满者，可加苍术、厚朴，重者可加枳实，但必须与发表及温养中焦之品合用；头痛，兼眉棱骨痛者，加白芷；侧头痛加川芎；热甚，加黄芩，量不可多，泄泻腹满者不用。

———庾慧　广东省中医院呼吸科主任医师

附三　【江生心悟】

小儿脏腑娇嫩，形气未充，稚阴稚阳，脾常不足，卫外之力较差，加上寒温不能自调，饮食无节，一旦调护失宜，则外易为六淫所侵，内易为饮食所伤，因此外感时邪和肺、脾二脏的病证多见。肺居上焦属金，脾居中焦属土，母子相生，土生金，且肺脉起于中焦，故饮食伤中，或素体脾虚，脾不健运，痰湿中阻，上焦肺气必受累而上逆生咳。上述邪从外来，首先犯肺，肺气失宣，亦生咳嗽。杏苏散用药大部分入肺、脾、胃经，苏叶、前胡解表散邪，散肺之邪；杏仁、桔梗一降一升，止咳宣肺达邪；枳壳、陈皮理气宽胸；半夏燥湿化痰，降逆和胃；茯苓健脾渗湿；生姜、大枣、甘草调营卫和诸药。

总之，本方肺脾两治，既治实（表邪、痰浊、气滞）又补虚（健脾），升降调和。组方原则正合小儿风寒、痰湿、肺脾气虚致咳之病机，临床通过随症加减，确能收到良好效果。

———江生　鹤山市妇幼保健院主任医师

附四　【原培谦心悟】

小儿属"稚阴稚阳"之体，脏腑娇嫩，形气未充，藩篱不固，抗邪力弱。肺主皮毛，开窍于鼻，外感之邪侵袭人体，多由卫表犯及肺脏，阻碍肺之宣降，况且小儿寒暖不能自调，饮食不能自节，内易损伤脾胃，聚湿生痰，与外邪相合而使病情复杂，加之小儿体属纯阳，客邪易于化热炼津为痰，壅阻肺络而兼现热象。因此，在治疗上应充分掌握小儿既有如"旭日东升、草木方萌"的"纯阳"特点，又有"吐气清灵，随拨随应"之特点，遣方用药要灵活适当，务以平和为要，不可过寒过热，有所偏颇。杏苏散一方出自《温病条辨》，原为治疗秋季"小寒"犯肺之"凉燥"证而设，有发表宣肺而解凉燥，利气化痰而止咳嗽的功效，以其组方得当，表里兼顾，升降同施，方药平和为特点。在临证中以本方为主辨证化裁，治疗各种小儿外感咳嗽，每每收效。对于久咳不愈，或咳嗽反复发作，胸片提示为慢性支气管炎者，如表现为风邪犯肺而热象不明显者，可于本方加入金佛草；体虚抗病力弱者，可合用黄芪建中汤；肺阴不足者，加入麦冬、沙参、阿胶之属。另外，治疗小儿咳嗽，尤其是久咳不愈者，还应十分注意生活调理，饮食宜清淡，忌食生冷黏腻。

——原培谦　长治市中医研究所附属医院主任医师

三、名医医案

【头痛】

王某，48 岁。主诉：头顶胀痛，恶寒咳嗽，咯痰稀，鼻塞咽干，脉象浮弦，舌苔薄白。辨证：秋燥寒凉之气外束于表，肺先受邪。治法：经云："燥凉所胜，平必苦温。"仿杏苏散主之，佐入宣泄化浊之品。处方：苦杏仁、粉前胡、白茯苓、白蒺藜各 12 克，紫苏叶、玉桔梗、生甘草、仙半夏各 5 克，薄荷 2 克，炒枳壳 8 克，款冬花 9 克。二诊：药后头痛已减，咳嗽痰薄，咽干唇燥。舌苔薄白腻，脉象弦滑。守原法出入，处方：粉前胡、苦杏仁、白茯苓、大玉竹、清炙枇杷叶各 12 克（包），紫苏叶 8 克，玉桔梗、仙半夏各 5 克，炒枳壳 6 克，化橘红 3 克，款冬花 9 克。

按语：费伯雄谓："立秋以后，湿气去而燥气来，初秋尚热，则燥而热；深秋既凉，则燥而凉。"吴氏杏苏散，乃治凉燥之方。苏叶温辛气香性温，入手太阴气分，温而不燥，疏风散寒；杏仁甘苦性温，入手太阴气分，润燥化痰，肃降肺气，以之为君。半夏、橘皮、茯苓燥湿化痰，前胡下气化痰，以之为臣；桔梗、枳壳一升一降，开畅气机，以之为佐；生姜、大枣调和营卫，以之为使。

【咳嗽】

李某，男，11岁。10天前鼻塞流涕，咳嗽。在外院诊断为"急性支气管炎"，静滴头孢哌酮、穿琥宁治疗10天，仍然咳嗽不减，更兼食少呕吐，遂来本院就诊。现精神不振，面色㿠白，肢冷畏寒，无汗，阵发性咳嗽，咳后吐少量黏涎，食欲不振。胃内有振水音，尿清便溏，舌淡苔薄白而润，脉弦紧。查体：T37.1℃。听诊两肺有少许干啰音。X线检查：肺纹理增粗。证属风寒束表，肺失宣降，兼久用寒凉，损伤脾阳，正虚邪陷，致外邪恋肺久咳不已。治宜扶正祛邪。外用辛温宣通，内用甘温补气。杏苏散加党参、白术、干姜、冬花，1剂症轻，3剂愈。嘱其注意寒温、节生冷以防复发。

按语：杏苏散由苏叶、茯苓、甘草、前胡、桔梗、枳壳、杏仁、半夏、橘皮、生姜、大枣组成。《温病条辨》中用其治凉燥侵犯肺胃，症见头痛，怕冷畏风，咳嗽稀痰，鼻咽阻塞，脉弦，汗不出者，现在多通用于凉燥及轻症风寒咳嗽。方中苏叶解表，桔梗、前胡、杏仁、枳壳宣降肺气，半夏、茯苓、橘皮祛痰化饮，甘草合中，姜、枣调合营卫，随症加减治疗喉源性咳嗽确有良效。本方价格低廉，疗程短，尤适于农村，值得推广。

【小儿咳嗽】

王某，男，9岁。患儿感冒3天，见鼻塞流涕，咳嗽有痰，不发热，有时恶心，食欲不振，小便稍黄，大便正常，日1次，精神稍差，咽稍红，苔白，脉弦。本证为脾肺素虚，痰湿阻遏，风寒外束。治宜宣肺散寒、燥湿化痰。处方：杏仁6克，苏叶6克，陈皮6克，半夏6克，甘草6克，枳壳6克，桔梗6克，前胡6克，茯苓6克，生姜3片，大枣2枚。因有咳逆另加旋覆花6克（布包）。取3剂，水煎分多次服，每日1剂。表寒解，咳嗽大减，又照原方继服3剂而愈。

按语：杏苏散出自《温病条辨》，苏叶、前胡解表散邪，微发其汗；杏仁、桔梗宣肺止咳；半夏、茯苓祛湿化痰；枳壳、陈皮理气宽胸；甘草调和诸药。全方药味不多，共成宣肺凉燥、利气化痰而止咳嗽之功。由于肺主呼吸，主皮毛，与外界息息相通，气温变化较大时若有不慎，外邪侵袭，首先伤肺。所以，小儿咳嗽其症状各异，多夹表邪，兼有发热、流涕等症。故治疗时着重轻宣润燥、化痰止咳，并随症加减，灵活运用，皆有效验。

【肺痨咳嗽】

王某，男，16岁。1999年3月2日初诊。患者间断性咳嗽已2月，干咳痰少，手足心热，时轻时重，每遇寒冷而加重。西医诊断"支气管肺炎"，经用先锋霉素Ⅴ静滴，口服急支糖浆等药，其效不显。近一周来咳嗽加重，午后两颧发红，手足心发热，干咳少痰，盗汗，咽干口燥，舌质红，苔薄黄少津，脉细数。经X线检查提示，右肺门淋巴结核。中医诊断：肺痨。证属：痨虫蚀肺，肺阴受伤之咳嗽。治以养阴润肺，化痰止咳。方用杏苏散加减。处方：杏仁10克，半夏10克，前胡6克，炙百部10克，炙桑皮10克，桔梗6克，苏叶6克，黄芩10克，白头翁10克，甘草6克，百合15克，麦冬10克，玄参10克，生地黄10克，川贝10克，天冬10克。6剂，每日1剂，水煎服。1周后咳嗽、盗汗、咽干、手足心热明显减轻。原方减去半夏、苏叶，加清热生津的北沙参15克，天花粉10克。继服10剂后，诸症消失。为防止复发，用条沙参10克，川贝母30克，核桃仁60克，蜂蜜150克，以上各药轻焙干，共为极细末，炼蜜为丸，每重10克，日服2丸，以固其疗效。一年后随访未复。

按语：肺部疾患多以表邪入里为诱因，但在临证时不宜见寒散寒，遇表解表，要抓住病位在肺卫，证在寒、热、虚、实，邪在里这一关键，治疗贵在疏风、清热、温化、润肺、宣肺化痰止咳，使肺闭得开，热邪得清，病情好转。若里热炽盛者，往往出现伤阴劫液，在急救时，不可忽视养阴生津之品的调理。杏苏散加减，用于临床，每收良效，值得临床研究推广应用。

四、国医大师点评

杏苏散首见于《温病条辨·上焦篇·补秋燥胜气论》："燥伤本脏，头微痛，恶寒，咳嗽稀痰，鼻塞，嗌塞，脉弦无汗，杏苏散主之。"承古而不泥于古，注重创新，是贯穿王玉川研究中医理论的一条主线。在临床传承教学中，王老常依据自己扎实的文献功底，从古典医籍中总结大量临床用药知识以示后人。王老常言，学习中医必须早临床、多临床，在临床实践中不断提高和发展诊治能力，除此之外，直到现在还没有发现更好的手段。但他亦不忽视理论，常总结临床经验，将之上升为理论，或以之反馈于理论，而后再应用于临床，每每取得良效。

——王玉川 首届国医大师

五、编者心得

【方证指征】

恶寒发热，头痛无汗，鼻塞清涕，咳嗽痰稀，舌淡苔白，脉浮或弦。

【心得】

现在临床常用于治疗流行性感冒、过敏性咳嗽、慢性支气管炎、肺气肿等病，证属外感凉燥或风寒轻证者。如见恶寒较重、无汗、脉弦或紧，可加羌活、荆芥等加强透表之力；如见口干渴较甚、舌有裂纹，为燥伤津液，可加知母、麦冬、玄参等滋养肺阴；如见腹满泄泻者，可加白术、枳实、厚朴等运脾化湿，同时顾护中焦，以养肺金。

参考文献

1. 哈小博. 漫谈杏苏散. 开卷有益：求医问药, 2007, 21（12）：32.

2. 许坚, 庾慧. 杏苏散加减治疗岭南外感咳嗽之我见. 浙江中医杂志, 2005, 40（7）：315～316.

3. 王春松, 季静峰. 杏苏散治疗喉源性咳嗽. 中国社区医师：综合版, 2005, 7（20）：78.

4. 朱虹, 王灿晖. 杏苏散组方意义探讨. 安徽中医学院学报, 2005, 24（2）：3～5.

5. 江生. 杏苏散加减治疗小儿咳嗽202例. 福建中医药, 2004, 35（4）：29.

6. 原培谦, 李有先. 杏苏散加减治疗小儿支气管炎104例临床观察. 山西中医, 1998, 14（3）：13～14.

7. 孔媛媛. 杏苏散加减治疗小儿咳嗽的体会. 中国民间疗法, 2006, 14（7）：43～44.

8. 周金兰. 杏苏散临床应用举隅. 光明中医, 2002, 17（3）：60～61.

9. 谭嘉, 严少卫. 王玉川－重临床不轻理论. 健康报, 2009, 07, 09.

（张良登　覃堃）

第二节　百合固金汤

一、名方导读

【出自】《慎斋遗书》。

【组成】熟地黄、生地黄、归身各三钱，白芍、甘草各一钱，桔梗、玄参各八分，贝母、麦冬、百合各半钱。

【方歌】百合固金二地黄，玄参贝母桔甘藏，麦冬芍药当归配，喘咳痰血肺家伤。

【方论】熟地黄，味甘苦，主伤寒后胫股疼痛，新产后脐腹难禁，利耳目，乌须发。生地黄，味甘寒，主折跌绝筋，伤中，逐血痹，填骨髓，长肌肉。当归，味甘温，主咳逆上气，温疟寒热洗洗在皮肤中。白芍，味苦平，主邪气腹痛，除血痹，破坚积，寒热，疝瘕，止痛，利小便，益气。甘草，味甘平，主五脏六腑寒热邪气，坚筋骨，长肌肉。桔梗，味辛微温，主胸胁痛如刀刺，腹满，肠鸣幽幽，惊恐悸气。玄参，味苦微寒，主腹中寒热积聚，女子产乳余疾，补肾气，令人目明。贝母，味辛平，主伤寒烦热，淋沥邪气，疝瘕，喉痹，乳难，金创，风痉。麦冬，味甘平，主心腹，结气伤中伤饱，胃络脉绝，羸瘦短气。百合，味甘平，主邪气腹胀，心痛，利大小便，补中益气。

【功用】养阴润肺，化痰止咳。

【主治】肺肾阴亏，虚火上炎之咳血证；灼伤肺金，肺失清肃之咳嗽气喘；灼伤肺络之痰中带血；肺肾阴亏，虚火上炎，熏灼咽喉之咽喉燥痛；虚火内扰之手足心热、骨蒸盗汗、舌红少苔、脉细数。

【用法】水煎服。

【方解】本方所治之证乃肺肾阴虚，虚火灼金所致。肺属金，肾属水，金水相生。若肺阴亏耗，不能输布津液下达于肾，肾水既亏，水不制火，则虚火上炎而烁肺金，形成肺肾两亏、母子俱损的病变。阴虚生内热，虚火上炎，故咽喉燥痛；虚火蒸肺，伤及血络，故咳嗽痰血；手足心热、骨蒸盗汗、舌红少苔、脉细数等，皆为阴虚内热之象。本证病机要点为阴虚内热，金水不能相生，虚火上烁肺金。治宜养阴润肺，滋肾壮水，清降虚热，止咳化痰。

方中百合配麦冬，滋肺而润燥，清虚火而止咳。充水之上源而固肺金，共为君药。用生地黄、熟地黄、玄参滋肾壮水以制虚火，其中生地黄兼能凉血止血，玄参兼能治咽喉燥痛，合而为臣。君臣相协，则肺金得润，阴液可下输以充肾水；肾水得壮，津液可蒸腾以上濡肺金，金润水壮，虚火自熄，固有金水相生之妙。以当归养血补肝，引血归经，并治咳逆上气；白芍和营泄热，敛阴柔肝以防木反侮金；贝母润肺化痰以止咳；桔梗引药入肺以化痰利咽，以上四味，俱为佐药。生甘草调和诸药，兼能清热，用之为使。诸药相和，使肺肾得养，阴液渐充，虚火自降，咳止血宁。滋养肺肾，有金水相生之妙；兼调肝木，寓五行制化之理。

【化裁】若咳甚者，加百部、枇杷叶以清肺止咳；若咳而兼喘，加杏仁、紫苏、桑白皮以止咳平喘。

二、名医心悟

【毛德西心悟】

百合固金汤出自《医方集解》，引赵蕺庵方，是治疗阴虚劳嗽的常用方剂。方名中的"固""金"及"汤"三个字，合之为"固金汤"，实取自"固若金汤""金汤之固""金城汤池"等典故。而肺在五行属金，固金，即保肺之义。清人张秉成云："百合色白，其形像肺，故能独入金家，为保肺宁神清金润燥之品。"所以取名为"百合固金汤"。百合固金汤以养阴润肺、化痰止咳见长。所治证候，以肺肾阴虚火旺为主要病因，病位在肺，累及于肾，所谓金不生水，火炎于上。故以二地（熟地黄、生地黄）助肾滋水退热为君药，辅以百合保肺安神，麦冬清热润燥，玄参助二地滋阴生水，贝母散肺郁而除痰，归芍养血以平肝，不使肝火盛去魁金，甘、桔清金利咽。皆以甘寒培元清本为法，不欲以苦寒清热伤气。临证以咳痰带血、咽喉干痛、手足心热、骨蒸盗汗、舌红少苔、脉细数等为主要症状。常用于治疗肺结核、慢性支气管炎、支气管扩张、自发性气胸、泌尿系感染等肺津不足、肾阴亏虚者。

——毛德西　国家级名老中医

【焦树德心悟】

本方主用于肺为虚火所伤而致的咽痛、喘咳、痰中带血、手足心热、下午烦躁、咽干口渴、舌红苔少、脉细数或脉虚大、尺脉弱小诸症。肺为水之上源，肺伤则不能滋化肾水，肾中虚火上炎，肾脉挟咽，故咽痛；火上熏肺，故喘咳；火郁生痰，火动血络，故吐痰血。方中用二地益肾滋水，退烦热为主药；百合保肺安神，麦冬润肺清热为辅药；玄参滋阴降火利咽喉，贝母散肺中郁火而除痰，归、芍养血以防肝火之动为佐药；桔梗载药入肺而清金为使药。本方虽以二地为主药，但其治疗目的不在于补肾，而在于清金保肺，百合、麦冬为有力之辅药，故名以百合固金汤，其制方之义，可了然明白。目前临床上常常把百合的用量加为 6～9 克。焦老在临床上运用此方时，常根据症状的不同而进行加减增损。例如：咽喉干燥疼痛明显者，把生地黄加至 10～15 克，玄参加至 9～12 克，另加青果 6～9 克；喘咳明显者，把百合加至 9 克，另加蜜炙紫菀 12～15 克，炒苏子 9 克，蜜炙枇杷叶 15 克，蛤蚧尾粉 1.2 克（装胶囊，分两次随汤药冲服）；痰黄而多者，加瓜蒌 20～30 克，天竺黄 9 克，金沸草 9 克，贝母改为 9 克；咳血明显者，生地黄加至 15～20 克（或更多些），百合加至 9～12 克，玄参加至 15 克，另加生藕节 30 克，白及 9 克，黑山栀 6 克，炒苏子 9 克，三七粉 1.5 克（分两次随汤药冲服）。曾用此方治疗支气管扩张患者的大咳血，血止后，再服十余剂巩固疗效，然后去山栀、藕节，另加生白术、茯苓、半夏等健脾、利湿、化痰之品，以杜生痰之源，每收理想效果。

——焦树德　著名中医临床家

【哈孝贤心悟】

百合固金汤由生地黄 6 克，熟地黄 9 克，麦冬 5 克，百合 3 克，炒白芍 3 克，当归 3 克，贝母 3 克，生甘草 3 克，玄参 3 克，桔梗 3 克等组成。方中以生、熟地黄为君药，滋阴补肾，生地黄又能凉血止血。麦冬、百合、贝母为臣药，既能养阴润肺，又能化痰止咳。玄参滋阴降火而利咽；当归、白芍滋阴养血以平肝，使肝血得养，肝火不致妄动；桔梗载药上浮而利肺，清热化痰且止咳，以上均属于佐药。生甘草调和诸药，又能清热解毒，与桔梗合用更能利咽止痛，可作为使药。综合全方的功用，滋阴润肺、止咳化痰，方中虽以二地为主药，但治疗目的不在补肾，而在清金保肺，使金能生水，但得阴液渐充，肺肾得养，则虚火自清，诸症可平。本方在具体应用时，还要根据症状的不同进行药物的加减。例如：咽喉干燥疼痛明显的，生地黄加至 15 克，玄参加至 12 克，另加青果 6～9 克；喘咳明显者，百合加至 15 克，另加炙紫菀 9 克，款冬花 15 克，炒苏子 6～9 克；痰黄而多者，贝母加至 9 克，天竺黄 9 克，金沸草 9 克，并加瓜蒌 20 克；咯血明显者，去桔梗，加藕节 30 克，白茅根 30 克，白及 9 克，黑山栀 6 克，三七粉 1.5 克（分两次冲服）；潮热盗汗、颧红明显者，加浮小麦 30 克，地骨皮 15 克，鳖甲 15 克，青蒿 9 克，白薇各 9 克，五味子 6 克；食欲不振者，熟地黄用砂仁拌炒，并加佛手 15 克，香橼 15 克。现代药理研究表明，百合固金汤具有抑菌、抗炎、退热、祛痰止咳、镇静、镇痛、止血的作用，故其在临床的应用范围不断被扩大。

——哈孝贤 哈氏医学第四代传人，天津市名中医

附一 【尚军卫心悟】

尚师用百合固金汤治疗肺结核。肺结核咯血的机制主要是肺内病变导致血管受损所致，而出凝血机制障碍引起的咯血极为少见。常规止血药包括抗纤维蛋白溶解止血药与作用于血管、血小板止血药两类。垂体后叶素可收缩肺血管，是治疗肺结核大量咯血的首选用药，但是它有许多禁忌证和副作用。临床上对于反复发作的难治性咯血疗效欠佳，需采用非常规的止血方法。

中医学认为，肺痨的病机以阴虚为主，咯血是肺痨的四大主证之一，由阴虚肺热、损伤血络所致，治疗以滋阴润肺、宁络止血为法，方选百合固金汤加减。百合、麦门冬、生地黄、熟地黄滋阴清热，养肺生津；当归、白芍柔润养血：浙贝母、甘草肃肺化痰止咳；黄芩炭、白及、仙鹤草、三七粉集凉血止血、收敛止血、化瘀止血于一体。全方甚合《血证论》治血四法（止血、化瘀、宁血、补血）的要旨。临床所见反复发作的难治性咯血，往往兼有气虚血瘀，故须加益气化瘀之品，气充血通，血循常道，则出血自止。三七粉是一味良好的化瘀止血药。临床上采用中西医结合的方法治疗肺结核咯血，可明显提高疗效，当然这些都要建立在强有力的抗结核治疗的基础之上。

——尚军卫 河南省平顶山市结核病防治所主任医师

附二 【肖传军心悟】

肖师用百合固金汤治疗肺结核经验。现代医学认为，肺结核咯血是由于

炎性病灶的毛细血管通透性增高、小血管损伤、空洞壁较大、动脉瘤破裂而导致的痰中带血、整口咯血或大咯血。垂体后叶素有收缩血管的作用，可有效地控制大咯血，临床多首选，但有引起面色苍白、出汗、腹痛、心悸、排便感等不良反应，有的患者甚至难以忍受（高血压、冠心病等不能使用），所以，一般大咯血停止后，就马上停用。通过观察发现，酚磺乙胺、安咯血之类止血药对少量出血或痰中带血者作用缓慢，有的甚至痰血十多天都不干净，这种情况，患者一般都很紧张。这时中药就发挥了很大作用。肺结核属中医的"肺痨"，其发病机理为内伤体虚、气血不足、阴精耗损，痨虫乘虚而入所致。《古今医院·痨瘵门》曰："凡此诸虫……着于怯弱之人……日久成痨瘵之证。"进一步指出，"痨虫"必须通过人体正气不足才能侵入而引起发病。本病之初，病变部位主要在肺。痨虫伤肺，肺阴受损而咳嗽；肺络受损而咯血；阴虚火旺，迫血妄行则大咯血。百合固金汤中，有二地滋阴补肺肾（生地黄还能凉血止血）；百合、麦冬润肺养阴，玄参滋阴凉血清虚火；当归、白芍养血和血（加阿胶更可以补充所失之血）；川贝、桔梗、甘草止咳化痰（咳嗽减少，也可以减少因咳嗽振动引起的出血）。整个配方，既有养阴润肺补肾的药，又有凉血止血药，还有化痰止咳药，正符合肺痨的发病机理，使其阴液渐充，精血得生，虚火自清。再加用其他的三七粉、仙鹤草、白及等止血药，促进血液凝固，所以止血效果很好。有的患者不规范服药，导致病程时间长，多虚多瘀，所以在养阴润肺的基础上，加养血、和血、止血、祛瘀生新的药物，能获良效。后期再以人参养荣汤益气养荣、填补精血，使气血逐渐得到恢复。所以患者恢复很快。通过多年临床观察，证明百合固金汤加味与垂体后叶素配合治疗肺结核咯血，确实有疗程短、见效快的作用。有的患者咯血量小，不需要输液，单用中药治疗，也同样收到很好的效果。

——肖传军　渠县结核病防治所主任医师

附三　【刘英鹰心悟】

刘师用百合固金汤治疗阴虚便秘。重用百合、当归、麦冬。百合味甘，微寒，清肺润肺，正如《神农本草经》中言百合"主邪气腹胀，心痛，利大小便，补中益气"。说明它不仅可以养阴润肺，治疗阴虚肺热之燥咳，还可以通大便等。当归补血润肠。麦冬味甘、微苦、微寒，养阴生津，润肺清心，用于肠燥便秘，可见麦冬有润肠通便的功效。肺主宣发和肃降，肾属于水，肺脏阴虚津亏久延不复，常可损及于肾，而致肺肾阴虚。肺与肾之间的阴液也是相互滋生的，肾阴为一身阴液之根本，所以肺阴虚可损及肾阴。反之，肾阴虚亦不能上滋肺阴。《血证论·阴阳水火气血论》进一步指出："设水阴不足，津液枯竭，上则痿咳，无水以济之也，下则闭结，制节不达于下也。"均指出肺阴不足，大肠失滋，是导致便秘的重要病机之一。治宜滋养肺阴，润肠通便，所谓增水行舟。中医认为，肺与大肠互为表里，通过经脉相互络属，即手太阴肺经络大肠、手阳明大肠经络肺。大肠的主要生理功能是传化糟粕。大肠接受经过小肠泌别清浊后所剩下的食物残渣，再吸收其中多余的水液，形成粪便，经肛门而排出体外。大肠的传导变化作用，是胃的降浊功能的延伸，同时亦与肺的肃降有关。肺气清肃下降，大肠之气随之而降，从而糟粕能下。如果肺失肃降，则大肠之气亦不下降，大肠的功能失调表现为排便的异常。若肺阴亏虚，津液不布大肠，大肠失其滋润，亦可导致便秘，养阴润肺、调畅肺气即可解除便秘。因此，《医经精义》点明"理大便必须调肺气也"。如唐宗海在《医经精义·脏腑之官》中论述大肠传导作用时说："大肠之所以能传导者，以其为肺之腑。肺气下达，故能传导。"此外，大肠的传导作用，亦与肾的气化功能有关，故有"肾主五液、肾主二便"之说。如《杂病源流犀烛·大便秘结源流》强调："大便秘结，肾病也。"以上指出大便秘结与肺、肾有密切关系，故百合固金汤正为肺肾阴虚而设。

——刘英鹰　吉林市人民医院主任医师

附四　【周国治心悟】

在临床中，发现许多肿瘤患者在接受放、化疗治疗中，由于副反应很难完成治疗。经过几年的临床观察，我们发现用百合固金汤加减治疗肺癌放、化疗副反应，不失为一种有效的手段。不仅能提高放、化疗的质量，使患者能够顺利完成放化疗，而且对放、化疗出现的副反应有较好的治疗作用。接受中药治疗者，副反应减少而且症较轻。中医学认为，放疗、化疗副反应是毒邪内侵，损害肝、脾、肾等脏腑功能，耗伤机体气血津液，导致阴阳的失调。百合固金汤不仅能够滋阴补肾、润燥止咳，对缓解放化疗后口干、口燥、干咳有较好的作用；而且方中具有四物汤的作用，加上党参益气养血的作用，对骨髓抑制、机体衰弱都有较好的作用；丹参活血化瘀，还能增加放、化疗的敏感性。肺癌放、化疗的间歇期或停用放、化疗后，使用中药治疗，除治疗放、化疗副反应外，还能防止肺癌的复发和转移。肺癌患者自加服中药后，能增加或保持体重，增进食欲，明显提高肺癌患者巨噬细胞吞噬功能，提高晚期患者的生存质量和延长生存期。

——周国治　新余市第二人民医院主任医师

三、名医医案

【慢性咽炎（喉痹）】

庄某，女，38 岁，教师。2005 年 10 月 2 日初诊。患者自述，2 年前因连续授课，自觉喉部有灼热感，时常干痒、疼痛。上个星期因感冒后病情加重，出现声音沙哑、干咳、无痰、咽部异物感，喜做吭咯动作，讲课过久上症加剧。查：患处黏膜弥漫性充血、水肿，声音嘶哑，咳嗽无痰，心烦易怒，舌红苔黄燥，脉沉细而数。治法：滋阴清热，润肺利咽。药用：生地黄 12 克，玄参 10 克，熟地黄 20 克，麦冬 15 克，百合 12 克，荆芥 10 克，防风 10 克，桔梗 15 克，川贝母 15 克，太子参 15 克，岗梅根 20 克，玉蝴蝶 10 克，甘草 5 克。服 7 剂后，症状减轻许多，去荆芥、防风加女贞子 10 克，怀山药 12 克，山茱萸 15 克，诸症悉除，随访半年无复发。

按语： 患者先天禀赋不足，加外感风热之邪直达咽喉，内侵肺胃，郁热上壅而见咽痛、咽干、咽痒；肺阴虚，肺气不能宣发于肌表，腠理不固故易感冒，咽为肺之门户，咽喉直接与外界相通的生理特点使之更易反复受外邪的侵袭。临床治疗以滋阴清热，润肺利咽为主。

【肺部感染（咳嗽）】

男，76 岁。确诊为绿脓杆菌性肺部感染、阻塞性肺气肿、肺心病、慢性心功能不全、心衰Ⅱ度。临床表现为低热（体温 38℃左右），咳嗽频作，咳吐大量泡沫脓痰，有时胸痛，伴胸闷，喘气，不能平卧，舌质红少苔，脉滑细而数。以百合固金汤去熟地黄，加冬瓜仁 10 克，苇茎 10 克，皂角刺 5 克，全瓜蒌 30 克，杏仁 6 克。3 剂而热退。再进 5 剂，咳嗽明显减轻，痰量减少。后以百合固金汤去熟地黄煎服，另加服参苓白术散巩固，病情控制良好。

按语： 由于本例系老年久咳患者，且病原学为绿脓杆菌，合并有肺气肿、肺心病、心衰等多种顽症，因此病情容易反复。但每次发作，根据该方灵活化裁，均能收到良效。其主要表现在：能使咳嗽明显减轻，痰量减少，退热迅速；与抗生素发挥协同作用，能减少抗生素的用量和使用频率，减少耐药菌株的产生。在临床上，不要以为痰多就不敢投以该方。本例究其证，仍属于肺肾阴亏、痰热阻肺，故投以该方，收效良好。

【妊娠咳嗽（子嗽）】

案例一　刘某，女，26岁。妊娠7个月。咳嗽，咯痰黄黏稠，咳时小便自遗，曾在我市某医院肌注青霉素3日，口服川贝止咳糖浆（100mL/瓶）2瓶，疗效不佳。现咳嗽之症加重，咳痰不爽，口干咽燥，舌质红，苔黄腻，脉滑数。考虑为子嗽。证属痰火犯肺，即以百合固金汤基本方中加黄芩10克，瓜蒌皮15克，法半夏10克，去阿胶。服上方2剂，诸症明显好转，痰量减少，即以百合固金汤基本方加服2剂，诸症悉愈，未再复发。

按语：《校注妇人良方》："嗽久不愈者，多因脾土虚而不能生肺气，而腠理不密，以致外邪复感，因肺气虚不能生水，以致阴火上炎所致。治法当壮土金，活肾水为善。"妊娠咳嗽，其病机主要为"阴虚邪侵"。病位主要在"肺"与"肾"两脏。患者妊娠后，脏腑经络之血皆注于冲任以养胎气，此时阴血偏虚、肺失滋润，燥热内生，故治疗时重在滋补肺肾之阴，以清虚火，但在治疗中要注意安胎。百合固金汤首以味甘性平的百合润肺止咳；佐生地黄、玄参、麦冬滋养阴液，使肺肾之阴兼顾而治本；桔梗、川贝母两药能清肺祛痰而止咳；百合固金汤去当归和生地黄加用炙百部，增加润肺之功；桑叶清肺利咽；加用滋补肺肾阴的阿胶与黑芝麻，使本兼顾、肺肾之阴得补、虚火得清，而使诸症悉愈。

案例二　李某，女，25岁，已婚。2001年6月13日初诊。反复咳嗽2个月，怀孕5个月。2个月前始见不明原因咳嗽，无痰，无发热恶寒、鼻塞流涕、潮热盗汗等症状，于当地卫生室予青霉素治疗1周无效，后因咳嗽加重去南京某医院予头孢曲松钠治疗1周未见寸效，又去某中医院求治，予中药桑菊饮加减治疗2周，也未见明显效果。后自行停止治疗4周，近日咳嗽加重，夜不能寐，口干咽燥，手足心热，痰少夹有少许血丝，遂来本院求治。刻诊：咳嗽阵作，痰少，夹少许血丝，口干咽燥，五心烦热，无盗汗，无午后潮热，舌瘦红，脉细滑数。辨证为虚火灼肺，肺失宣肃。治以养阴润肺，止嗽安胎。方选百合固金汤加减。处方：百合 10 克，玄参 10 克，川贝母 10 克，桔梗 3 克，麦冬 10 克，白芍 12 克，桑叶 10 克，白茅根 10 克，炙百部 10 克，阿胶 10 克（烊化），生地黄 10 克，黑芝麻 10 克，炙甘草 5 克。3 剂，忌辛辣伤阴之品。3 剂药后，症状大为改善，咳嗽明显减少，口干咽燥症状改善，痰血已止，手足心热减轻，舌偏红苔薄白，脉滑数。嘱继用原方 5 剂，诸症若失，随访 4 月，生一健康女婴，咳嗽未复发。

按语： 妊娠期中，久嗽不已或伴五心烦热者称为子嗽。该病发作总由火热上扰，肺失清肃所致，产生的原因有阴虚或痰壅的不同。本案发作证属阴虚肺燥，素体阴虚，肺阴不足，孕后血聚养胎，则阴血愈亏，阴虚火旺，灼伤肺津，肺失濡润，发为咳嗽。本案妊娠数月，反复咳嗽 2 月余，西医诊断为上呼吸道感染，中医辨证为风热外袭、肺失清肃。西医治以青霉素抗感染，中医治以疏风清热、宣肺化痰，这均为常法，但于本案无济于事。本案妊娠患者反复咳嗽实非炎症所致。患者素体阴虚，肺阴不足，孕后血聚养胎，则阴血愈亏，阴虚火旺，灼肺伤津，肺失濡润，发为咳嗽。治当以养阴润肺、止嗽安胎为法，而予疏风清热、宣肺化痰之剂岂能奏效。患者来诊时，考虑到咳嗽与妊娠相关，《女科经纶》引朱丹溪云："胎前咳嗽，由津血聚养胎元，肺乏濡润，又兼郁火上炎所致。"此患者平素就偏嗜辛辣之品，干瘦不宣，阴津不足，复因妊娠，孕后阴血聚养胞胎，阴血亏虚，出现阴虚火旺，灼肺伤津，肺失宣肃之象。症现干咳痰少，痰夹血丝，口干咽燥，舌瘦红苔少，脉细数均为一派肺阴不足、虚火灼津伤络之征；五心烦热，乃阴虚阳浮之象。治疗既要滋养肺阴，又要止嗽安胎。方以百合固金汤加减治疗。方中百合、百部以润肺止嗽，麦冬、玄参养阴清肺，白芍养肺敛阴，生地黄、白茅根、黑芝麻滋阴凉血、补肾安胎，川贝母化痰止咳，阿胶助白芍养血止血，桔梗、甘草宣肺利咽。全方重在养阴润肺滋肾，使金水相生，阴津充足，虚火自平，则咳嗽自愈。嘱其忌食辛辣炒货等伤阴之品，乃治愈本病的重要辅助环节。

【支气管扩张（咳嗽）】

案例一 贝某，女，56 岁，退休干部。2002 年 7 月 10 日初诊。自述年轻时有支气管炎病史，近日咳嗽，咯吐大量脓痰每日 300mL 左右，有臭味，痰量在体位改变如起床时增多，痰带血丝。某医院诊为支气管扩张，治疗无明显好转，请求中医调治。诊时患者除有上述自觉症状外，伴有发热、盗汗、口干、纳差、胸闷不适等症，舌红少苔，脉细数。辨证属热毒蕴肺、热壅血瘀、腐败化脓、兼气阴两虚、虚实夹杂。治宜清热祛痰，化瘀排脓，益气养阴，凉血止血。患者身体羸弱，拒服汤药，遂予加味百合固金汤（百合12克，生地黄24克，玄参10克，川贝母12克，桑叶20克，麦冬20克，白芍12克，桔梗10克，鱼腥草30克，金银花30克，连翘15克，当归20克，瓜蒌20克，生甘草10克）制成蜜丸，每次10克，每日3次。另予止血丸（白及10克，炒黄芩10克，焦栀子10克，炒蒲黄5克，生地黄炭5克，阿胶珠10克，三七粉5克，大蓟30克，小蓟30克）制成蜜丸。咯血时每次服10克，每日3次。

7月30日二诊：咯痰减少，由黄转灰白，自感喉中通利；服药2天时曾出现咯血，服止血丸1日即止。

10月28日三诊：述咳嗽咯痰大减，痰中血丝减少，身热亦退。上方加山药、炒莲子、神曲、百部。连服1月余，诸症悉除。嘱其避风寒以免复发。

按语： 支气管扩张病位在肺，常表现为肺阴虚证。然肺与肾关系密切，肾为水火之脏，肾阴不足则不能敛阳，虚火蒸迫于上，损伤肺络，血逆于上则咯血。加味百合固金汤方用生地黄滋补肾水，百合、麦冬滋补肺阴，共奏滋补肺肾之功；玄参养阴泻火，桔梗、川贝母清热化痰；当归、白芍养血和阴；白及含有胶质，能敛肺生肌，合三七则止血不留瘀、行瘀不伤血；金银花、鱼腥草、连翘清热解毒；瓜蒌、生甘草祛痰止咳。本方由煎剂改为蜜丸后增强了润肺作用，故疗效较佳。

【支气管扩张（咯血）】

陈某，男，55岁。1998年10月12日初诊。患者于1998年4月因咳嗽、咯血、潮热、盗汗经胸部X线胸片及痰菌检查确诊为肺结核。经系统抗结核治疗半年后病情稳定，痰菌检查正常，咳嗽、潮热、盗汗基本消失，但仍少量咯血（每次<100mL），血痰反复发作，一天数次，或数天一次不等。抗炎及西药止血剂应用后，咯血量减少或停止，但停药数天后又发。此次突然发作，出血量约100mL，经西药治疗未止。经X线及CT检查诊断为肺结核并发支气管扩张咯血。诊见：少量咯血或血痰，偶咳痰少，形体消瘦，心烦失眠，口燥咽干，舌红苔薄黄，脉细数。中医诊断：咯血。证属肺肾阴虚，虚火内扰，血络不宁。治当滋阴降火，宁络止血。处方：玄参15克，生地黄15克，熟地

黄 15 克，麦冬 15 克，百合 15 克，白芍 15 克，白及 15 克，仙鹤草 15 克，黄芩 15 克，当归 12 克，川贝 12 克，桔梗 12 克，田七 7 克（冲），甘草 10 克。水煎服，每日 1 剂。服上方 3 剂后，咯血已止，但痰中仍有血丝。守方服药至 7 剂，痰中血丝消失，口燥咽干及心烦失眠亦有好转。原方再服至半个月，诸症悉除。为巩固疗效，于上方去仙鹤草、白及，加阿胶、沙参以滋阴养血润肺，嘱隔日服 1 剂，连服 1 个月。随访 1 年，患者未再发生咯血。

　　按语： 本例以顽固性咯血为主症，是肺结核并发支气管扩张所致，是肺结核的后遗症。由于肺结核已经接受正规抗结核治疗，痰菌检查正常，虽咯血反复未愈但无播散病灶，此时肺结核已达临床愈合，继续抗结核治疗毫无意义。应用抗感染、止血药物虽得到暂时止血，但药后反复发作，缠绵不愈。据其证脉，辨为肺肾阴虚、虚火内扰、血络不宁。痨虫蚀肺，肺阴耗伤，病程日久，肺病及肾，肺肾阴虚，相火亢盛，火灼肺金，肺伤络破，血不循经外溢而致咯血。百合固金汤补肺滋肾，肺肾同治。肺肾阴足，相火得制，火降则血不妄行，血络安宁则咯血自止。酌加黄芩清泄肺热，佐以田七、白及、仙鹤草收敛止血，诸药合用，收效颇佳。

【矽肺伴肺结核（肺痨）】

　　杨某，男，58 岁。从事打石挖山工作 26 年。10 余年来，胸前闷痛、咳嗽不畅，痰涎不多，神疲乏力，纳少无味，大便干结，曾多次拍片证实为双肺矽肺伴肺结核，住院多次治疗，症状反复。诊见：神疲，慢性病容，面肤无华，舌偏红，苔薄白，脉弦细数，拟诊尘粉入肺，与痰涎互结，积聚肺络，阻滞气道，以致咳而不畅也。治当滋润肺阴，仿增水行舟之意，使久附之粉尘，随痰涎而咯出，俾气道通畅，冀期症状缓解，予百合固金汤加减。药用：京百合 30 克，生地黄 15 克，熟地黄 15 克，京玄参 10 克，川贝母 10 克，北桔梗 10 克，麦门冬 10 克，炒白芍 30 克，全当归 10 克，紫菀 10 克，7 剂后。次诊：症状好转，咳痰通畅，气促与胸痛已少，遂仍守前方进退。80 余剂，症状次第消失。

　　按语： 矽肺，与久咳伤肺有相似之处，以百合固金汤润燥滋肺，乃增液行舟之意，使粉尘随痰涎而排出，从而减轻肺部阻塞现象。方中重用白芍，和里缓急，缓解气管痉挛，从而达到咳嗽止、胸痛消失之目的。

【肺结核（肺痨）】

刘某，男，48 岁。因咳嗽 2 周，咯血 3 天就诊。有糖尿病及高血压病史，伴低热、盗汗等，经胸片及痰涂片检查，诊断为双上肺继发性浸润型肺结核。时症咳嗽、发热、痰少，咯血每天约 300mL，伴烦躁易怒，口苦咽干，便秘，舌绛红、苔干黄、脉弦数。辨证属肝火犯肺，兼阴虚火旺。治以白及合剂加泻白散、百合固金汤加减：白及 10 克，百合 10 克，桑白皮 10 克，地骨皮 10 克，麦冬 10 克，玄参 10 克，白芍 10 克，丹皮 10 克，知母 10 克，血余炭 10 克，阿胶 10 克，桃仁 8 克，青黛 6 克，川贝母 6 克，生地黄 12 克，黄柏 9 克。每日 1 剂，水煎，日服 3 次。同时给予利福平 0.6 克，异烟肼 0.3 克，吡嗪酰胺 1.5 克，乙胺丁醇 0.75 克，顿服。服药 1 日，咯血量明显减少。连服 3 日咯血止，7 日后自觉症状明显改善。

按语： 中医认为，肺结核咯血属肺阴亏虚、肺失肃降、虚火灼伤肺络，或外感风邪、肝火犯肺、气不摄血等多种因素所致。白及合剂由白及、百合、桃仁三药组成，方中白及敛肺止血；百合滋阴润肺；桃仁止血活血。诸药合用结合辨证施治止血效果明显优于西医常用的抗炎止血疗法。

【咽喉结核（痨证）】

丁某，女，38 岁。1997 年 10 月 2 日初诊。声音嘶哑，咽喉疼痛 2 月。2 月前出现声音嘶哑，咽喉疼痛，症状日渐加重，继之吞咽困难，伴咳嗽、咯痰、发热，体温在 38～39℃之间，盗汗。某医院拟诊为"急性咽喉炎"，经抗炎对症处理无效。查：咽喉部充血，有多处大小不等的浅表溃疡，覆以脓性分泌物。痰及咽喉分泌物查结核菌（+）。X 线胸片示：两肺散在斑片状阴影。诊断：肺结核并发咽喉结核。予四联抗结核药治疗月余，咳嗽、发热、盗汗等症状改善，但声哑、咽痛如故。诊见：声音嘶哑，咽喉疼痛，尤以夜间为甚，伴干咳痰少，五心烦热，唇燥口干，腰膝酸软，面色晦暗，舌红干少苔，脉细数。中医诊断：阴虚喉癣。证属肺肾阴虚，热结咽喉。治以滋养肺肾，清咽降火。拟百合固金汤加减。处方：玄参 15 克，生地黄 15 克，熟地黄 15 克，麦冬 15 克，百合 15 克，白芍 15 克，胖大海 15 克，川贝 12 克，当归 12 克，桔梗 12 克，五味子 9 克，木蝴蝶 9 克，甘草 10 克。水煎服，日 1 剂。服药 3 剂，咽喉转润，疼痛减轻，声音稍清。药已对症，守方再服 7 剂，声音清脆，疼痛消失，但咽喉仍有不适感，且阴虚症状仍明显。于上方去川贝、桔梗加沙参、天冬以滋阴增液，又服半个月，诸症消失，精神爽朗。复查痰及咽喉分泌物结核菌（-），X线胸片示：两肺斑片状阴影吸收好转。继续服抗结核药治疗半年痊愈。

按语：本例肺结核并发咽喉结核疾病，用西药抗结核治疗疗效肯定，但对某些症状改善甚差。故在服抗结核药的同时，配合中药治疗，取得较好效果。中医认为咽喉为肺之门户，声音出于肺而根于肾。本例以声哑、咽痛为主症，究其因乃为痨虫蚀肺，肺阴受伤，日久累及肾水，水不制火，虚火上炎，热结咽喉致声户开合不利而声哑，虚火灼伤咽喉，咽喉疼痛不适。百合固金汤滋养肺肾，使金水相生，阴津不竭，肺肾之阴得以渐复，虚火自降。加木蝴蝶以润肺清音，五味子以敛肺纳气，胖大海以清热化痰利咽。诸药合用而奏佳效。

【肺结核并糖尿病（消渴）】

王某，男，47岁，农民。因口渴多饮，消瘦乏力，伴咳嗽吐痰、胸痛1年余，咳血1月来本院求治。于1994年11月21日以糖尿病合并肺结核收住院治疗。现口渴多饮，多食，多尿，消瘦乏力，咳嗽吐痰，咳血鲜红，量不太多，大便偏干，胸痛，有时盗汗，舌质红苔少，脉沉细弱。查体：体温37℃，呼吸21次/分，心率84次/分，血压16/10kPa，形体消瘦，双肺呼吸音粗，可闻及散在干湿性啰音，心率84次/分，律齐。查空腹血糖14.5mmol/L，尿糖（++++）。胸片示：双肺浸润型肺结核，慢性支气管炎。西医治疗以控制血糖、抗感染、抗结核为原则。以胰岛素16U、12U、14U分别于三餐前30分钟皮下注射，口服异烟肼、利福平、乙胺丁醇等治疗。中药治以滋补肺肾、清热化痰、润肺止咳止血。方用百合固金汤加减：百合18克，生地黄15克，熟地黄15克，麦冬15克，当归9克，黄连9克，贝母9克，桔梗9克，白芍12克，百部12克，玄参12克，白术12克，三七粉3克（冲），仙鹤草30克，黄芪30克，甘草6克。水煎服，日1剂。5剂后，咳嗽减，咳血愈，口渴、盗汗、大便干等症改善。后继服中药30余剂，口渴多饮、多尿症状消失，咳嗽吐痰、胸痛、乏力等明显好转。空腹血糖控制在6.50～7.40mmol/L。胰岛素已逐渐减量至停用，代之以口服降糖药维持。3个月后，胸片示：双肺结核部分钙化。随改服百合固金丸带药出院。

按语：糖尿病其病机主要是阴虚燥热，阴血亏耗。正气不足，则痨虫易蚀，易患肺结核。治疗用西药（尤其是胰岛素）控制血糖、抗结核治疗后，加用百合固金汤中药治疗，效果较佳。说明用中西医结合疗法，对这类疑难重症的治疗是十分有前景的。

【慢性气管炎伴习惯性便秘】

丁某，男，58岁。患慢性支气管炎7年。3年来大便秘结，有时五六日一行，坚硬如羊屎，口干，口苦，纳少，少腹部闷胀，咳喘，动则气紧致行动不便，曾用各类中西药均只收暂效。诊见：神疲，形体消瘦，舌质光绛无苔，津干，脉弦数。为肺气已虚，升降失常，津液不能上奉，故咳嗽痰少、咽干舌燥；肺不布津，大肠失去濡润，因而腑气不降而致便秘等症。治当补肺气，增津液，佐以止咳化痰。方取百合固金汤方加减。药用：京百合30克，生地黄15克，熟地黄15克，京玄参10克，麦门冬10克，生白芍10克，全当归10克，生北芪20克，南沙参10克，北杏仁10克。3剂。次诊：大量滋阴增液之剂服后，咳喘喘明显减轻，大便畅下2次，纳增眠安。30余剂，症状消失，随访多次均获稳定。

按语：本案咳嗽气紧、大便秘结，乃体现肺与大肠相表里之生理状态和脏腑脏关系，肺气虚不能化津输布大肠，致津干便结、滋润肺津即通腑气，体现了中医整体观念，以及辨证论治之重要性。

【声带小结 语音嘶哑（瘖哑）】

陈某，女，32岁。经常咽喉不舒，近半年来，咽喉疼痛、语音嘶哑，经五官科检查为声带小结，服西药数周症状仍然，夜眠差、头晕、咽干咽痛，多讲话则嘶哑尤甚。诊见：唇红舌赤苔薄，咽喉鲜红，脉弦细。本例为肺肾阴亏，喉失濡养，虚火上扰，音门开合不畅，按前人之旨，久病无实热，断不可再予清热泻火之剂，如芩、连、栀、柏之品，以免虚虚之戒。当清虚热，养津液之剂。方取百合固金汤增入胖大海、蝉衣之属。服用3剂后，咽干已失，咽痛亦明显好转，语音嘶哑亦瘥，夜眠获安，药已对证，方已合拍，拟再予前方15剂，症状次第消失。

按语：瘖哑有久暂之分，急则宜清理肺火，或祛风化痰，久则须润滋之剂，《杂病源流犀烛·卷二十四》云："大抵总治瘖哑，久嗽声哑，须同清滋之品。"本案坚持服药2周余，予清滋润燥之品而收良效。

【便秘】

赵某，女，56岁。大便干结，欲大便而艰涩不畅，5～6日一行，已6年余，便如羊屎状，平素经常饮用蜂蜜水，或自服泻下药，能维持大便3～4天一行，伴有口干，咽燥，目涩，腰膝酸软，时心悸，舌红少苔，脉细数。诊为便秘（阴虚）。治宜滋阴补肾。方药百合固金汤化裁：生地黄12克，熟地黄12克，百合18克，麦冬15克，当归15克，白芍10克，贝母9克，生甘草6克，玄参10克，桔梗12克。每日1剂，水煎服。嘱其多饮水，多食粗粮蔬菜等粗纤维食物，适当运动，畅情志。服用2剂有便意，并可自行排便，效不更方，继服9剂后症状改善，改百合12克，麦冬10克，当归10克，余未变，再服10剂，大便基本正常，1～2天排便1次。1年后随访，病无复发。

按语：肺主宣发和肃降，肾属于水，肺脏阴虚津亏久延不复，常可损及于肾，而致肺肾阴虚。肺与肾之间的阴液也是相互滋生的，肾阴为一身阴液之根本，所以肺阴虚可损及肾阴。反之，肾阴虚亦不能上滋肺阴。肺阴不足，大肠失润，是导致便秘的重要病机之一。治宜滋养肺阴，润肠通便，所谓增水行舟。

四、国医大师点评

百合固金汤这个方剂主要是治疗肺病咳血。由于肺肾阴虚、虚火上炎，所以肺热而燥。症状不但有咳嗽，还有嗓子干、痛；不但咳嗽，气还短，还喘；咳嗽痰中带血，还可以见到五心烦热的现象，这都属于阴虚内热。还可以见到阴虚的日晡潮热，骨蒸盗汗，舌红苔少，脉也是细数的。但是这个苔少要注意，有时肺病痰多，它有苔，但舌质是红的。这是单纯的阴虚肺热的肺病，这里所说的肺病就是肺痨，也就是肺结核。

肺和肾是水的上下源，肺为水之上源，肾是人体真阴真阳所藏之地，可是为什么肺为水的上源呢？第一个原因，五脏之精下藏于肾，是由于肺主肃降、肺气下降的作用。第二个原因，是由于肾阴不足，下面的相火向上行的时候，上至于心肺。由于上至心肺，肺中热气上逆，不能肃降，又影响肾阴的上源不足，所以肾阴就更加少了。在治疗的时候，是要上下兼顾的。既用了生地黄，也用了熟地黄，用生地黄来凉血滋阴而清心肺，同时用熟地黄来补肾阴。这里用的麦冬和玄参，要注意所用的分量，以及它所配伍的药物。如果没有大量的滋阴药，单用玄参是不行的。所以在用二地作为主药的时候，还用麦冬、玄参和百合来作为臣药。百合可以清心润肺，是一个补肺的药。在这样的基础上，在滋补肺肾、清润的同时，加上活血的药、化痰的药，因为他咳嗽有血，这是一层意思。另外就是肺气和肝气的关系，所以这里用了当归和白芍，既能养血和血以止血，又能养血和血以舒肝，这可以和逍遥散中用此二药的情况一样，应同样来理解它。在这里是为了治肺而需要舒肝，因为肺燥、肺热、肺气虚，气短气喘，肺气上逆，不能肃降，肝气也不得顺畅而生火，更加重了肺燥，加重了肺热，加快了咳血的发展，这就是中医治病时要注意脏腑间关系的道理。方中用贝母来祛痰止咳，用甘草来利肺气、利咽喉，都是从肺来入手。这样一个方剂，对于阴虚的肺病是比较好的，在临床上也经常遇到这样的患者。

——王绵之　首届国医大师

五、编者心得

【方证指征】

咳嗽气喘，痰中带血，咽喉燥痛，手足心热，骨蒸盗汗，舌红少苔，脉细数。

【心得】

现代临床常用于治疗肺结核、慢性支气管炎、支气管扩张、便秘等肺肾阴虚者。如治疗肺结核咯血，应当酌情加凉血止血、活血化瘀之品，如白及、仙鹤草、三七等；如治疗阴虚便秘，可重用生熟地黄、麦冬、百合，加麻仁等，以滋阴润肠通便。

参考文献

1. 焦树德.焦树德方剂心得十讲.北京：人民卫生出版社，2001：20～21.

2. 马纯清.百合固金汤加减治疗慢性咽炎42例.光明中医，2008，23（11）：1710～1711.

3. 哈小博，肖娴.漫谈百合固金汤.求医问药，2000，7（5）：24.

4. 尚军卫.中西医结合治疗肺结核咯血46例.中国民间疗法，2006，14（7）：17～18.

5. 肖传军.中西医结合治疗肺结核咯血80例.医学创新研究，2008，5（17）：28～29.

6. 刘英鹰，刘炜.百合固金汤治疗阴虚便秘.中国临床医生，2009，37（6）：58～59.

7. 毛德西.百合固金丸（汤）——喘咳痰血肺病宜.老年人，2009，10（9）：56～57.

8. 周国治.百合固金汤治疗肺癌放化疗副反应41例.江西中医药，2007，3（11）：32.

9. 於忠良.百合固金汤临床运用体会.时珍国医国药，2003，14（9）：584～584.

10. 叶玲珍.加味百合固金汤治疗子嗽临床体会.时珍国医国药，2001，12（7）：649～649.

11. 吕铭.子嗽案析.辽宁中医杂志，2006，33（8）：1030.

12. 邓淑云.百合固金汤临证运用体会.辽宁中医杂志，2002，29（3）：156～157.

13. 张晓枫，毕志红，翟学明.加味百合固金汤合止血丸治疗咯血验案.中国中医急症，2003，12（2）：183.

14. 欧炯昆.百合固金汤临床应用举隅.实用中医药杂志，2001，17（5）：39.

15. 苏光荣.中医药辨证治疗肺结核咯血65例.湖北中医杂志，2008，30（11）：31.

16.乔玉秋，王志同.百合固金汤治疗糖尿病合并肺结核 11 例体会.浙江中医杂志，1998，12（3）：129.

17.沈之崝.辨证活用百合固金汤举隅.实用中医内科杂志，1998，12（2）：27～28.

18.王绵之.方剂学讲稿.北京：人民卫生出版社，2010：421～423.

（孟巍　滕菲　覃堃）

第四章

祛湿剂

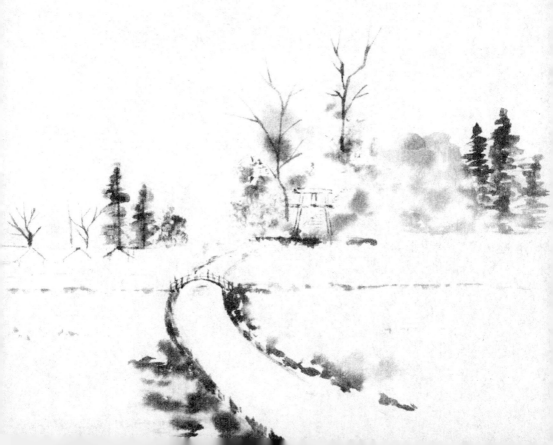

第一节　平胃散

一、名方导读

【出处】《太平惠民和剂局方》。

【组成】苍术五斤，厚朴、陈皮各三斤二两，甘草三十两。

【方歌】平胃散用朴陈皮，苍术合甘四味宜，除湿宽胸驱瘴疠带，调和胃气此方施。

【方论】苍术，味辛苦温，主湿痰留饮，脾湿下流，浊沥带下，滑泻肠风。厚朴，味苦温，主中风伤寒，头痛，寒热惊悸，气血痹，死肌，去三虫。陈皮，味辛温，主胸中瘕热逆气，利水谷，久服去臭，下气，通神。甘草，味甘平，主五脏六腑寒热邪气，坚筋骨，长肌肉。湿邪困脾，脾失健运，水谷不化，发为胀满，予平胃散调和脾脏运化之力，燥化湿邪，消除胀满。

【功用】燥湿、健脾、消胀。

【主治】湿阻于脾，脾失运化水谷精微，胸腹胀满，不欲饮食，甚至反呕，或有脾虚泄泻，嗜睡，舌偏淡，苔厚腻。

【用法】水煎煮，空腹温服。

【方解】方中苍术苦辛气烈，主脾胃湿邪，能除胀满，重用为君药，起燥湿除满之效；厚朴为臣药，温中益气，消痰下气，主胀满及胸中呕逆不止；陈皮为佐药，味辛温，主胸中逆气，利水谷；甘草为使药，主五脏六腑寒热邪气，调和诸药；全方共奏健脾燥湿除满之功。

【化裁】若湿邪偏盛者，加佩兰、砂仁、豆蔻以化湿；若呕逆上气者，加沉香、刀豆下气止呕；若脾虚泄泻者，加白术、白扁豆健脾化湿以止泻。

二、名医心悟

【刘渡舟心悟】

平胃散用于治疗脾胃不和，不思饮食，心腹胁肋胀满刺痛，口苦无味，胸满短气，呕哕恶心，噫气吞酸，面色萎黄，肌体瘦弱，怠惰嗜卧，体重节痛，常多自利，或发霍乱，以及五噎八痞，膈气反胃等证。方后并注曰："常服调气暖胃，化宿食，消痰饮，辟风寒冷湿四时非节之气。"可见《太平惠民和剂局方》创平胃散，不但用于治疗脾胃不和之证，也作为和胃消食的常服保健药。因此，后世医家对此方推崇备至，它已经成为治疗脾胃病的祖方，很多和胃之方均由此方化裁而来。使用本方，当着眼于湿、食二证。胃属阳明，其气为燥，当燥不燥而为湿伤，则胃不和，可见心下痞满、嗳气呃逆、胃脘胀痛、饮食不化、舌苔白厚腻之证。平胃者，削平胃中食滞，祛除胃中湿邪之义。湿邪得去，脾胃健运，则饮食自消。临床应用本方，以舌苔厚腻为指征，可合用不同方剂治疗各种疾病。如胃为湿伤，郁而化热，心下痞满，口舌生疮者，则用本方与大黄黄连泻心汤相合；心下痞满而兼见口苦舌红，胁胀脉弦者，则与小柴胡汤相合疏利肝胆气机。

——刘渡舟　著名中医临床家

【晁恩祥心悟】

脾之为病，强调要"投其所好"，以平胃散加减，同时考虑胃土之所恶，酌加益胃生津之品。脾胃病除单纯的脾病和胃病外，尚有脾胃同病。对于脾脏胃腑同病，晁教授强调用药中庸和解、脏腑兼顾；病机认识强调多脾虚胃热，虚实错杂，虚在脾，实在胃。因脾为阴湿之土，其为病阴常有余，阳常不足；胃为阳燥之土，其为病阳常有余，阴常不足，所以《伤寒论》中太阴病提纲证为脾气虚寒证，而阳明病则是胃家实证。脾胃同病多表现为脾虚胃实，具体证候主要是（脾）气虚胃热和（脾）阳虚胃热。无论是脾气虚弱还是脾阳不足，湿从内生，脾所恶的病理环境都是存在的，故治疗时必须立足于燥湿健脾。（脾）气虚胃热证表现为：胃脘痞满，恶心，纳差，倦怠乏力，口干，大便溏薄，舌苔黄腻或白腻而干，舌淡或红，脉濡数，加党参、白术、茯苓、半夏、黄连等。其中半夏不可或缺，因半夏既能燥湿健脾，又可降逆和胃，一味半夏兼顾脾胃。胃为燥土，清胃热理应予甘寒之剂，因甘润生津为胃之所喜，《伤寒论》中阳明经热证用甘寒的石膏、知母而不用苦寒之黄芩、黄连理即于此。但晁老认为，脾虚胃热同时存在，清胃热则不宜甘寒，甘能助湿，为脾之所恶，当用黄连等苦寒之品，以寒清胃热、以苦燥脾湿，体现了脾胃兼顾、中庸和解的寓意。对于脾阳虚胃热证，表现为：胃脘痞满，恶心，纳差，喜暖怕凉，大便溏泻或完谷不化，口干口苦或口渴，舌胖大有齿痕，苔黄或黄腻，脉沉细数，加干姜、附子、半夏、黄连等。

以平胃散加减治疗脾胃病，主要依据的是脾为阴湿之土，喜燥恶湿；胃为阳燥之土，喜润恶燥，以及《金匮要略》"五脏病各有所得者愈，五脏病各有所恶，各随其不喜者为病"的理论。治疗目的就是通过顺应脾之所喜（燥）、远其所恶（湿），迎合脾土喜燥恶湿的生理特性，达到脾气健而胃气和的目的。

——晁恩祥 国医大师

附一 【单兆伟心悟】

慢性结肠炎患者饮食不节，饮酒、吸烟、食辛辣等，致湿浊化热，聚而不散，临床上呈一派湿热征象，表现出大便次数增多，质黏，味臭秽，甚则夹有脓血，胸脘痞闷，口有异味，苔黄腻满布。急则治其标，缓则治其本，患者本为脾运不健，但此时治疗应以标为主，清热化湿，兼以健脾。单教授多用平胃散加减。平胃散为李杲创制，湿与热相杂，当先治湿，湿邪得化，热邪易除，平胃散温使湿和，非用温之谓。苍术性猛而悍，迅于除湿，厚朴苦温，能助少火以生气，湿由于气之不行，气行则愈，更以陈皮佐之，甘入脾，脾得补则运。单教授应用此方时，多加入太子参，因此病本为脾虚，太子参可益气健脾，热可伤阴，太子参又可滋阴，同时，太子参又可制苍术、厚朴的温燥，清热可用黄芩、仙鹤草、百合、生薏苡仁，百合既可清热，又可滋阴，生薏苡仁性偏凉，又可健脾，温凉并用，配伍精当。若化湿之力仍觉不足，加用芳香化湿的药物，例如藿香、佩兰、石菖蒲等，用量宜少不可过大。湿性趋下，湿热至大肠，下焦血热，热伤血络，当以清利下焦，清热凉血，加用凤尾草、马齿苋、地榆等。

——单兆伟 江苏省中医院主任医师，南京中医药大学教授

附二 【吴沛田心悟】

平胃散中苍术苦温辛燥，最善除湿运脾，为主药；辅以厚朴，苦温除湿而散满，两药有协同作用；配陈皮理气以化滞，协厚朴下气降逆；以甘草、生姜、大枣调和脾胃，鼓舞其升发之气。全方合用，醒脾调中，使湿滞得化，脾气来复，为治疗脾胃不和、湿滞中焦之代表方。笔者以该方为主治疗小儿腹泻，略有心得，简述于后。

1. 偏湿型 湿浊停滞，中气受阻，因外邪而致者，加用藿香正气散；若秽浊偏重，呕恶烦躁，加用土茯苓、佩兰、郁金、竹茹、菖蒲等以辟秽化浊；若精神不振，面色少华，伴腹痛明显者，乃脾阳虚衰，宜加用理中丸等；若干呕肢冷，胸闷脉伏，乃气机失宣，加用辛开苦降的半夏泻心汤、玉枢丹等；若渴不欲饮，神困身重，为清浊不分，水湿不化，加用五苓散。

2. 湿热交阻 热与秽浊之气结于中下二焦，湿热合邪，宜用分利之法，使湿热各有出路，但应防邪去正伤，阴液亏损。若腹泻伴烦躁干呕，以清泄肠热为治，用平胃散加大黄、白头翁、黄芩；若外邪炽盛，内陷营分，热灼心包，神志不清，伴抽搐者应予急救，中药扶正安中，清心开窍，以平胃散加至宝丹，或加独参汤，鼻饲；若口渴唇干，小便短赤，皮肤干燥，弹性甚差，舌红少苔，此热灼津伤，宜小剂平胃散合连梅汤；若壮热能饮，烦躁不安，属阳明化火，宜甘寒泄热，用小剂平胃散合甘露饮、三石汤加减；若大便滑泄无度，次数较多，宜固涩止泻，平胃散加芡实、石榴皮、伏龙肝、金樱子等；若日久阴阳俱伤，法当回阳救逆，当配用参附龙牡汤或生脉散等。此型应观察正邪孰多孰少，以便权衡用药。

——吴沛田 张仲景国医大学兼职教授

三、名医医案

【慢性胃窦炎（胃脘痛）】

赵某，男，43 岁。1994 年 7 月 20 日初诊。素嗜饮酒，近年尤好啤酒，3 年前出现胃脘痞满胀痛，无规律性，纳呆，口中乏味，嗳气泛酸，腹胀便秘，舌苔白腻，脉滑。钡餐透视示慢性胃窦炎。证属湿困中焦，脾胃不和。治以祛湿健脾，消胀散满。平胃散化裁：苍术 10 克，陈皮 10 克，厚朴 10 克，半夏 10 克，炒谷芽 15 克，麦芽 15 克，莱菔子 15 克，枳壳 10 克，煅瓦楞子 15

克，生大黄6克（后入），甘草6克，生姜3片，大枣5枚。服5剂症状明显减轻，仍腹胀纳少，嗳气泛酸，去生大黄加木香10克，砂仁6克（后入）。继服5剂，诸症皆失。钡餐示胃、十二指肠无异常。嘱戒烟酒，少食生冷辛辣。

按语： 患者嗜酒，湿浊内生，脾为湿困，运化失常，故脘腹痞满，不思饮食，口中乏味；湿浊中阻，胃失和降，故嗳气泛酸，积滞脘痛，大便秘结；舌苔白腻，脉滑为湿浊之象。以平胃散祛湿健脾、消胀散满，并配伍炒谷芽、麦芽健脾益胃，煅瓦楞子抑酸，莱菔子、枳壳、大黄除胀消滞、下气通便。

【非特异性溃疡性结肠炎（泄泻）】

张某，男，37岁。1995年4月11日初诊。非特异性溃疡性结肠炎5年，泻下质稀，黏液或脓血便，日4～5次，轻度下坠，腹胀腹痛，喜暖喜按，形体消瘦，面色萎黄，纳呆食少，苔白腻，脉滑无力。证属湿困脾胃，中焦虚寒。治以健脾化湿，温中升清。药用：苍术6克，半夏6克，厚朴6克，陈皮8克，炮干姜9克，肉豆蔻9克，补骨脂9克，吴茱萸9克，熟附子6克（先煎），党参9克，白术9克，黄芪15克，地榆炭9克，甘草6克。上方10剂，大便减至日2～3次，黏液脓血便皆失，他症亦减。上方去炮干姜、地榆炭，加乌药9克，干姜9克，共服30余剂而痊愈。

按语： 非特异性溃疡性结肠炎是一种原因未明、与自身免疫及遗传因素有关的结肠炎，病程迁延，难以速愈。该患者反复发作黏液血便，渐至脾肾阳虚，而舌苔白腻为应用平胃散的主要依据。方以平胃散加半夏化湿健脾，而各药剂量从轻，防燥湿太过之弊；伍以四神丸温补脾肾；附子理中丸健脾温中；党参、黄芪益气健脾以培土厚肠；地榆炭清理肠垢。

【脓疱疮】

孙某，男，45岁。1995年6月7日初诊。2年前夏季两手掌起脓疱疮，日渐加重，继而两足跖亦起，此消彼起，溃流黄水，缠绵不愈，瘙痒无度，内服外用中西药物均无效。伴见脘腹胀满，纳呆恶心，四肢困重，舌质红，苔腻微黄，脉滑。证属脾胃湿热，氤氲成毒。治以燥湿健脾，清热解毒。药用：苍术15克，陈皮12克，厚朴10克，地肤子20克，白鲜皮30克，土茯苓30克，公英30克，连翘15克，蚕沙15克，蝉蜕6克，硫黄1.5克，甘草6克，生姜3片，大枣5枚。服3剂后，脘腹得舒，脓水减少，亦无新生者。效不更方，原方继服 25 剂后痊愈。

按语：《医宗金鉴》曰："此证生于指掌之中，形如茱萸，两手相对而生。亦有成攒者，起黄白脓疱，痒痛无时，破津黄汁水。时好时发，极其疲顽，由风湿客于肤腠而成。"此即今之掌跖脓疱疮。该患者亦曾服用清热化湿、解毒疗疮之中药汤剂，但未见效果。郝老审证求因，认为脾湿过盛，氤氲成毒，侵犯四肢所致。湿为阴邪，手掌、足跖亦属阴，同气相求，故掌、跖易为湿毒所犯而成此症。因伴见脘腹胀满，纳呆恶心，苔腻之证，故以平胃散为基础组方，燥湿健脾，脾胃健运，湿毒无源；配以硫黄纯阳之品，用以助阳化湿，且有疗疥杀虫之功，以连翘、公英清热解毒监制之；地肤子、白鲜皮、蚕沙、蝉蜕祛皮肤风热，疗湿毒疥癣；土茯苓导湿下行，共成化湿健脾、解毒疗疮之剂。

【美尼尔综合征（眩晕）】

王某，女，36 岁，郊区农民。以眩晕耳鸣 3 天，于 1995 年 3 月 7 日求治。该患者于 3 月 4 日晨突然感觉头晕目眩，耳鸣，视物旋转，目不敢睁，恶心呕吐，不敢活动，活动症状加重。当即到附近的诊所就诊，诊为美尼尔综合征。给静脉输液治疗（用药不详），经治疗 3 天，效果不明显，特要求中医治疗。初诊时患者卧床闭目不敢动，肢困纳呆，呕吐痰涎，舌苔白腻，脉象弦滑。既往有胃脘痛病史。西医诊断为美尼尔综合征，中医诊断为眩晕，痰浊中阻型。治宜燥湿健脾，除湿化痰，平肝息风。方用平胃散加僵蚕 12 克，钩藤、半夏各 15 克，白术、茯苓各 20 克，龙骨 30 克，泽泻 50 克。水煎服，每日 1 剂，并配合针灸治疗。3 剂后，症状大减，目已敢睁，耳鸣减轻，人已能下床活动。继服上方 7 剂，症状完全消失，纳食正常。1 月后随访，未再发作。

按语：美尼尔综合征现代医学认为是由于内耳迷路水肿，平衡失调所致。早在《内经》中就记载有"诸风掉眩，皆属于肝"。仲景治眩则以痰饮为先，河间、丹溪则认为"无痰不成眩"。本例患者投以平胃散加半夏、茯苓、白术、泽泻以燥湿健脾，除湿化痰；用钩藤、僵蚕、龙骨以平肝息风。

【高尿酸血症（水肿）】

韩某，男，41 岁。2005 年 5 月 12 日就诊。自诉全身较重、倦怠、两踝关节轻度水肿、吸烟、嗜酒，苔白腻，舌微胖，脉沉细。查体：神清，体形肥大，心肺听诊正常，两踝关节轻度水肿，无压痛。实验室检查：肝功能、血脂、血糖正常，血尿酸 750μmol/L。西医诊断：高尿酸血症。中医诊断：水肿。治疗：中药予平胃散合五苓散加减，服 20 剂；西药服别嘌呤醇片 0.1 克 / 次，每日 3 次。3 周后，患者水肿消退，全身酸重解除，精神好转，复查血尿酸 360μmol/L，嘱戒烟酒，继续服用上方 1 个疗程，后复查尿酸为 380μmol/L。

按语： 高尿酸血症是指血中尿酸水平超过正常的一种状态，是由于人体嘌呤类物质代谢紊乱，导致尿酸生成过多。高尿酸状态下，组织器官会发生相应的病变，可导致关节炎、结石、肾病等严重并发病，与高血压、高血脂、冠心病、脑血管意外、糖尿病的发生密切相关。所以对高尿酸的早期预防意义重大。目前常用的西药不良反应较多，停药后复发率较高。从高尿酸血症的临床表现分析，应属于中医学"石淋""痹证""水肿""痛风"等范畴，主要病机为脾失健运，肺失通调，肾失气化，导致痰、浊、湿、热等夹杂，流注脏腑、关节、经络而成。选用平胃散合五苓散加减，取健脾、化湿、利尿、通痹之功。方中平胃散健脾化湿蠲饮，五苓散利水化湿，加薏苡仁、牛膝健脾渗湿补肾，防己通经络，鸡血藤活血化瘀、活络通痹。现代药理研究也证实，化湿利水的中药有提高肌酐清除率、降低血尿酸的作用，配以活血化瘀的中药，能改善肾脏血流量，增加肾小球的滤过率，促进糖、脂肪代谢，防止并发症的发生。

【慢性肾炎（水肿）】

王某，女，62 岁，工人。慢性肾炎病史 15 年，因劳累后复发，出现浮肿，尿少，伴恶心呕吐，腹胀痞满，大便溏薄，面黄晦暗，舌体胖大有齿痕，苔白厚腻，脉弦滑。尿检：蛋白（+++），红细胞（+++），白细胞 5～6 个，颗粒管型（+）。血常规：血红蛋白 10g/L。肌酐、尿素氮高于正常。诊断：慢性肾炎，氮质血症。中医辨证为脾虚湿困，浊邪内蕴。治以运脾燥湿，行气利水之法。药用：苍术 10 克，厚朴 15 克，陈皮 10 克，猪苓 15 克，泽泻 10 克，木香 10 克，大腹皮 20 克，冬皮 10 克，草果仁 10 克，砂仁 15 克，甘草 10 克。治疗 1 个月，症状及体征完全消失，肾功能恢复正常，尿常规蛋白（±），病情完全缓解出院。

按语： 该病虽系肺、脾、肾三脏相干为病，是在长时期水湿停留、邪正相争的基础上，导致机体气机紊乱，升降失常，清浊相混、虚实夹杂。然脾失健运、湿浊中阻是这一极复杂的病理过程中的关键环节。因此健脾燥湿、芳香化浊则成为本病重要的治疗方法。

【2型糖尿病（消渴）】

李某，女，67岁，干部。1997年4月8日初诊。有糖尿病病史6年。入院症见：形体肥胖，乏力，口渴，食欲旺盛，尿浊。体重较前明显减轻，近2个月下降4公斤。舌质紫暗，苔白厚腻，舌体胖大，边有齿痕，脉滑。入院测FPG为11.6mmol/L，血脂、血流变均有明显异常改变。入院后除口服磺脲类降糖药（格列齐特片80mg，饭前半小时服，日2次）外，静点复方丹参注射液等，配合抗生素以防感染，中药拟玉女煎加减口服，效微。患者血糖一直持高不降，精神一度抑郁不舒，血糖曾升至13.2mmol/L。仔细观察患者症、舌、脉，确为脾虚湿盛、湿阻中焦而致，改玉女煎为平胃散加味治疗。1剂后患者诉饥饿感明显减弱，连服3剂，患者精神舒畅，连续测FPG波动在7.9～8.2mmol/L之间，略作加减，满意出院。

按语：随着对消渴病的认识水平日渐提高，除从阴虚、燥热、肝、肾、瘀血等论治外，消渴病从脾论治亦日益受到关注。脾虚湿盛、湿阻中焦型消渴病临床较常见。患者常见形体肥胖，口渴，口有甘味，多食，多尿或尿浊、尿有甜味，乏力，舌质淡或暗，苔白厚腻，舌体胖大，边有齿痕，脉滑或濡缓。究其病因，多为饮食不节，久嗜肥甘，终至脾胃虚弱，失于健运，湿浊内生。湿阻中焦，脾失健运，清阳不升，津液不能上承故见口渴；脾在五味中与甘味相合，故见口有甘味；脾失健运，水谷精微不能正常濡养机体，故见乏力；而湿邪困脾，脾失健运的同时，清浊相混，湿热内生，然其势必下趋，故见尿浊、尿甘甜；病情继续发展，水谷精微顺小便而泄，必上求以自救，故见多食。所以临床消渴病患者多食，并非全由胃热所致。《素问·奇病论》："……名曰脾瘅……故令人口甘也，此肥美之所发也，此人必数食甘美而多肥也，肥者令内热，甘者令人中满，故其上溢，转为消渴。治之以兰，除陈气也。"兰，即以佩兰等醒脾化湿，故临床以平胃散加味治疗湿阻中焦之消渴病，收效甚佳。

【慢性萎缩性胃炎（胃脘痛）】

王某，女，39岁。自述上腹胀痛、反复发作3年余，伴见纳呆食少、嗳气吞酸、口淡无味、身重倦怠。经电子胃镜检查，诊为"慢性萎缩性胃炎"。诊见：面色白，舌质淡、苔白腻，脉缓。治宜燥湿健脾、行气止痛。处方：苍术、陈皮、枳壳、白术、茯苓、香附各10克，炙厚朴12克，甘草、生姜各6克，大枣5枚。水煎，分3次温服，1剂/日。嘱忌食生冷等刺激性食物，注意饮食调养。连服7剂后，胀痛缓解，诸症减轻。前方加砂仁3克，再进7剂后，诸症基本消失。上方加砂仁后改为散剂，9克/次，3次/日，开水冲服。连服2个月以巩固疗效。1年后随访，未见复发。

按语：本例属胃脘痛，系脾虚湿困、阻滞气机而致。故用平胃散以燥湿运脾，行气和胃。加白术、茯苓，以增强补气健脾之功；加枳壳、香附，以增强行气消胀之功；加砂仁，芳香醒脾，以助运化。诸药并用，使湿邪去、滞气行，"通则不痛"，故不止痛而痛自止。

【慢性浅表性胃炎（呕吐）】

李某，男，42岁，农民。呕吐反复发作3年余，或食后即吐，或见到污秽物即吐，严重时3～5次/日（自言其母曾有是症），伴见恶心纳呆，脘腹胀满，精神倦怠。经电子胃镜检查，诊为"慢性浅表性胃炎"。患者面色白，形体瘦，舌质淡、苔白腻，脉濡缓。辨为脾虚湿困证。处方：苍术、厚朴、陈皮、竹茹、生姜各10克，甘草、半夏、香附各6克，党参、白术各12克，砂仁3克，大枣4枚。水煎，分3次温服，1剂/日。嘱进食时勿急躁，忌暴饮暴食、狼吞虎咽，忌油腻、生冷等刺激性食物，保持情绪乐观。服药5剂后，呕吐止，再进7剂病愈。嘱上方改为散剂后，9克/次，3次/日，开水冲服1个月，以巩固疗效。

按语：本例系顽固性呕吐，并有家族史，属湿困脾胃、阻滞气机、胃气上逆证型。用本方加减，以收燥湿运脾、行气和胃、降逆止呕之效。药证相符，如矢中的，故可收效。

【特发性震颤】

王某，男，55岁。1993年3月6日初诊。头部不自主摇动3年。曾服苯海索等药，症状无改善，且渐次出现双手颤抖，时轻时重，饮酒后，症状可短暂消失，情绪激动时症状可加重。头颅CT及MRI检查正常，血铜氧化酶吸光度正常，多方治疗无效，后经某省级医院诊断为特发性震颤，用盐酸普萘洛尔片治疗，一度好转，后渐失效。症状日趋加重，转用中药治疗。诊见：头部左右旋转摇摆，双手粗大震颤，不能用手端碗，伴腹胀纳呆，夜寐不安，苔厚腻，脉弦滑。神经系统检查未见其他阳性体征。证属气滞湿阻，脾虚风动。治以理气健脾，除湿止颤。方用平胃散化裁。处方：苍术50克，陈皮、厚朴各15克，钩藤、天麻各10克，琥珀末6克（冲）。水煎服，每天1剂。服药当天即感头部颤动减轻，守方服用10剂，腹胀消失，能端碗进食，夜能安寐。守方加减调治3月，症状基本消失，仅情绪激动时偶有右手颤抖，持续时间甚短，症状减轻。随访2年，虽停止服药，病情仍然稳定。

按语：特发性震颤至今病因不明，有学者认为与遗传有关，治疗颇为棘手，以往多从肝风、痰热论治，效果多不理想。从临床上看该病起病缓慢，病程迁延，肝风之象不显，脾湿之象确著，且多与忧伤思虑有关。因此考虑本病乃劳思伤脾，运化失司，饮邪内生，脾虚动风，风行饮动所致。故从脾虚饮动入手，用平胃散加减治疗，取得了一定疗效。方中苍术辛烈，燥湿健脾，用以治疗各种原因引起的震颤均有一定疗效，唯量大方可见功；厚朴苦温，除湿散满；陈皮辛温，利气行痰；更加天麻散风祛痰，钩藤息风定颤，使脾健、湿除、饮化、风定，头肢震颤可减。但治疗特发性震颤症，非持之以恒，不易建功，且根除甚难，若欲彻底治愈，尚须进一步探索。

【湿疮】

张某，男，20岁，学生。2000年6月25日就诊。患者半月来，腰腹部皮肤瘙痒伴有丘疹、丘疱疹，水疱部分密集成片，局部皮肤充血，水疱因搔抓破裂，形成糜烂、渗出、结痂，部分有脱屑，胸闷，纳呆，便溏。经中西医治疗半月余，效果不显，前来就诊。诊其脉濡，苔腻，病灶长期不愈与湿邪留恋有关，给予健脾利湿，用《医宗金鉴》除湿胃苓汤（即平胃散加猪苓、泽泻、茯苓、白术、滑石、防风、栀子、木通、肉桂、灯心草）3剂内服，诸症减轻，效不更方，原方服6剂，诸症痊愈。

按语：本病由于禀赋不耐，风、湿、热阻于肌肤所致，急性者以湿热为主，亚急性多与脾虚不运，湿邪留恋有关。平胃散燥湿运脾，故凡湿疮具有湿热证候者，可用本方加减治疗。湿重于热者本方加猪苓、泽泻、茯苓、白术、滑石、防风、栀子、木通、肉桂、甘草、灯心草，发于上部者本方加桑叶、野菊花、蝉蜕；发于下部者本方加车前子、泽泻。

【阴道炎（带下）】

鲁某，女，38岁，已婚。2000年7月2日早就诊。患者近来带下量多，经后尤甚，色白质稠如豆腐渣状，羔延数月，治无著效，伴见脘腹痞闷，食不知味，腰酸楚，下腹胀痛。妇科检查诊为："阴道炎"。诊其脉滑、舌苔厚腻。此系湿邪蕴积于下，郁滞气机。治以平胃散加猪苓、茯苓、车前子、泽泻、黄柏，10剂内服，诸症缓解。

按语：本病主因脾为湿困，湿郁化热，湿热蕴积，郁滞下焦而成。《素问·至真要大论》说："诸湿肿满，皆属于脾。"《傅青主女科》："夫带下俱是湿症。"治疗予健脾行气、清化湿热之法，平胃散是首选之方。湿盛者本方加猪苓、茯苓、车前子、泽泻、茵陈；热盛本方加茵陈、黄柏、栀子、泽泻、丹皮。

【糖尿病（消渴）】

某男，34岁。于2001年3月查体发现餐后血糖16.9mmol/L，经2次复查空腹血糖均在11.5mmol/L以上，经查C肽等确诊为2型糖尿病。即给格列齐特片、二甲双胍等治之，血糖虽有下降但空腹血糖未低于8mmol/L。于同年5月10日加服生地黄、熟地黄、天门冬、麦门冬、天花粉、知母之属的中药汤剂，每日1剂。1个月后仍未将空腹血糖控制在8mmol/L以下，于同年6月20日就诊于我门诊。视患者体肥胖，舌胖苔白滑。问患者知平素嗜酒，喜肥甘，脉滑。患者现痰湿之象，故停用滋阴之品，改用燥湿降浊之法。以平胃散加减，处方：苍术30克，厚朴15克，柴胡10克，陈皮10克，大黄15克，法半夏15克，木瓜15克，黄连10克，天竺黄10克，泽泻15克，山楂20克。每日1剂，水煎2次，饭后1小时分服。初3剂患者大便稀，次数多，后大黄改炒用，则大便每天保持2次。9剂后查空腹血糖为5.4mmol/L，自觉乏力消失，精神充足。后嘱其用上方10剂，除大黄外，煎3次，取汁浓缩至300mL左右，加生大黄粉100克，生山药粉600克左右为丸，每服3克，日服2次以巩固之。随访1年半，复查空腹血糖10余次，均未超过6mmol/L。

按语：糖尿病多因嗜酒、过食肥甘、好逸恶劳、缺乏体育锻炼所致。嗜酒者多湿，肥胖者多湿，虽病久有燥热表现，但早期痰湿表现者十有八九。求其根本应痰湿为先，后因痰湿郁久化热乃成燥热之象。治疗之法，追其本，求其源，早治应燥湿降浊，临床验之效果较养阴为优，故提出治消渴之法应以"燥湿降浊"为先。方用平胃散加减。

【外伤头痛】

汪某，男，23岁。诉头部外伤10月余，仍头痛如刺，伴头重而胀，头昏眼花，形体虚浮，面色少华，神疲乏力，嗜睡，纳食不佳，恶心欲吐，舌质紫暗，舌体胖，边有齿痕，苔厚腻，脉濡。此乃外伤后气滞血瘀，瘀血不化，败血归肝，肝气犯脾，脾失健运，痰湿内生；又为久痛入络，络脉痹阻，瘀久化痰，痰湿困脾，脾阳不振，运化失健，清阳不升，浊气不降，治拟行气通络，化痰健脾。予平胃散加减：陈皮9克，川朴9克，制苍术12克，清炙草3克，桔梗10克，川芎15克，香白芷10克，蔓荆子10克，枳壳10克，明天麻10克（另炖），姜半夏10克（打），5剂。

二诊：诉精神好转，头痛、头昏、头重症状减轻，恶心欲吐消失，纳食增加，苔薄腻，脉濡。治拟原方加用土炒党参10克，土炒白术12克，茯苓12克以增强健脾燥湿之力，7剂续服。另嘱其每日清晨散步2华里，每日用梳子或手指梳理头皮，以疏通经络，忌冷水洗头。1个月后随访，患者告知病已愈，可参加正常生产活动。

按语：头为诸阳之会，外伤久病入络，经络瘀塞，与气相搏，遏而为痛。脾为生痰之源，肺为贮痰之器，外伤后，气滞血瘀，瘀久化痰，痰湿困脾，脾阳不振，运化失健，故见头痛、神疲、面色少华、嗜睡、纳食欠佳。平胃散方中陈皮、川朴行气化痰通络，苍术燥湿健脾，甘草调理脾胃，可行气通络、燥湿健脾，使脉道通畅，痰湿得除，故临床疗效满意。

【失眠】

张某，女，48岁，下岗工人。2001年2月1日初诊。2月前因下岗心情不好，饮酒过量，出现恶心呕吐，胃痛发作，先后服用丽珠得乐、法莫替丁及中药等均未见效。之后出现夜不能寐，服安定等药仍不能入睡，甚或彻夜不寐，头昏闷，脘腹胀满，不思饮食，恶心，口淡无味，神疲无力，大便稀溏，舌苔白厚腻，脉滑。此为饮食所伤，脾胃升降失职，湿浊中阻，上扰神明，神不守舍而致不寐。治宜健脾化湿，和胃安神。以平胃散加炙远志10克，酸枣仁15克，石菖蒲15克。水煎服，每晚临睡前服1剂，连进3剂，呕恶止，腹胀除，饮食增，夜寐达8小时以上，后以保和丸调理1周，随访至今，未见复发。

按语： 患者以"恶心呕吐，胃痛"为主诉就诊，来诊时症见"脘腹胀满，不思饮食，恶心，口淡无味，神疲无力，大便稀溏，舌苔白厚腻，脉滑"，显属湿浊中蕴；症见彻夜不寐，乃上扰神明，神不守舍之证，故方以平胃散燥湿运脾，枣仁、远志、石菖蒲安神。

【美尼尔综合征（眩晕）】

王某，女，42岁，农民。以眩晕耳鸣频作，于2001年5月3日求治。该患者于5月1日晨突然头晕目眩，耳鸣，视物旋转，目不敢睁，恶心呕吐，不敢活动，活动症状加重，当即到附近的诊所就诊，诊为梅尼埃病（美尼尔综合征），给静脉输液治疗（用药不详），经治疗后，效果不明显，特要求中医治疗。初诊视其卧床闭目不敢动，形体肥胖，面色萎黄，神疲懒言，询之头重昏蒙，口淡不渴，食少纳呆，肢困乏力，呕吐痰涎，苔白腻，脉滑数。既往有胃脘痛病史。此乃湿困中焦，脾气不升。治宜燥湿运脾。方用平胃散加白术10克，藿香10克，半夏10克，白蔻仁4克（后入），茯苓10克，甘草6克，生姜4片。嘱忌食生冷瓜果。服药3剂，症状完全消失，纳食正常。一月后随访，未再发作。

按语： 患者以"眩晕耳鸣"为主诉就诊，来诊时症见"头晕目眩，头重昏蒙，耳鸣，视物旋转，目不敢睁，恶心呕吐，口淡不渴，食少纳呆，肢困乏力，呕吐痰涎，苔白腻，脉滑数"，显属湿浊中蕴，中焦运化水湿无权，故方以平胃散、二陈汤加白术、藿香、白蔻仁燥湿运脾而获效。

【急性胆囊炎】

王某，男，46岁，某粮站干部。因发热、恶寒、干呕，右上腹持续性疼痛而于1978年8月11日入县医院外科住院。查体：体温38.9℃，巩膜不黄染，右上腹腹肌紧张、压痛，墨菲氏征阳性。血象：WBC $15 \times 10^9/L$。西医诊断：急性胆囊炎，给予抗炎、解痉、支持等治疗，次日热退，疼痛未减，遂邀许老会诊。症见：右上腹疼痛拒按，口苦，恶心，大便2天未解，舌红苔薄黄而浊腻，脉弦小数。许老辨为胁痛，系湿食停滞中焦，积而化热，上逆胆腑，肝胆气机壅滞所为。治以燥湿运脾，疏泄肝胆郁滞。方用平胃散合小柴胡汤加减：苍术10克，厚朴12克，陈皮12克，法半夏10克，黄芩10克，生姜3片（捣汁泡服），柴胡10克，虎杖12克，大黄6克（后下），白蔻仁6克（后下），甘草3克。上药水煎，日1剂，分2次服。

8月13日：腹痛大减，呕止，大便已通，浊腻之苔已化，右上腹可按，无腹肌紧张，脉稍弦，原方去生姜，再进2剂告愈出院。

按语：患者过食肥甘厚味，又饮生冷啤酒，致湿食停滞，脾胃升降失司，土壅则抑木，木郁则胆逆，遂生此病。治疗重在燥运中焦而醒脾，佐以疏肝利胆。故方中苍术、厚朴、陈皮、蔻仁燥湿运脾，柴胡、法半夏、黄芩、甘草、生姜、虎杖和解少阳、降逆止呕，佐轻剂大黄，遵"通因通用"之法，疏通胆腑，尽收其功。

【急性胰腺炎（腹痛）】

方某，男，40岁，本院中药师。1986年6月7日上午，突感上腹部胀痛不休，自认为又是胃溃疡旧病发作，遂自服雷尼替丁，但疼痛有增无减，再请外科医生诊治。查体：不发热，形体偏胖，心肺听诊无异，上腹部腹肌紧张，压痛阳性，无反跳痛。急查血象：WBC $17×10^9$/L，X线腹透示：膈下未见游离气体。B超提示：胰头不清晰，整个胰体增大，未见出血坏死。初诊为急性胰腺炎（水肿型）？又查尿淀粉酶286U/L。西医给予氨苄西林、庆大霉素静脉点滴，肌注阿托品等治疗。主张禁食，并插胃管行胃肠减压。因患者拒插胃管，故其家属请许老会诊。刻下：患者痛苦呻吟，辗转不安，上腹偏左疼痛拒按，并触摸到较大的条索状隆起物，不呕吐，舌体胖大、边有齿印，舌苔白腻，脉紧数。许老认为：此乃患者素体脾（阳气）虚湿盛，湿郁气滞，不通则痛所致。治宜燥湿行气，温运脾阳。方以平胃散合良附丸方加减：苍术12克，厚朴12克，陈皮10克，良姜10克，吴茱萸3克，香附10克，木香10克，延胡索10克，白芍12克，炙甘草6克。上药水煎，日1剂，分2次温服。服药后2小时许，疼痛渐减，得以安睡，醒后疼痛基本未作。

次日诊见：腹痛未发，左腹部按之仍有痛感，大便正常，舌苔薄白，舌体仍胖大、齿印隐约可见，脉小紧不数，并空腹查血淀粉酶＞500U/L。因患者惧怕打针，加之腹痛已停止，故请求单独服中药以观病情进退，上药去吴茱黄、延胡索，加茯苓 12 克，山楂 10 克，泽兰 10 克，再服 1 剂。

6月9日：腹痛未作，左上腹部重按尚有痛感，舌脉基本正常，效不更方，上药共进 7 剂，诸症悉除，各项检查均属正常。

按语： 方中苍术、厚朴、陈皮燥湿行气，吴茱萸、良姜温运脾阳，木香、香附、延胡索配合使用，行气止痛效力更佳；白芍、甘草缓急止痛；泽兰活血利水，对胰腺水肿尤为切中。许老认为，本病一派脾阳不足、湿浊壅滞之象，无热象之征可辨，不必顾及"炎症"而用苦寒或寒凉之品。

四、国医大师点评

平胃散，是治里湿的祖方，与四君子汤补气、四物汤补血一样，是基本方。苍术、厚朴、陈皮这三味药是主药，都是苦辛温燥而芳香行气的药，可以治湿。湿邪本身是阴邪，是寒性，所以要用温药，用燥化的方法、健脾的办法治湿。湿邪伤人，易致气机不利，所以要用行气之药。此方，应从以上几点理解、体会。

——首届国医大师王绵之

五、编者心得

【方证指征】

脘腹胀满，不欲饮食，口淡无味，恶心呕吐，嗳气吞酸，肢体沉重，怠惰嗜卧，或有自利，舌苔白厚腻，脉缓。

【心得】

平胃散主要应用于治疗急、慢性胃肠炎、消化不良、胃及十二指肠溃疡等证属湿滞脾胃者。如平胃散治疗慢性胃十二指肠溃疡中瘀血内停者，可酌情加化瘀止痛之药如延胡索、蒲黄、五灵脂等。如平胃散治疗慢性胃窦炎中饮食积滞者，可酌情加消食导滞之药如莱菔子、焦槟榔等。

参考文献

1. 张保伟. 刘渡舟教授应用平胃散的经验. 河南中医药学刊, 2002, 17（1）: 12～13.

2. 吴沛田. 平胃散治小儿腹泻体会. 中国中医药报, 2005-09-08（6）.

3. 朱晓骏. 单兆伟教授治疗慢性结肠炎经验. 南京中医药大学学报（自然科学版）, 2002, 18（2）: 118～119.

4. 韩桂玲, 韩春生. 晁恩祥教授运用平胃散治疗脾胃病经验介绍. 新中医, 2009, 41（7）: 7～8.

5. 刘兴山, 刘林娜. 郝怀清应用平胃散验案四则. 山东中医杂志, 1997, 16（3）: 124～125.

6. 王美霞. 平胃散的临床新用. 陕西中医, 1998, 19（1）: 35～36.

7. 管寿明. 平胃散合五苓散治疗高尿酸血症36例. 现代中西医结合杂志, 2008, 17（5）: 690.

8. 杨文友, 林伯男. 平胃散加味治疗慢性肾功能不全氮质血症的研究. 中国中医药信息杂志, 1998, 5（5）: 33.

9. 季聚良, 石歆. 平胃散加味治疗湿阻脾胃之消渴病20例. 河南中医药学刊, 1999, 14（4）: 55～56.

10. 李志平. 平胃散临床治验举隅. 中国实用乡村医生杂志, 2008, 15（5）: 29.

11. 韩冠先. 平胃散为主治疗特发性震颤11例. 新中医, 2001, 33（12）: 55～56.

12. 熊玉仙, 雷兴宏. 平胃散在临床的运用及体会. 陕西中医, 2002, 23（3）: 278～279.

13. 赵经达. 平胃散治疗糖尿病. 中国民间疗法, 2008, （8）: 36.

14. 余元法. 平胃散治疗外伤性头痛举隅. 中国民间疗法, 1998, 10（5）: 34～35.

15. 董飞侠. 平胃散治验三则. 中国中医药报, 2004-04-12.

16.袁钦和.许文元运用平胃散辨治急重病经验介绍.江西中医药,2001,32(5):16.

17.王绵之.王绵之方剂学讲稿.北京:人民卫生出版社,2005:432~433.

（许国磊　郭小舟　何庆勇　郭建波）

第二节 三仁汤

一、名方导读

【出处】《温病条辨》。

【组成】杏仁五钱，飞滑石六钱，白通草二钱，白蔻仁二钱，竹叶二钱，厚朴二钱，生薏仁六钱，半夏五钱。

【方歌】三仁杏蔻薏苡仁，朴夏白通滑竹轮，水用甘澜扬百遍，湿温初起法堪遵。

【方论】君：杏仁，苦辛，宣利上焦肺气，气化则湿化；白蔻仁，芳香化湿，行气，调中；生薏仁，甘淡，渗利下焦湿热，健脾；三仁合用，能宣上、畅中、渗下而具清利湿热、宣畅三焦气机之功；臣：半夏、厚朴辛开苦降，化湿行气，散满消痞；佐：滑石、竹叶、通草甘寒淡渗，利湿清热。配伍要点：药用辛开苦降淡渗以宣上、畅中、渗下，使湿热之邪从三焦分消，调畅三焦气机。

【功用】清利湿热，宣畅气机。

【主治】湿温初起，头痛恶寒，身重疼痛，舌白不渴，脉弦细而濡，面色淡黄，胸闷不饥，午后身热，状若阴虚，病难速已。

【用法】酌定用量，作汤剂煎服，杏仁用量不宜过大，常用量为15克，过量后易出现呼吸困难，甚至窒息，死亡。

【方解】本方证为湿温初起，邪在气分，湿重于热所致。湿温初起，卫阳被湿邪郁遏，故恶寒头痛，身重头痛；湿遏热伏，而午后身热；湿邪阻遏气机，则胸闷不饥；舌苔白腻，脉弦细而滑，均为湿重之象。湿温发病每与脾虚湿停有关，其病位为卫气同病而以气分为主，以湿热阻遏气机为病理特征，其中三焦气化受阻最为关键。治宜宣畅三焦气机，兼以清热利湿治本。方中杏仁苦辛，宣通上焦肺气；白蔻仁芳香醒脾，行气化湿，宣畅中焦；薏苡仁甘

130

淡，渗利湿热，疏导下焦；三药宣上、畅中、渗下，三焦并调，共为君药。半夏、厚朴辛开苦降，除湿消痞，行气除满，为臣药。通草、滑石、竹叶清热利湿，均为佐使药。诸药合用，共奏宣畅气机，清利湿热之功。由于本方以杏仁宣上、蔻仁畅中、苡仁渗下，使三焦气机通畅，湿热得以分消，故方名为"三仁汤"。

【化裁】加黄连、黄柏、栀子、石菖蒲、车前子清热化湿，加二至、生地黄养阴而不恋湿，加夜交藤安神，合用则清热利湿兼滋养阴液，使阴液充、湿热祛。

二、名医心悟

【王宗仁心悟】

清·吴鞠通在《温病条辨·湿温》中，对于三仁汤注曰："头痛、恶寒、身重、疼痛，有似伤寒；脉濡则非伤寒矣。舌白、不渴、面色淡黄、胸闷不饥，湿闭清阳道路也。午后身热，状若阴虚者，湿为阴邪。阴邪自旺于阴分，故与阴虚者同一，午后身热也。湿为阴邪，自长夏而来，其来有渐，且其性氤氲黏腻，非若寒邪之一汗而解，温热之一凉而退，故难速已。世医不只为湿温……惟以三仁汤轻开上焦肺气，盖肺主一身之气，气化则湿亦化也……"

《方剂学》释义：功用：宣畅气机，清利湿热。主治：湿温初起，暑温夹湿。其机理概括为"宣上畅中渗下，使湿热之邪从三焦分消，暑解热清"。

三仁汤新释：杏仁，苦微温，主入肺经，味苦能降，且兼疏利开通之性，盖肺主一身之气，气化则湿亦化；滑石入膀胱经，质重性滑，通下窍，色白入肺上开腠理而发表，开窍即通阳。李时珍曰："滑石利窍，不独小便也，上开腠理而发表，是除上、中之湿热；下利便溺，是除下、中之湿热，热去则三焦宁，阑门通而阴阳利矣。"二者相伍开下焦之阳，沟通上下，通彻表里，助元阳布散化气，似茯苓、桂枝之温药治痰饮，麻黄、肉桂之热药疗阴疽，收离空当照，阴霾自散之功。薏苡仁，甘补淡渗，功似茯苓，性偏凉，能清热利湿，可以疏导下焦，使湿热从小便而去，诚如叶氏所论"通阳不在温，在于利小便"；竹叶，入心、膀胱经，清心火，下通小便而利尿，"小便利则火腑通而热自清"；通草，色白，气寒入肺经，引热下行利小便；竹叶、通草助薏苡仁疏导下焦，且二者相伍，辛散轻解，透邪外达，合薏苡仁除痹之功，淡渗轻透，除湿兼解湿中之郁热，无苦寒燥湿药伤中之弊，未用忍冬藤、丝瓜络之品，而疏筋脉，通经络，解郁滞，疏腠理，清透宣表，有通阳之功。半夏，辛温，归胃、脾、肺经，辛开散结消痰、发表解郁，苦降下逆气、止呕吐，和胃气通阴阳。厚朴苦燥辛散，长于行气、燥湿、消痞，除胀满之要药，叶天士认为"厚朴多用破气，少用通阳"。白蔻仁，气味芳香，化湿、行气、温中、止呕。《本草通玄》曰："白蔻仁，其功全在芳香之气……"厚朴、白蔻仁相伍，芳香醒脾，化湿行气。三者均主入脾、胃之经，合用共奏行气除湿，调和脾胃，升清降浊，健运中阳之效。诸药相合，通阳、化气；湿阻去，郁热消；五阳以布，三焦气化，元真通畅。可见三仁汤有理湿、解热之功，通阳、化气之效，不仅治疗外感湿温，还可治疗内伤湿阻等各种疾病。临证运用：识症不必三焦皆俱，处方三焦之药必备。

——王宗仁　国家级名老中医

【王霞芳心悟】

《温病条辨》中的三仁汤乃清代著名医家、温病大家吴鞠通首创主治湿温病的名方。原方以宣畅三焦气化功能而解除湿热为特点，配伍用药巧合"宣上、畅中、渗下"三法，使湿邪从三焦分消。王师深受其学术思想的影响，提倡在治疗小儿咳喘中亦可遵循"宣上、畅中、渗下"三法，经过长期探索，总结出治疗小儿咳嗽的一条新思路。

1.宣上　外感咳嗽以疏散外邪、宣通肺气为基本原则。小儿外感咳嗽之初其病机往往比较单纯，大多为外邪袭肺，导致肺的宣发肃降功能失常。肺主一身之气而司呼吸，宣肃失司则肺气不利而咳。王师在长期临床诊疗过程中发现，新感咳嗽患儿发病之初，多见呼气不畅、鼻塞、涕阻等肺气不宣之证，甚则出现胸闷、咽中如窒等肺气郁闭之证，而肺气上逆症状的出现往往晚于上述症状，从而总结出外邪袭肺之初（时）对于肺的宣发功能的影响要远远先于或大于对肺的肃降功能的影响。因为肺的宣发和肃降是相反相成的矛盾运动。在生理情况下相互制约，在病理情况下又常常相互影响，所以没有正常的宣发也就没有顺畅的肃降。故王师认为宣发功能的失常在先为因，肃降功能的失常在后为果。基于这种观点，王师对于新感咳嗽患儿喜用麻黄、杏仁、桔梗、桑叶、荆芥等宣发之品，而少用或忌用旋覆花、枇杷叶一类降逆之药。认为肺气一宣则窜逆自止，咳喘自平矣。

2. 畅中 理肺当顾脾胃，重视中焦的调畅。脾主升清，胃主降浊。若升降得当则气机调畅，阴平阳秘。倘若中焦枢纽壅滞则不利于气的周身遍流，同样也不利于肺的宣发。故治咳必须注重中焦的调畅。王师在治疗小儿咳嗽时每每顾及中焦，或酌加枳壳、紫苏梗、郁金理气，或配以川贝母、竹沥、半夏化痰，或用参品健脾，或引大枣护胃，对于小儿咳嗽阵作、咳剧呕吐者或手法指压"火丁"降逆，或饮食忌口，常获良效。

3. 渗下 《素问·五藏别论》中云："所谓五藏者，藏精气而不泻也，故满而不能实；六府者传化物而不藏，故实而不能满。"原文指五脏精气宜盈满但不能壅实不行；六腑水谷与糟粕宜暂时充实，但不能滞满不行。说明脏腑藏泻是一种互相依赖、协同作用的关系。脏中浊气由腑气输泻而出；腑中精气亦需输于脏而藏之。王师由此得到启发，应用"泻腑以清脏实"的思路，联合肺与大肠相表里的关系，临床并用"渗下"法治疗咳嗽。另外，取"围兵必缺"之意，给邪以出路，使体内壅滞之痰饮由前后二阴分消走泻，痰化饮去则咳自止。正如《万氏家传幼科指南心法·咳嗽》中云："大凡咳嗽治法必须清化痰涎，化痰顺气为最先，气顺则痰行咳减。"具体用药时，王师对于咳嗽痰白量多者予以茯苓、薏苡仁；咳嗽兼痰涎壅滞、腑气不通者予以炒莱菔子、瓜蒌仁；热偏重者予以车前子、车前草等。

——王霞芳 国务院特殊津贴专家，全国第三、四届老中医学术经验继承人指导老师

【许建阳心悟】

三仁汤以"三仁"为主药，方中杏仁苦温开肺利气，以气化则湿亦易化，通调水道，使湿邪下渗；薏苡仁甘淡，疏导下焦，渗湿益脾；白蔻仁芳香苦辛，"先升后降"，转枢中焦，醒脾和胃，振复运化水湿之机。配以半夏苦温、燥湿；厚朴苦辛化湿；滑石、通草淡渗利湿；再以竹叶宣泄内外之湿、清透湿郁所化之热。全方药性平和，既无寒热之偏，又无辛燥之弊，熔芳香、苦温、淡渗于一炉，形成开上焦，畅中焦，和下焦之势，因势利导，治湿于热外，渗湿于热下。故告语：在临床具体应用时，不必拘泥于湿温病的范畴，只要符合湿邪内郁，三焦不利，或湿热阻滞、气机不畅证候者，皆可加减化裁，多药到效显。

——许建阳 武警总医院主任医师，全军优秀人才津贴获得者

附一 【孙玉信心悟】

孙师总结临证应用三仁汤关键把握三方面：一是病邪为湿浊。随着社会的发展，人们生活水平不断提高，恣食肥甘厚味、辛辣之品越来越多，体内容易生湿生浊，进一步影响脏腑功能，使脏腑功能失调，诸病丛生，属湿浊之证者居多。二是病位较弥散，两焦同病，或上中下三焦俱病，或表里内外俱病。因湿浊为患，内可损害五脏六腑，外可浸淫四肢百骸，均能阻滞气机，瘀阻经络，故非化湿涤浊不能使气机条达、经脉通畅。三仁汤乃宣上畅中利下、化湿涤浊之良方，若能灵活加减，取效桴鼓。三是舌质淡红或红，苔白腻或黄腻。舌苔腻是湿浊证的重要指征，偏寒偏热，兼虚夹实，应注意兼证。临床凡具备上述特点者，以三仁汤加减治疗，多获良效。

——孙玉信 河南中医药大学第三附属医院主任医师，师承国医大师张磊

附二 【屈进学心悟】

古代中医眼科在眼部由外向内把胞睑、两眦、白睛、黑睛、瞳神5个部分，分别命名为肉轮、血轮、气轮、风轮、水轮，总称为五轮（轮，比喻眼珠圆转运动似车轮之意）。将五轮明确地分属于五脏，肉轮指胞睑，在脏属脾，脾主肌肉，故称肉轮，因脾与胃相表里，所以肉轮疾病常责之于脾和胃，肉轮疾病之脾胃湿热证即可用三仁汤加减，如睑结膜炎；风轮指黑睛，在脏属肝，肝主风，故称风轮，因肝与胆相表里，所以风轮疾病常责之于肝和胆，在五行的生克乘侮中，木克土，脾胃湿热内蕴可致风轮病如顽固性角膜炎，可用三仁汤加减；水轮指瞳神，在脏属肾，肾与膀胱相表里，由于瞳神结构复杂，经古今不少医家的实践证明，其生理病理不仅与肾和膀胱有关，与其他脏腑也有着相当密切的关系，故瞳神疾病中的玻璃体混浊、中心性浆液性视网膜脉络膜病变、老年性黄斑病变属于湿热内蕴者皆可用三仁汤加减治疗。

——屈进学 西安市中医医院主任医师

附三 【罗静心悟】

湿为六淫致病因素之一，《左传》有"雨淫腹疾"的记载。《素问》阐述了湿邪与脏腑之间的关系和发病症状，以及气候环境对湿邪致病的影响。《金匮要略》对湿证之成因治则做了进一步的论述。清代医家薛生白、叶天士、吴鞠通等对湿邪重、浊、黏、滞的特性认识较深，尤其对湿热病变的证治阐述很

详细，临床多可借鉴。

1. 祛湿邪健脾胃　《素问·至真要大论篇》云："诸湿肿满，皆属于脾。"章虚谷说："湿土之气同类相召，故湿热之邪，始虽外受，终归脾胃。"阐明了湿邪与脾胃之间的关系。脾胃者，后天之本，主化主纳，贵在健通和畅，倘遭湿邪滞腻，非但饮食物难以消化吸收，当湿邪继发于他病之后，应补难补，应下难下，药物难达病所，须先化湿，湿邪化，脾胃健，生化之源不竭，可取事半功倍之效。湿邪致脾胃病，当分寒湿困脾与湿热蕴脾，治法当以燥湿健脾或清利湿热。但从脾从湿着眼，选方亦应以三仁汤化裁。三仁汤虽为轻宣化湿之剂，治湿温初起，湿遏卫气之证，但方中白蔻仁、厚朴、半夏均为宣化中焦脾胃湿浊而利气机，健脾和胃之品；薏苡仁利湿而健脾；杏仁开上焦肺气以化湿邪；竹叶清上焦邪热；通草、滑石渗利下焦之湿而泄热。使湿热之邪上下分利，中焦得通，脾胃得健。寒湿困脾症见胸闷脘痞，纳呆呕恶，口中黏腻，头重身倦，大便不实，甚则腹大胀满，如囊裹水，肢体浮肿，肤色晦暗发黄，小便少，苔白腻，脉濡缓。用三仁汤去通草、竹叶、滑石清利之品，加藿香、佩兰、茯苓、苍术助其化湿之力。因脾虚而湿盛，症见气息短促，心慌神疲者加党参、黄芪、白术、山药、薏苡仁健脾以利湿；寒甚舌暗脉迟者，可加黑附子、肉桂、干姜、麻黄以温阳化湿；阴黄证属寒温因脾者与茵陈术附汤合用。湿热蕴脾症见肌肤黄如橘色，腹部胀满，纳呆呕恶，口干苦，或有发热，便秘或溏，溲赤而少，舌红苔黄腻，脉濡数。法当清热利湿，用茵陈蒿汤类，但苦寒之品似有伤脾之弊，若用三仁汤加茵陈、黄芩、陈皮、茯苓利湿清热健脾，则湿邪先祛，热自易清，实为良剂。湿热伤中，脾胃运化失常致泄泻者，本方与葛根芩连汤合用，可奏清热利湿之效。

2. 祛湿邪通经络　湿邪致病，多侵袭肌表经络，且易伤脾，脾主肌肉四肢，故多见经络壅阻，肌肉痿废证。中风证，恢复期中多用王清任的补阳还五汤，但本方治血气虚弱者尚可。若舌苔厚腻，胸闷脘痞，偏废不复，证属湿邪壅阻经络者亦不少见。舌苔愈厚腻病情愈重。用三仁汤随证化裁，加豨莶草、地龙、全蝎等祛湿通络之品。往往舌苔净，胸痞消，病易康复。痿证由湿热浸淫而致病者居多。症见四肢痿软，身体困重，尤以下肢多见，可伴发热，胸脘痞闷，苔黄腻，脉细数。李时珍认为："湿热成痿，乃不足中有余也，宜渗泄之药"。用三仁汤去竹叶、杏仁合三妙丸（苍术、黄柏、牛膝）加防己、豨莶草、茯苓、地龙、蜈蚣、蝉蜕共成清热利湿通络之剂。时值长夏雨季，需加藿香、佩兰；若热重于湿者，去厚朴、半夏、苍术加龙胆草、金钱草；祛湿需慎用辛温苦燥，若阴伤者加生地黄、龟板、寸冬；兼瘀血阻滞加桃仁、红花、穿山甲等。

薛生白《湿热病篇》云："湿热之证，脉无定体，或洪或缓，或伏或细，各随证见，不拘一格，故难以一定之脉拘定后人眼目也"。指出湿证不可单纯以脉辨证，亦点明了湿证之繁杂。临床应从舌苔、症状、脉象四诊合参，只要舌苔黄腻或白腻，胸闷脘痞不饥，脉濡，均可按湿证治之。

——罗静　河北廊坊市安次区医院主治医师

三、名医医案

【痤疮】

柴某，女，29 岁。2004 年 7 月 14 日初诊。诉面部痤疮 2 年，近 1 个月来加重。2 年来，颜面出现小丘疹，无瘙痒疼痛，用手挤压，有米粒样白色粉汁。近 1 月来丘疹增多，波及整个面部。就诊时患者捂着口罩羞于见人，摘下后见颜面痤疮满布，周围色红，有的疹下有硬结，伴纳呆食少、口苦，大便秘结，尿黄，舌苔厚腻，脉滑。诊断：痤疮（湿热内蕴，郁滞肌肤）。治则：清化湿热，活血散结。处方：生薏苡仁 15 克，白蔻仁 3 克，杏仁 9 克，厚朴 12 克，法半夏 15 克，通草 6 克，淡竹叶 9 克，滑石 36 克，菊花 15 克，金银花 15 克，皂刺 15 克，白芷 12 克，石菖蒲 15 克，炒苍术 12 克，生甘草 6 克。每日 1 剂，连服 7 剂。

二诊：见颜面皮疹有所消退，色红减，大便通。上方减石菖蒲、菊花，继服 14 剂。

三诊：见患者痤疮全消，留少许色素沉着，舌脉复常而告痊愈。嘱少食油腻及辛辣之品，宜清淡饮食，多食蔬菜水果，夏日注意防晒，慎用化妆品等。1 年后随访，病未复发。

按语：本例患者为一年轻女性，平时喜嗜辛辣油腻之品，终至肠胃湿热，阻于肌肤而发痤疮。运用三仁汤加味治疗，意取三仁汤清热利湿，条达气机，通畅三焦之功；加菊花、金银花助清热之力；石菖蒲、炒苍术燥湿醒脾助脾胃运化；皂刺、白芷活血化瘀、软坚散结；如此湿化热去疮平，故药到效奏。

【荨麻疹】

侯某，女，37岁。2005年7月9日就诊。患皮肤瘙痒3年，再发加重1星期，经中西医治疗多次未愈。诉3年来，反复出现全身皮肤瘙痒，每年春夏季尤甚。近1星期瘙痒难忍，抓搔后出现片状、高出皮肤的红色团块，伴胸闷、口苦、纳差、烦躁、夜寐不宁等。诊时见舌质淡红，苔黄厚腻，脉滑。诊断：荨麻疹（湿热内蕴，风邪客表）。治则：清热利湿，疏风解表。药用三仁汤合银翘散化裁：生薏苡仁15克，白蔻仁3克，杏仁12克，厚朴12克，法半夏15克，通草9克，淡竹叶9克，滑石36克，金银花15克，薄荷6克，荆芥3克，连翘3克，白术12克，生甘草6克。7剂，每日1剂，水煎服。再诊风团隐退，瘙痒明显减轻。效不更方，继服7剂。服完药后诸症消失。

按语： 本案系湿热蕴结于肌肤，外加风邪束表，导致气机郁阻，气血运行不畅而全身皮肤瘙痒不已。故取三仁汤清热利湿，银翘散疏风解表，使湿热得清，痒疹自息，药证相符，取效迅捷。

【淋证】

王某，男，44岁。2005年3月31日来诊。患者两年前行体外碎石后反复小便黄赤短少，热涩刺痛1年余，伴有腰痛腹胀，纳呆身重，口干不欲多饮，舌红苔黄，脉滑数。尿常规示：蛋白（+），白细胞（++）。诊断：淋证（下焦湿热，充斥三焦）。治则：清热利湿通淋。拟三仁汤合六一散加味化裁：杏仁12克，白豆蔻6克，生薏苡仁20克，淡竹叶9克，通草9克，滑石36克，生地黄12克，茯苓15克，猪苓15克，泽泻12克，金钱草15克，甘草6克。水煎服，日1剂。服7剂后，小便热痛及腰痛明显减轻，舌苔渐退，守方再进7剂，诸证皆消，尿检恢复正常。至今未再复发。

按语： 淋证多由下焦湿热所致，本例为下焦湿热，充斥三焦。三仁汤芳香化湿，分治三焦，与此最为合拍。故用三仁汤宣上、畅中、渗下以分消湿热。配茯苓、猪苓以助淡渗利湿之力；配合金钱草、泽泻增加尿量，刺激泌尿系管道蠕动增强，去尿之浊以澄水之下源；再佐一味生地黄甘润以防伤阴，全方配伍使湿清热除，三焦通利而阴不伤，则缠绵之疾获愈。

【咳嗽】

张某，女，4岁。2006年10月6日初诊。患儿于2天前感受风邪，经某医院静滴阿奇霉素、口服美林后热已退净。刻诊：鼻塞、喷嚏、流涕、咳嗽时作、呛咳明显、痰色白、咽红痛痒、胸闷、食纳尚可、大便偏干，舌质红、苔薄白腻、脉细小滑。诊断为咳嗽，证属风热袭肺。治宜疏风清热、宣肺止咳化痰。处方：二陈汤加辛夷 9 克，厚朴 9 克，杏仁 6 克，薏苡仁 30 克，桔梗 5 克、炒牛蒡子 9 克，紫苏梗 12 克，瓜蒌 12 克，炒枳实 9 克。7 剂，并嘱停用西药。

2006 年 10 月 13 日二诊：咳嗽大减，仅晨起偶作，无胸闷、流涕、发热，二便调，食纳欠佳，盗汗明显，舌质红，苔薄白，脉细。乃脾肺虚弱，卫气不固。治以益气健脾固表。处方：六君子汤加辛夷 10 克，黄芪 10 克，防风 6 克，麻黄根 10 克，蝉蜕 6 克。7 剂以调理善后。

按语：本例患儿在口服、静滴西药热退之后，仍有咳嗽、鼻塞、咽红痛痒等表现。因此外邪（风热）袭肺致使肺气失宣为主要矛盾。小儿肺脏娇嫩，脾常不足，故感邪之后易于夹痰夹滞。表现为咳痰多、大便干等。治疗上效仿三仁汤法，合"宣上、畅中、渗下"三法为一方。以辛夷宣通鼻窍，杏仁、桔梗宣通肺气，炒牛蒡子疏风利咽，紫苏梗解表，此乃"宣上"；橘络、厚朴、枳实、紫苏梗、瓜蒌理气宽中，此曰"畅中"；薏苡仁、茯苓淡渗利湿，牛蒡子、杏仁、瓜蒌滑利肠道而泻热，此称"渗下"。此外半夏、瓜蒌、橘络等化痰，厚朴、枳实等行滞。诸药相合，环环相扣，故二诊时患儿咳嗽大减，针对症状继以六君子汤合玉屏风散加味，巩固调理而获愈。

【黄疸】

某男，44 岁。2006 年 9 月 30 日初诊。患慢性乙型病毒性肝炎 3 年。证见目黄，小便黄，口干口苦，右胁痛胀，昼重夜轻，乏力，纳差，食后腹胀欲呕，大便溏，每日 2～3 次，舌质红，苔腻，脉细。肝功能：谷丙转氨酶（ALT）210 U/L，谷草转氨酶（AST）186 U/L，总胆红素（T-BIL）67.5μmol/L，直接胆红素（D-BIL）39.6μmol/L，总蛋白（TP）75 g/L，白蛋白（ALB）40 g/L。诊断为黄疸，证属湿热蕴结肝胆脾胃，弥漫三焦。治以清热利湿、通利三焦。方用三仁汤加减。药用：杏仁 10 克，生薏苡仁 30 克，白豆蔻 10 克（后下），厚朴 10 克，通草 6 克，半夏 10 克，苍术 10 克，茵陈 30 克，茯苓 30 克，猪苓 15 克，陈皮 15 克，甘草 6 克。水煎服，每日 1 剂。5 剂后，呕恶、纳差好转，上方加减，再进 30 剂，小便黄、口干口苦、右胁痛胀。若以苦寒清利湿热之法易伤脾败胃，致纳差、腹胀、便溏加重；以苦温燥湿，则助热。故以三仁汤化湿清热、通利三焦为主，加苍术以燥湿和中；加茵陈、猪苓、茯苓以利湿退黄。诸药配合可使三焦宣畅、湿热得泄、黄疸得除，诸症获愈。

按语： 黄疸以身黄、目黄、小便黄为主症，其病机关键是湿，《金匮要略·黄疸病》指出："黄家所得，从湿得之。"湿阻中焦，依病体阴阳偏盛之不同，寒化者发为阴黄，热化者发为阳黄，夹毒者发为急黄。对临床湿郁化热、蕴结肝胆、弥漫三焦之证，多用三仁汤宣畅气机、分利湿热。

【眩晕】

某女，36岁。2006年6月12日初诊。反复眩晕年余。证见头重如蒙，颈项部酸困，手足心汗出，不思饮食心烦，身燥热，舌质淡暗，苔黄腻，脉滑。中医辨证：湿浊郁阻上蒙清窍。治以化湿涤浊。方用三仁汤加味。药用：杏仁10克，生薏苡仁30克，白豆蔻10克（后下），厚朴10克，半夏10克，通草6克，滑石30克，竹叶6克，郁金10克，桃仁10克，冬瓜仁30，甘草6克。水煎服，每日1剂，分早晚服。3剂后复诊，眩晕明好转，上方加荷叶30克，再服5剂，眩晕愈。

按语： 眩晕的发病原因及其治疗历代医籍论述颇多。《丹溪心法·头眩》有"无痰不作眩"的主张，指出"治痰为先"；《景岳全书·眩晕》强调"无虚不能作眩"，在治疗上认为"当治虚"为主。尽管本病临床常见肝阳上亢、气血亏虚、肾精不足、痰浊中阻4类证型，但在物质生活比较丰富的当今社会湿浊郁阻型眩晕则更多见。本例属湿浊郁阻，遏而化热，上蒙清窍则头晕，中阻脾胃则不思饮食，热扰心神则心烦、手足心汗出。湿浊与痰浊类似，但其病性不尽相同，治疗方法也有区别。针对湿浊郁阻之晕，应以三仁汤加桃仁、冬瓜仁等芳香苦辛，轻宣淡渗，化湿浊，清气得升，浊邪得除，则眩晕可愈。

【感冒】

某女，40岁。以"间断发热，咽痛、咽干1个月"为主诉于2007年01月11日来诊。患者形体偏胖，1个月前因感冒致发热，伴恶寒，咽痛咽干，一直按感冒治疗，静滴抗生素8天，症状略有缓解，药停后上述症状又反复且渐加重。后服中药解表剂，病亦无起色。现体温38.1℃，恶寒，咽痛咽干，偶咳有痰，身重乏力，纳减，腹胀，二便尚调，舌质红，苔黄厚腻，脉濡。体检及辅助检查无异常。药用：杏仁10克，生薏苡仁30克，白豆蔻10克，川厚朴10克，半夏10克，桔梗10克，通草6克，竹叶10克，牛蒡子10克，前胡10克，甘草6克，苍术10克，陈皮10克。7剂水煎服，每日1剂。

二诊：病情减轻，继服3剂诸症皆除。风热初起邪在卫分，卫气被郁，开合失司，故发热，邪侵肺卫，肺气失宣，则咳嗽有痰，风热搏结气血，蕴结成毒，热毒侵袭肺系门户，见咽疼、咽干。患者形体肥胖，痰湿偏盛，外感热邪致湿热中阻，脾失运化，故见腹胀，纳减；舌红苔黄厚腻，脉濡亦是湿热壅遏之象。治用三仁汤合银翘散，三仁汤轻宣透达，化湿畅中，湿去则热自孤也。银翘散清透邪热，宣开肺气，故服10剂病愈。

按语：外感风湿热邪，留恋气分不解，但用辛凉透表，风热能散，但湿邪犹存；若专主化湿解表，则热消缓慢，虽有"湿去热自孤"之名言，不如双管齐下迅速，故治以三仁汤合银翘散，清热化湿，轻宣透达。

【急性黄疸型肝炎（黄疸）】

依某，女，25岁，农民。于2007年1月3日初诊。患者因食欲不振，胸闷腹胀，肢困乏力，小便深黄如浓茶5天，到本院就诊，查：ALT>200U/L，总胆红素70μmol/L，HBSAg（－），确诊为"急性黄疸型肝炎"，建议中药治疗。刻诊见：面目身黄如橘皮色，脘痞纳呆，恶心欲呕，大便溏而不畅，舌边尖红，舌苔淡黄而腻，脉弦滑。证属湿热郁滞三焦，郁而发黄（阳黄）。治宜清利湿热，开畅气机。处方：茵陈30克，薏苡仁15克，杏仁5克，白蔻仁6克，厚朴10克，半夏10克，滑石18克，通草5克，生栀子15克，大黄5克，白花蛇舌草15克，白术15克，麦芽15克。每日1剂。连服12剂，黄疸全部消退，大小便正常，饮食如常，复查总胆红素、谷丙转氨酶均恢复正常，随访半年未见异常。

按语：此病例为湿热蕴蒸，湿重于热之黄疸。湿重于热而湿为阴邪，故黄色不如热重于湿之鲜明。恶心欲呕，胸闷腹胀，大便溏而不畅，食欲不振，肢困乏力均为湿困脾胃，浊邪不化，脾胃运化功能减退所致。苔淡黄而腻为湿重热轻之证。故以三仁汤宣畅气机，清利湿热，辅以茵陈、山栀、大黄、白花蛇舌草以加强清热利湿退黄之功效，使湿邪从小便而去，则疾病可治矣。

【带状疱疹】

岩某，男，40岁，工人。于2006年11月2日初诊。患者2天前右侧臀部皮肤开始灼热疼痛，而后相继出现数群成片丘疹、水疱，呈带状分布，基底红晕，疼痛不适，伴食少腹胀，乏力，大便溏而不爽，舌红苔黄腻，脉滑数。辨证为脾虚湿热内蕴，治以健脾清热利湿，解毒止痛。处方：薏苡仁30克，杏仁5克，白蔻仁6克，滑石18克，法半夏10克，通草6克，厚朴10克，黄柏10克，苍术15克，土茯苓20克，生甘草5克。每日1剂，水煎服。服药1周水疱已干燥、结痂、脱屑，唯稍感疼痛，乏力，余无不适，守上方去滑石、通草、土茯苓加生黄芪15克，乳香6克，没药6克。连服3剂，疼痛尽除，精神渐佳。

按语：带状疱疹中医称蛇串疮，多因肝胆火盛或脾虚湿蕴郁久，湿热内蕴，外受毒邪而诱发。本案是由于脾虚运化失常，湿浊内生，郁久化热，湿热内蕴，外受毒邪发于肌肤，故见红斑、丘疹、水疱；食少腹胀，大便溏而不爽，舌红苔黄腻，脉滑为湿热之象。故用三仁汤健脾利湿，加黄柏、苍术、土茯苓清热解毒燥湿，后期加黄芪、乳香、没药益气活血止痛。

【滤泡性结膜炎（粟疮）】

王某，女，30岁。吃烤鸭后双眼沙涩不适，畏光流泪5天。查见双眼下睑内红赤而颗粒累累，色黄而软，头重胸闷，不欲饮食，大便不畅，小便黄，舌苔白厚腻，脉弦细而濡。用三仁汤加减，处方如下：杏仁20克，白蔻仁20克，薏苡仁20克，滑石15克，厚朴15克，半夏15克，竹叶15克，木通12克，佩兰15克，藿香15克，甘草6克。上药服5付后，患者双眼红涩流泪消失，睑内颗粒消失，痊愈。

按语：本病中医称"粟疮"，见于《证治准绳·七窍门》其因脾胃湿热，复受风邪，风邪与湿热相搏，壅阻于胞睑而发病。本病虽由风湿热三邪为患，但以脾经湿热为主，湿郁化热，湿热壅阻于睑内脉络，气血不能畅行，故睑内红赤而颗粒累累，沙涩不适，畏光流泪。用三仁汤加减取得较好疗效。

【慢性结膜炎（白涩症）】

张某，男，40岁。患结膜炎2年余，点眼药水无数，时好时坏，缠绵难愈，来诊时见双眼结膜充血，下睑内有滤泡颗粒，内外眦处有白色泡沫样眼眵，全身症见口臭，大便秘结，小便短赤，舌苔黄腻，脉濡数给用三仁汤加减，处方如下：杏仁20克，白蔻仁20克，薏苡仁20克，滑石15克，厚朴

15 克，半夏 15 克，竹叶 15 克，通草 12 克，龙胆草 15 克，大黄 6 克，焦山栀 15 克，甘草 6 克。水煎服，日 1 剂。上方服 30 剂后，眼病痊愈。

按语： 本病中医称"白涩症"，见于《审视瑶函》。本病因饮食不节，或嗜烟酒，以及偏好炙辛燥，致使脾胃蕴积湿热，湿邪阻遏，清气不升，目失濡养，故白黑睛干涩隐痛。用三仁汤加减取得较好疗效。

【顽固性角膜炎（聚星障）】

李某，女，45 岁。患角膜炎 2 年余，时好时坏，缠绵难愈，曾多方求中西医无效。来诊时见双眼结膜轻度充血，角膜弥漫点状着色，全身症见头重胸闷，大便溏薄，小便黄，口黏，舌红苔黄腻，脉濡。给用三仁汤加减。处方如下：杏仁 20 克，白蔻仁 20 克，薏苡仁 20 克，滑石 15 克，厚朴 15 克，半夏 15 克，竹叶 15 克，通草 12 克，蝉衣 12 克，滑石 10 克，谷精草 15 克，甘草 6 克。水煎服，日 1 剂。上方服 20 剂后，眼病痊愈。

按语： 本病中医称"聚星障"，见于《证治准绳·七窍门》。常在热病后，或慢性疾病，或月经不调等阴阳气血失调的情况下发病。多单眼为患，也可双眼同时或先后发生。本病若长期反复发作，缠绵难愈，称为顽固性角膜炎，因脾胃蕴积湿热，熏蒸黑睛所致，用三仁汤加减效果显著。

【老年性黄斑变性】

王某，男，50 岁。自觉右眼前黑影，视物变形 1 月。查见眼底黄斑 1pd 大小硬性渗出，中心凹反光不清。全身症见头重胸闷，心烦口苦，舌苔黄腻，脉濡数。给用三仁汤加减，处方如下：杏仁 20 克，白蔻仁 20 克，薏苡仁 20 克，滑石 15 克，厚朴 15 克，半夏 15 克，猪苓 20 克，茯苓 15 克，赤芍 15 克，川芎 15 克，丹参 15 克，甘草 6 克。水煎服，日 1 剂，上方服 20 剂后，眼病痊愈。

按语： 老年性黄斑变性，多为双眼或先后发病，是 50 岁以上老人失明的首要病因，发病率随年龄增长而增加。本病贵在早期（即患者未出现自觉症状前）发现，运用中医辨证治疗，预后较好，对于湿热型者用三仁汤加减治疗。

【黧黑斑】

崔某，男，27 岁，教师。主因两颊部蝴蝶状深褐色斑于 2004 年 4 月 15 日就诊，余无特殊不适，多方医治无效，查舌质晦暗，苔白略黄。诊断：黧黑斑。辨证：湿邪内阻。病机：脾虚湿胜，郁热内生。治法：理气除湿，宣通三焦。处方：杏仁12克，滑石30克（包煎），生薏苡仁30克，竹叶9克，白通草9克，白蔻仁9克（后下），清半夏12克，厚朴6克，甘草6克。共7剂。

二诊：患者两颊部深褐斑颜色变浅，周边可见皮肤光泽，舌色亦见鲜活之象，效不更方，再进7剂。2个月后患者陪同他人来门诊就医，两颊部深褐色斑基本消失，仅在目内眦下方留有淡淡的褐色沉着，舌色红活，精神焕发。

按语： 由此案可以看出三仁汤通阳、化气之功非同一般，非单纯健脾除湿之剂可比。

【银屑病（白疕）】

某女，12岁。因"全身反复红斑、鳞屑7年余，加重伴发热、脓疱3天"就诊。患者7年余前因发热、咽痛后头部、躯干、四肢出现点状、钱币状浸润红斑，表面覆盖量多而厚的银白色鳞屑，时感瘙痒，到当地医院诊治，诊断为银屑病。内服氯雷他定片、氯苯那敏片、迪银片等，及静脉输入中药（具体不详）、地塞米松针、维生素C针、葡萄糖酸钙针及抗生素（具体不详）后好转，但仍反复发作，3天前鼻塞、咽痛、发热（体温38.5℃），全身红斑弥漫，鳞屑增多，并在红斑上出现密集如针尖大小脓疱，口服银翘解毒片、阿莫西林等无明显疗效体格检查急性病容，咽部充血，双侧扁桃体Ⅱ°肿大，双肺呼吸音粗，未闻及干湿性啰音，HR：90次/分，各瓣膜听诊区未闻及病理性杂音，腹平软，双下肢无凹陷性水肿。皮肤专科检查：全身弥漫性潮红，表面覆盖较厚银白色鳞屑，躯干、四肢密集分布针尖大白色小脓疱。舌脉症：舌质红，苔薄黄腻，脉细滑，口干不思饮，咳嗽，咯白色黏稠痰，瘙痒剧烈。辨证：湿热内蕴。治则：清热利湿。方药：三仁汤加减内服。首剂：杏仁10克，生薏苡仁20克，白蔻仁5克，厚朴5克，通草4克，滑石10克，淡竹叶8克，法半夏8克，生柴胡10克，小红参15克，水牛角15克，石韦10克，鱼腥草15克，掉毛草15克，土茯苓15克。服药第2天患者体温由38.5℃下降到37.8℃，第3天体温为37.5℃，第7天全身红斑减少，躯干针尖大小脓疱减少2/3，鳞屑较多而厚，咽痛减轻，咳嗽少，痰黏稠，口干不思饮，舌红苔薄黄腻，脉滑。仍予三仁汤加减化裁。杏仁10克，生薏苡仁20克，白蔻仁5克，厚朴5克，通草4克，滑石10克，淡竹叶8克，法半夏8克，掉毛草15克，小红参15克，水牛角15克，生地黄15克，鱼腥草15克，射干10克，百部

10克，石韦5克。3剂，水煎服。体温正常，躯干小脓疱消失，全身红斑、鳞屑减轻，咽痛、咳嗽好转，咯少量白色泡沫痰，口干时欲饮水，舌红苔薄黄腻，脉细滑。原方再予3剂后痊愈。

按语： 银屑病在中医学属于"白疕"范畴。是皮肤科疾病中较难治疗的一类疾病，因其发病原因不清，与遗传、免疫、病毒、代谢及内分泌等系统关系密切，故给治疗带来困难。临床分为寻常型、关节炎型、红皮病型、脓疱型。近年来随着社会工业化进程的不断发展、环境的改变，精神情绪的变化等因素增多而使本病患者发病呈上升趋势，并且发病年龄越来越小。此案例为青少年，年龄较小，在辨证施治方面要注意避免苦寒伐伤胃气，清热利湿时应注意阴液的保存，祛邪的同时应避免正气的损伤，应辨清是湿重于热还是热重于湿。湿热内蕴，阻滞气机，肌肤疏泄不畅是皮肤病发病及病程缠绵难愈的主要因素，使用三仁汤清热芳化利湿，利湿而不伤阴，清热而不留湿，可使疾病得以好转和痊愈。尤其是配合使用在临床实践中取得良效的特色药物及云南地方药物，如水牛角和小红参清热解毒、活血凉血，改善微循环等，是很重要的，女性还应注意月经史，调整月经可收到事半功倍的疗效，儿童、青少年应多注意上呼吸道的感染情况，许多患者都有呼吸道感染的诱因，治疗时对咽部、扁桃体、支气管的感染应有针对性的对策。中医治疗银屑病具有较大优势，发挥整体辨证、个体化治疗的特点，对于缩短病程、减轻并发症、防止复发、提高患者生活质量起到较好作用。

【汗证】

案例一 李某，男，46岁。2006年7月24日就诊。近5年来，每值入夏，即大汗淋漓，入伏尤甚，即使静息状态亦汗出不止。暴汗症状往往延续到农历中秋后，方渐缓解。今年暴汗加重，曾经多家医院诊治无效。诊见：昼日自汗淋漓，汗多黏腻，体胖，胸脘痞闷，苔黄厚腻，脉濡滑数。证属伏暑兼湿迫津外泄。治以三仁汤加味。处方：生薏苡仁35克，白蔻仁、杏仁、竹叶、厚朴、木通、黄连、栀子、石菖蒲、黄芩各10克，滑石50克，茵陈30克。每日1剂，水煎服。7剂服完汗止病愈。

按语： 本例暑伏暴汗证因为患者素体肥胖，痰湿内蕴，蕴久化热，复遇伏暑，湿热蒸腾，腠理不固而致。治拟清化湿热法，方以三仁汤加味。方中以三仁汤清热，加黄连、黄芩、栀子清热，石菖蒲、茵陈化湿，诸药合用，可使湿祛热清，汗出自止。

案例二 谢某，女，52岁。2007年6月30日就诊。停经3年。3年来每遇天气转热，入睡时即汗出燥热，经常因燥热汗出而醒，醒后再难入睡，即使开空调盗汗仍作。胸部X光、结核菌素试验、血沉等检查无异常。诊见：盗汗时作失眠多梦，口干喜饮，素体肥胖，心烦腰酸，舌红苔黄腻略干，脉细滑数。治以滋补肝肾，清热利湿。方用三仁汤加味。处方：生薏苡仁30克，白蔻仁、杏仁、竹叶、厚朴、木通、黄连、栀子各10克，滑石40克，旱莲草15克，生地黄、夜交藤各20克，每日1剂。8剂毕，诸症消失。

按语： 本例盗汗系痰湿内蕴，热甚伤阴所致，加之患者处于更年期，阴阳失调，水亏火炽，兼湿热内蕴。故用三仁汤加黄连、栀子清化湿热，加栀子、旱莲草、生地黄养阴，加夜交藤安神。诸药合用，清热利湿，兼滋养阴液，使阴液充，湿热祛而盗汗自除。

案例三 于某，男，28岁。2006年4月29日就诊。手足心汗出不止，遇热加重，伴面部痤疮，胸闷，尿黄，阴囊潮湿发痒，苔黄厚腻，脉濡滑。以三仁汤加味。处方：生薏苡仁30克，白蔻仁、杏仁、竹叶、厚朴、木通、黄连、黄柏、栀子、石菖蒲各10克，滑石50克，车前子、丝瓜络各15克。每日1剂，6剂完病大减，继服6剂病愈。

按语： 该例顽固性手足心出汗证，由患者素体肥胖，痰热蕴蒸所致。故用三仁汤加黄连、黄柏、栀子、石菖蒲清热化湿，丝瓜络通络引经，使药直达病所，达到药到汗止之效。

【精液不液化症】

马某，男，29岁。2004年8月24日初诊。结婚3年，女方未怀孕。性生活基本正常，每次同房后感到神疲气短。诊见：身体较胖，面色无华，食少便溏，舌淡胖，苔白厚腻，脉沉缓。精液检查：精液60分钟不液化。诊断精液不液化症，证属脾虚湿盛，湿浊内停。治以健脾化湿。方用三仁汤加减。处方：炒白术、薏苡仁、滑石各20克，炙黄芪15克，杏仁、白豆蔻、半夏、通草、厚朴各10克。7剂，每天1剂，水煎2次分服。

8月31日二诊：饮食增加，上方加浙贝、陈皮各10克，继服14剂。

9月14日三诊：检查精液50分钟液化，上方继服14剂。

9月28日四诊：检查精液30分钟液化。

按语：患者为脾虚湿盛，湿浊内停，内扰精室，精浊不分，故而精液黏稠不液化。以三仁汤化湿，白术、炙黄芪健脾益气。诸药合用，健脾化湿，分清化浊而取效。

四、国医大师点评

治脾胃以安五脏。根据五脏相关的学术思想，邓老认为，五脏是一个整体，治脾胃可以安五脏，调五脏亦可以安脾胃。脾为土脏，灌溉四旁，故四旁皆有脾胃。而五脏中亦皆有脾胃之气，互为相使，善治脾胃者，能调五脏，即所以治脾胃可安五脏。治脾胃而使食进胃强，即安五脏；治脾胃病顺从整体出发，伏其所主而先其所因。盖脾为后天之本，脾气得安，五脏受荫；脾气虚弱，将百病丛生。《慎斋遗书》中"诸病不愈，寻到脾胃而愈者颇多"，亦是此义。脾胃为气机升降的枢纽，脾旺则四脏气机通达，气血调和，真气内充，病去正安。心衰病位关联五脏，肺、肝、脾、肾的功能失调都可能影响于心，故可通过调五脏治疗心衰。而"治脾胃可以安五脏"，故可通过调理脾胃而达到治疗心衰的目的，根据广东地处岭南潮湿之地，易损脾胃正气的特点，以三仁汤加减治疗。

——首届国医大师邓铁涛

五、编者心得

【方证指征】

头痛恶寒，身重疼痛，面色淡黄，胸闷不饥，午后身热，苔白不渴，脉弦细或濡。

【心得】

三仁汤主要应用于治疗肠伤寒、胃肠炎、肾盂肾炎、肾小球肾炎等证属湿重于热者。如三仁汤治疗胃肠炎中胃火亢盛者，可酌情加清胃降火之药如生石膏、芦根等。如三仁汤治疗黄疸中湿热蕴者，可酌情加化湿清热之药如茵陈、金钱草、虎杖等。

参考文献

1. 潘洪峰.许建阳教授运用三仁汤经验举隅.贵阳中医学院学报，2008，30（1）：19～20.

2. 罗静，岳树香.治湿经验谈.辽宁中医药大学学报，2008，10（7）：10～11.

3. 侍鑫杰.王霞芳治疗小儿咳嗽经验.中医儿科杂志，2007，3（5）:1～2.

4. 刘建平，李媛娥.孙玉信运用三仁汤经验.中国中医药信息杂志，2007，14（10）：77～78.

5. 陈明英.屈进学老师三仁汤在眼科临床应用举隅.中医中药，2006，3（2）：108～109.

6. 于海鹰. 三仁汤新释.中国临床医生杂志，2007，35（1）：65～66.

7. 白冬梅.孙玉信老师应用三仁汤治疗外感发热经验.中医研究，2008，21（10）：56～57.

8. 余春艳.三仁汤治验举隅.云南中医药杂志，2009：30（8）：40.

9. 叶建州，杨雪松，却翎，等.三仁汤治疗重症银屑病体会.云南中医药杂志，2008，29（9）：30～31.

10. 邹世光，刘志群，张勇.三仁汤治疗顽固性汗证举隅.湖北中医杂志，2008，30（5）：49.

11. 江立军，宋易华.三仁汤男科应用举隅.中国民间疗法，2006，14（3）：34～35.

12. 邹旭，潘光明，林晓忠.以心脾相关理论试论心力衰竭的辨治.广州中医药大学学报，2007，24（5）：419.

（郭小舟　郭建波）

第三节 八正散

一、名方导读

【出处】《太平惠民和剂局方》。

【组成】车前子、瞿麦、萹蓄、滑石、山栀仁、甘草、木通、大黄各一斤。

【方歌】八正木通与车前，萹蓄大黄滑石研，草梢瞿麦兼栀子，煎加灯草痛淋蠲。

【方论】车前子，味甘寒，主气癃，止痛，利水道小便，除湿痹。瞿麦，味苦寒，主关格诸癃结，小便不通，出刺，决痈肿，明目去翳，破胎堕子，下闭血。萹蓄，味苦平，主浸淫，疥，瘙，疽，痔。滑石，味甘寒，主身热泄澼，女子乳难，癃闭。栀子，味苦寒，主五内邪气，胃中热气，面赤。甘草，味甘平，主五脏六腑寒热邪气，坚筋骨，长肌肉。木通，味辛，主除脾胃寒热，通利九窍血脉关节，令人不忘，去恶虫。大黄，味苦寒，主下瘀血，血闭，寒热，破癥瘕积聚，留饮，宿食。方用瞿麦利水通淋，清热凉血；木通利水降火为主；辅以萹蓄、车前子、滑石、灯心草清热利湿，利窍通淋；以栀子、大黄清热泻火，引热下行；甘草梢和药缓急，止尿道涩痛。诸药合用，而有清热泻火，利水通淋之功。

【功用】清热泻火，利水通淋。

【主治】湿热淋证。尿频尿急，溺时涩痛，淋漓不畅，尿色浑赤，甚则癃闭不通，小腹急满，口燥咽干，舌苔黄腻，脉滑数。

【用法】上为散，每服二钱，水一盏，入灯心草，煎至七分，去滓，温服，食后临卧。小儿量力少少予之。

现代用法：散剂，每服 6～10 克，灯心草煎汤送服；汤剂，加灯心草，水煎服，用量根据病情酌定。

【方解】本方为治湿热下注，蕴结膀胱所致之淋证而设。因湿热蕴结膀胱，气化失常，则小便淋漓不畅，溺时涩痛，甚或湿热下阻，膀胱水道不通，则小便点滴难出而为癃闭，小腹急满；湿热损伤膀胱脉络，则小便浑赤；邪热内蕴，津液耗损，故口燥咽干；苔黄腻，脉滑数均为湿热阻滞。综上所述，本方证病机为湿热蕴结膀胱，水道不利，治宜清热泻火，利水通淋为法。

瞿麦、萹蓄，味苦性寒，擅清利膀胱湿热，有利小便、去淋浊、通癃闭之专长，为方中君药。配木通清心利小肠，车前子清肺利膀胱，滑石清利三焦并通淋利窍，共助君药清热利水之力，为臣药。栀子清理三焦湿热，大黄泄热降火利湿，两味相伍，引湿热从二便出，共为佐药。灯心草清心除烦，甘草和中，制苦寒渗利太过，兼调诸药，缓急而止茎中痛，为佐使之药。全方相合，共奏清热泻火，利水通淋之效。

本方疏利下焦而不专于治下，三焦同治；清利于清泻合法；组方用药侧重于苦寒通利。全方以清利膀胱为中心，并行清肺肃上源，降心火利小肠，泻湿热走大肠，有"疏凿分消"之巧。

【化裁】方中加白茅根、小蓟、大蓟以治血淋；加瞿麦、石韦、海金沙以治石淋；加草薢、海金沙以治膏淋。

二、名医心悟

【焦树德心悟】

近代医家多以八正散作为汤剂服用，常用量如下：瞿麦 9～12 克，萹蓄 10～15 克，车前子 9～12 克（布包煎），滑石 9 克，栀子 6～9 克，生草梢 3～5 克，木通 6 克，酒大黄 3～5 克，灯心草 1 克为引。本方功能清热泻火，利水通淋，以泻利下焦湿热为主。主治湿热下注，蓄闭于膀胱，小便赤涩，尿频疼痛，淋漓不畅，小腹胀满，口燥咽干，淋痛尿血，大便干燥，甚至小便癃闭疼痛。现代多用此方治疗急性泌尿系感染，膀胱炎，急性肾炎，尿道炎，肾盂肾炎，泌尿系结石等症。方中瞿麦清心热，利小肠与膀胱湿热；萹蓄清利下焦湿热，降火通淋，共为主药。木通导心经湿热由小便而出；车前子利水通淋，兼能益肾，利水而不伤肾阴，为辅药。栀子兼清三焦之火，使火由膀胱而出，全方主治下焦而不专治下焦，上、中二焦邪热清，三焦通利而主决渎水道之能才可执行无误；滑石利湿热兼能滑窍通淋，共为佐药。生草梢可直达前阴尿道，缓急止痛；大黄苦寒下行，泻火热从后阴谷道而出，共为使药。焦老在临床上常用本方加金钱草30～40克，海金沙9～12克（布包），炒鸡内金9～12克，冬葵子9～12克，牛膝6～12克，治疗泌尿系结石，常取到良好效果，使结石排出。治疗急性泌尿系感染时，则加炒黄柏9～12克，炒黄芩9克，川黄连6克，加强清热解毒之力。体温高而感到时冷时热者，再加柴胡10克，银花12克，连翘12克，以和解表里。近代实验证明，此方有抗大肠杆菌，金黄色葡萄球菌等多种细菌感染的作用。中医对湿热下注而呈现的尿频，尿痛，尿急，小便涩滞不畅，小腹坠痛等症称为湿热淋。患此病的患者，经实验室查尿，有的可诊断为急性泌尿系感染，有的可诊断为急性膀胱炎，但也有的查尿无异常。不论查尿结果是否有炎症，只要辨准是湿热淋，即可用八正散加减治疗，诊断为炎症者，可加黄芩，黄连等加强清热解毒之力。膀胱癌患者若出现湿热淋症状，并且常兼有尿血，也可用八正散加减治疗。一般可加入黄柏炭9～15克，川断炭20～30克，小蓟炭30克，莪术3～5克，白花蛇舌草15～20克，琥珀粉（或三七粉）3克（分两次冲服）。疼痛重者，可加元胡9克和制乳香、没药各5克。

——焦树德　著名中医临床家

【谢海洲心悟】

本方中用木通、车前、灯心草降火利水，益以萹蓄、瞿麦，则通淋之力更强。滑石利窍散结，栀子引火下行，佐以大黄苦寒下达，配以甘草和其中气，以防苦寒之太过，而临床大多用梢，取其直达茎中，缓急止痛。总之，本方为清热泻火，利水通淋之剂。本方主治淋病，是湿热下注之证。湿热下注，蓄于膀胱，则水道不利，小便热涩淋病，甚或闭而不通，故用清热利水之剂，使邪从下达，则癃闭自通。邪热上炽，热灼津伤，故咽下口燥，渴欲饮冷；使用本方清热利水，使热从下行，则阴能上承。故诸证自愈。

八正散所主以湿热蕴结，不仅小便不通，而且大便以秘结者为宜，故用药兼泻二阴。

——谢海洲　著名中医临床家

【王文春心悟】

八正散是治疗膀胱湿热证的代表方剂，临证应遵此方义而变化加减。酒大黄、琥珀等不仅活血，同时又清热止血，常常是治疗湿热淋证的必须之品；王老常用的活血化瘀药，有当归、赤芍、红花、桃仁、川牛膝等；通利大便对治疗本证至关重要，配合大黄应用，则通便作用更佳；此外，热盛可加黄芩9克，黄连9克；舌苔厚腻加苍术9克，黄柏9克；软坚散结之品，王老则常在穿山甲、皂角刺、橘核、荔枝核、海藻、昆布、王不留行、夏枯草等药物中选择；王老还喜用土茯苓、车前草、忍冬藤、马齿苋、生薏苡仁、冬葵子等药。另外，还应注意，若湿热居下焦灼伤阴络，伴尿血者，苦寒清利之品绝非所宜，若勉为其用，必更损阴液，此时王老善用猪苓汤治之，二苓甘平；泽泻、滑石甘寒，清热利湿而不伤阴；阿胶养血止血而不碍清利。

——王文春　甘肃省名中医

【吕建辉心悟】

《医方集解》云："此手足太阳手少阳药也。"木通、灯心草，清肺热而降心火，肺为气化之源，心为小肠之合也。车前清肝热而通膀胱，肝脉络于阴器，膀胱津液之腑也。瞿麦、萹蓄，降火通淋，此皆利湿而兼泻热者也。滑石利窍散结，栀子、大黄苦寒下行，此皆泻热而兼利湿者也。甘草、滑石为六一散，用梢者，取其直达茎中，甘能缓痛也。虽治下焦而不专治于下，必三焦通利，水乃下行也。

现代临床常用于膀胱炎、尿道炎、急性前列腺炎、泌尿系结石、肾盂肾炎等属于下焦湿热者。用方指征和要点以小便浑赤，溺时涩痛，舌苔黄腻，脉滑数为主。本方自《太平惠民和剂局方》收载以来，是中医药界公认的一首良方，实乃清热泻火，利水通淋之妙剂。此方是治热淋之常用良方，凡属湿热下注，小便淋漓不畅、尿频不畅，甚或癃闭不通，证属实热者皆可以本方主之。若兼有血淋者可加小蓟、白茅根，石淋涩痛者加金钱草、海金沙，若淋证日久，体弱及孕妇等则不宜应用。

——吕建辉　中国土族名中医

附　【王大伟心悟】

泌尿系感染属中医"淋证""膀胱湿热"范畴。本病多由湿热之邪下注膀胱，膀胱气化不利，或热结于下焦，血络受伤，迫血妄行。若湿热久留，可导致肾之气阴受伤。故治疗初期以清热利湿为主，佐以凉血解毒，以八正散化裁，方中车前子、木通、瞿麦、萹蓄利尿，同时还有清热作用。栀子、灯心草、黄柏、公英利湿为主，辅以茅根、棕炭、丹皮、生地黄清热凉血，诸药合用，且无不良反应，膀胱湿热遁迹，尿路感染自愈。后期可佐以补益肾气，滋补肾阴之法，如尿中有脓细胞时，方药中可加龙胆草、土茯苓，并随症加减，临床上收到了甚为满意的疗效。

——王大伟 本溪市中医院主治医师

三、名医医案

【泌尿系结石（石淋）】

苏某，男，55岁，工人。1996年5月16日因腹痛阵发性加剧在广东省某医院拍片提示为左输尿管下段结石1.5cm×0.6cm。症见：面色苍白，左腰及左少腹隐痛，小便赤黄而灼痛，无明显尿频、尿急，伴畏寒，肢冷，舌淡红苔薄黄，脉弦数。尿常规检查：蛋白（±）、红细胞（+）、白细胞（++）、上皮细胞（++）、草酸钙结晶（++）。西医诊断：肾绞痛，泌尿系结石。中医诊断为石淋。辨证为膀胱气化不利，湿热蕴结下焦。治宜清热化湿，利水通淋。拟用八正散加味。处方：木通10克，车前子10克，萹蓄15克，瞿麦15克，滑石30克，甘草梢10克，大黄6克（后下），山栀10克，金钱草30克，海金沙30克，银花20克，郁金15克。每1剂，水煎，分2次服。连服10剂，于5月26日晨排出0.8cm×0.6cm的结石一粒，质脆易碎。药初见效，继服上方10剂，于6月6日又排出黄豆大小结石一粒，腰腹痛症减，后再服上方去木通、大黄，加北芪20克、党参20克，连服20余剂，无结石排出，腹腰隐痛完全消失，腹平片复查报告：肾、输尿管、膀胱未见结石阴影，痊愈。

按语： 八正散辨证化裁，常用药有木通、萹蓄、瞿麦、车前子、滑石以通淋利湿，大黄、山栀、甘草梢以清热泻火，金钱草、海金沙利水通淋。以上诸药合而用之，共奏清热利湿、活血化瘀、通淋排石之功效。

【输尿管结石（石淋）】

沈某，男，70岁。于2001年5月20日初诊。患者因晨起腰腹绞痛难忍向阴部放射，伴尿频溲赤，排尿中断，即到本院泌尿科就诊。左肾叩击痛阳性，左下腹压痛。B超提示左肾积水，左输尿管下段0.4cm×0.6cm结石。尿常规镜检：红细胞（+++），白细胞（++）。入院治疗 1 周后，疼痛消失出院。继之到中医科就诊，要求服中药排石。患者来诊时诉腰部隐痛，伴尿急、短黄、排尿不畅，饮食少，口中黏，舌质红，苔黄腻，脉弦。辨证：下焦湿热蕴结。治以清热利湿，通淋排石，软坚散结。以八正散加味治之。药物组成：车前子 30 克（布包煨），通草 5 克，瞿麦 20 克，萹蓄 20 克，滑石 30 克，灯心草 5 克，黄柏 15 克，白茅根 30 克，龙骨 30 克，牡蛎 30 克，鸡内金 10 克，石韦 30 克，金前草 30 克，怀牛膝 20 克。6 剂，每天 1 剂，冷水浸泡 10 分钟左右，煨开 15 分钟左右即可服，1 天 3 次，每次 150mL 左右，停服其他中、西药物，同时注意多饮水，多走动。6 天后复诊，上述诸症减轻，尿量增加，排尿通畅。再拟原方 6 剂继续治疗，服法同前。服药 4 剂后，患者告知排尿时一阵剧痛之后看到结石已排出，嘱患者到医院复查 B 超，未见输尿管结石。

按语：石淋多由嗜食辛热肥甘之品，或嗜酒太过，酿成湿热，湿热交蒸，膀胱气化不利，湿热蕴结下焦，煎熬尿液，日久结为砂石。砂石活动或阻塞尿液的排出，导致不通则痛。治宜清除湿热，理气通淋排石，软坚散结。八正散为治疗下焦湿热的代表方，方中车前子、萹蓄、瞿麦清热通淋利湿；滑石利窍散结，大黄苦寒下行，金钱草、鸡内金排石消坚；怀牛膝引邪下行、利尿通淋、导膀胱湿热外泄，石韦泻热化坚、利水通淋，续断固肾，其气温和，通血脉而止腰痛，在方中起到扶正助排石作用，龙骨、牡蛎软坚散结，化结石以助排石。

【泌尿系感染（淋证）】

陈某，女，25 岁。1993 年 11 月 1 日初诊。小腹隐痛 3 天。3 天来小腹隐隐作痛，伴有尿急、尿频、尿黄量少，夜间影响睡眠，大便干结，1～2 日 1 次。舌尖红，苔黄腻，脉滑数。脐下腹部压痛。尿检：白细胞（+），余（-）。辨证：膀胱湿热。西医诊断：泌尿系感染。治法：清热利湿，通淋止痛。处方：木通 10 克，车前子 12 克（包），萹蓄 10 克，熟军 5 克，滑石 15 克（包），生甘草 10 克，栀子 10 克，瞿麦 10 克，石韦 12 克，冬葵子 10 克，黄柏 15 克，黄芩 12 克，黄连 6 克。地丁 30 克，牛膝 10 克，柴胡 24 克，五味子 10 克。7 剂，每日 1 剂，分 2 次服。

1993 年 11 月 10 日复诊：患者服上方后腹痛即止。尿频、尿急症状亦消失，复查尿常规已恢复正常。

按语：泌尿系感染其症状与中医的湿热淋证相似。临床上主要以尿频、尿急、尿痛为主要症状，甚者可伴有恶寒发热，严重者可高热寒战。西医认为，主要是由于大肠杆菌等逆行感染所致。医者认为：柴胡30克，五味子10克二药合用。对大肠杆菌有良好的抑制或杀灭作用。故常在八正散内加此二味药，方中木通、车前子、萹蓄、滑石利水通淋；瞿麦、大黄行瘀泄热，栀子、黄连、黄芩、黄柏为黄连解毒汤，清泄三焦火热；石韦、冬葵子、地丁、生甘草清热解毒，利尿通淋。泌尿系感染具有"三尿"症状者，均可投以此方，效果极佳。

【淋菌性尿道炎（淋证）】

赵某，男，28岁，某车队司机。1996年7月13日初诊。反复出现尿频、尿急、尿痛、尿道口红肿，小便淋漓不尽，尿液混浊如脂，尿道口溢脓半年。经某医院确诊为淋病性尿道炎，经中药、西药治疗后，病情反复不愈。查尿道分泌物，涂片找到革兰染色阴性的淋病双球菌，伴有口苦，腹胀，尿中带血，舌质红，苔黄腻，脉滑数。西医诊断为淋病性尿道炎。中医诊断为热淋，属湿热蕴结下焦，膀胱气化失司。治法：清热利湿、通淋解毒。处方：土茯苓30克，萆薢25克，黄柏15克，苍术15克，车前子15克（包煎），瞿麦15克，萹蓄15克，木通10克，栀子15克，大黄10克，滑石30克，白茅根30克，大小蓟各15克。水煎，每日1剂，分早、中、晚各服150mL，连服5剂。外用土茯苓30克，芒硝30克，蛇床子30克，大黄30克，苦参30克。水煎温水坐浴，每日1剂。连用5次，嘱忌房事。服药后临床症状及体征消失，尿道分泌物涂片3次未找到淋病双球菌，痊愈出院。5个月后随访，病未复发。

按语：淋菌性尿道炎，按中医淋证中热淋、膏淋型进行辨证施治。病因病机：由宿娼恋色或误用秽浊湿热之邪污染之器具，湿热熏蒸，精败肉腐，气化失司所致。实证治疗不彻底，湿热不尽，湿热秽浊之邪久恋，一则伤津耗气，一则阻滞气血，久病及肾，形成本虚标实、虚实夹杂之证。在临床用药需灵活运用，辨证施治。用八正散加减治疗。

【慢性肾功能衰竭合并尿路感染（石水）】

叶某，男，45岁，农民。全身浮肿反复发作20年，加重1周入院。入院时见浮肿，乏力头晕，面色无华，时有呕恶，纳差，口干，尿频、尿急、尿痛，腰酸，大便干结，舌质红，苔黄腻，脉滑数。查血 Cr 652μmol/L、BUN 24.3mmol/L；尿检示：Pro++，WEC+++，RBC 0～2个；血常规示：Hb 74g/L，WBC $6.4×10^9$/L，N 71%，L 29%。西医诊断：慢性肾炎；慢性肾功能衰竭（尿毒症期）；肾性贫血；肾性高血压；尿路感染。中医诊断：石水；淋证。辨证为肾虚湿热。治疗以益肾清热利湿之剂。方选八正散加减：萹蓄 15 克，瞿麦 15 克，车前子 15 克，滑石 30 克，栀子 6 克，生大黄 15 克，炙甘草 6 克，石韦 15 克，白花蛇舌草 15 克，山药 30 克，生地黄 15 克，太子参 30 克。患者治疗 1 周后尿频、尿急、尿痛症状明显改善，再服汤剂 1 周后，症状消失，再治以治疗尿毒症为主。

按语：八正散为中医治疗湿热下注之淋证专方，以清利湿热为主，配伍太子参、山药、生地黄益气健脾补肾以治本，故能一定程度改善肾功能。

【慢性肾炎（淋证）】

彭某，男，15 岁，学生。因患肾炎入院治疗，经西医输液服药，治疗 15 日病情不但未减反而加重。入院时蛋白尿（+++），临床诊为慢性肾炎。症状见精神疲乏，食欲不振，腰痛，手足心热，小便黄，下肢轻微水肿，头昏，舌淡，脉数。中医辨证为脾肾气虚兼下焦湿热。治宜清热利湿，补脾固肾。方用八方正散去木通、大黄，加龙胆草 10 克，灯心草 10 克，车前草 20 克，泽泻 15 克清热利水通淋，加党参 20 克，黄芪 20 克，杜仲 10 克，续断 15 克补脾肾固摄。水煎服，6 剂，2 日 1 剂，日服 3 次。6 剂服完后，诸症消失，实验室检查蛋白尿从（+++）下降到（+）。上方续服 6 剂，2 年后随访痊愈，未复发。

按语：临床应用八正散时去木通、大黄，因目前药理学研究木通有一定的肾毒性，且患者无大便干燥，故去大黄。根据患者症状及体征的差异，下焦湿热见：发热、头昏、恶寒感、尿频、尿急、尿痛、小便灼热、苔黄、脉数者，加龙胆草、灯心草、车前草，取清热利湿之效；肺脾肾虚水肿加泽泻、冬瓜皮、茯苓皮取利水消肿之效；肾虚腰痛加杜仲、续断取补肾之效；脾肾气虚固摄失调，而见精神疲乏、食欲不振、舌淡者急慢性肾脏疾病常见，而加党参、黄芪取补气固摄之效。

【急性膀胱炎（淋证）】

某女，45 岁。因尿频、尿急、尿痛反复发作 2 年，复发 4 天就诊。现尿频、尿急、尿痛，曾经使用青霉素治疗 3 天无效。体查：膀胱区轻度压痛。尿常规：白细胞（+++），少量红细胞。诊断：慢性膀胱炎急性发作。予八正散加减，1 剂 / 天，连服 3 天。复诊：尿频、尿急、尿痛减轻。尿常规：白细胞少许，红细胞（－）。再予上方 3 剂水煎服，病愈。

按语： 现代医学研究证实，海金沙，萹蓄对金黄色葡萄球菌及霉菌有抑制作用，泽泻能促进钠，钾，氯等电解质排出，具有利尿利用，能抗感染及促进尿量增多，有利于细菌及毒素的排出，从而达到治疗目的。

【前列腺增生（癃闭）】

何某，男，56 岁。因排尿困难 1 周而入住外科。自述排尿困难已 6 个月，尿频，色黄，点滴不畅。近日少腹迫急疼痛，有时近 10 小时不能排尿。大便 3～4 日一行。手足心热，心烦，午后尤甚。曾经西医确诊为前列腺增生症，并动员手术治疗，患者惧怕手术，遂要求中医会诊治疗。检查：前列腺 3 度增生，质韧，无结节；舌苔薄黄而质红，脉弦有力。证属湿热蕴积下焦，膀胱气化不利，又兼伤阴。治宜清利下焦湿热，利尿通淋，兼以养阴清热除烦。方以八正散加减：木通 12 克，车前草 12 克，生大黄 3 克，滑石 30 克，萹蓄 9 克，栀子 12 克，灯心草 2 克，白茅根 15 克，佩兰 12 克，竹叶 3 克，生地黄 20 克，银柴胡 12 克，生甘草 6 克。日 1 剂，水煎，早晚分服。连服 5 剂。并嘱忌恼怒，忌食辛辣。

二诊：尿量增多而排尿次数减少，大便已通，气短乏力。舌边稍红，苔薄黄，脉弦。上方去生甘草、佩兰、萹蓄、银柴胡，加太子参 15 克，生黄芪 30 克，枳壳 12 克，续服 5 剂。

三诊：排尿已正常，精神好转但仍有神疲乏力感，舌苔薄白微黄，脉弦而右寸弱。上方去木通，加茯苓 15 克，杏仁 10 克，桑白皮 10 克。连服 7 剂，诸症皆除而愈。

按语： 患者入院时，湿热蕴结下焦，膀胱气化不利，致使排尿困难，发为癃闭。故用八正散加减利水通淋，清利下焦湿热。湿热蕴久伤阴，病者可见阴虚烦热之证，故在方中加生地黄、竹叶等以滋阴清热除烦。七情过甚或过食辛辣，皆能生热助火，故嘱忌之。二诊症见减轻，乃知药已中病，但见气短乏力，思为脾肺之气不足，故加太子参、生黄芪，以补气扶正。为防壅滞，又加枳壳。三诊诸症消除，唯感乏力，且脉弦而右寸弱，为脾虚肺气失降之征，当以健脾益气利湿兼清肃肺气为治，故去苦寒通降之木通，加健脾利湿降肺气之苦杏仁、茯苓、桑白皮，以巩固疗效。

【前列腺炎（淋证）】

王某，男，58岁。2003年5月2日初诊。小便排出不畅，尿频尿痛，有尿不尽感，并觉尿道灼热不适，小便色黄月余。某院B超诊断：前列腺炎。经前列欣、前列康内服，收效不著。除上述症状外，舌质红，苔黄略腻，脉濡数。证属：湿热下注于前列腺、膀胱、尿道所发。治则：清利湿热，消炎利尿。方用八正散加减：车前子10克，木通6克，萹蓄10克，滑石10克，瞿麦10克，栀子10克，黄柏10克，土茯苓10克，石韦10克，白茅根30克，银花15克，公英30克，鱼腥草30克，甘草6克。水煎服，日1剂。忌食辛辣之物。服上药8剂后尿道灼热疼痛症状大减，小便较通畅，色已转淡，余症皆轻。上方稍事加减，续服6剂，诸症告愈。

按语： 本例前列腺炎，辨其主因为湿热蕴结下注所发，故表现出一系列上述症状，取八正散加减治之，以木通、车前子、萹蓄、滑石、瞿麦、栀子、黄柏、白茅根等清利前列腺、尿道湿热并导热下行；银花、公英、鱼腥草清热消炎，使湿热清、炎症消而小便通畅。

【双侧急性附睾炎（淋证）】

黄某，男，32岁。于1989年3月下旬起，无明显诱因出现左侧阴囊部疼痛，放射至左侧腹股沟部，疼痛呈持续性，阵发性加剧，伴小便频急，灼痛不畅。曾在某医院用抗生素治疗后症状缓解。4月初旧症复作，并感右侧部阴囊部亦痛，遂在本院外科门诊求治。查：双侧附睾肿大触痛，质较硬。血常规，白细胞$12×10^9$/L，中性粒细胞0.80，淋巴细胞0.28。患者要求中药治疗而来本科就诊。主诉双侧阴囊部胀痛，小便艰涩，少腹拘急，口苦秽臭，大便秘结，舌尖红，苔黄腻，脉弦略数。证属湿热壅积，气滞血瘀。治以清利湿热，理气活血。药用前仁15克，萹蓄10克，滑石20克，知母6克，白芍15克，木通9克，归尾9克，丹皮10克，川楝10克，乌药9克，佩兰10克，黄柏10克。4剂，水煎，每日1剂。药后双侧阴囊部胀痛明显缓解，每次小便量渐增，少腹拘急感消失。然胃纳欠佳，继原方去知母、黄柏，加陈皮9克，茯苓15克，连服7剂。痛消尿畅，阴部肿块亦消。随访2年未见复发。

按语： 该例西医诊断为双侧急性附睾炎。因出现湿热下注，气滞血瘀为主的临床证候，故用八正散加理气活血之品以清利湿热，理气活血而获良效。

【精囊炎（血精）】

陈某，男，27岁，工人，已婚。2000年11月4日初诊。诉近1月来每次性交时射精疼痛，精液为血性黏稠状，射精后双侧睾丸胀痛，小便短赤混浊，尿道灼热疼痛，口苦而黏，烦躁易怒，舌红苔黄腻，脉弦滑。患者平时饮食偏嗜辛辣肥甘厚味。予瞿麦15克，萹蓄15克，栀子15克，滑石15克，木通10克，车前子10克，龙胆草10克，茜草20克，小蓟20克，白茅根30克，大黄6克，甘草6克。每日1剂水煎服。嘱服药期间禁房事，进清淡饮食。服药4剂后小便转淡黄，尿道痛缓，余症亦大有好转。原方再服4剂而诸症悉愈。随访半年未见复发。

按语： 患者平时饮食偏嗜辛辣肥甘厚味，伤及脾胃，聚湿生热，湿热下注，精室血络受伤，血随精溢。治宜清热利湿，凉血止血。用八正散清利下焦湿热，加龙胆草泻肝胆湿热；加茜草、小蓟、白茅根凉血止血。湿热去而血精止。

【急性睾丸炎（阴疮）】

王某，男，24岁。2001年3月7日初诊。左侧睾丸肿痛已4天，伴发烧，头痛，小便少而黄，大便干结，舌质红，苔黄腻，脉滑数。平素常高温作业，嗜好烟酒，否认不洁性生活史。查体：左侧阴囊增大，皮肤红肿，触痛明显。诊断：急性睾丸炎。证属湿热下注。治宜清热利湿，散结消肿。方用八正散加味。木通6克，生大黄6克，皂刺6克，青皮6克，甘草梢6克，车前子10克，栀子10克，萹蓄10克，瞿麦10克，丹皮10克，赤芍12克，滑石15克。水煎服，日1剂。连服3剂后，症状明显减轻，再继服上方6剂后，病告痊愈。2个月后随访，未再复发。

按语： 急性睾丸炎多由致病菌感染引起。大黄、栀子对多种球菌、杆菌有抑制作用，八正散具有较强的清热解毒消炎作用，故收效显著。

【急性阴囊湿疹（湿疮）】

徐某，男，27岁。2001年6月3日初诊。阴囊皮肤出疹红肿抓痒已2天，伴阴茎隐隐痛，口苦心烦，溲赤便秘，舌质红苔黄腻，脉滑数。查体：阴囊皮肤红肿，散在丘疹，糜烂流水。诊断为急性阴囊湿疹。证属湿热下注。治宜清热利湿。方用八正散加味。白鲜皮6克，蝉蜕6克，地肤子6克，木通6克，栀子6克，大黄6克，苦参6克，瞿麦10克，车前子10克，萹蓄10克，滑石15克。水煎服，日1剂。连服3剂后，症状大减。续用原方3剂，阴囊皮疹红肿消退，痒止。3个月后随访未再复发。

按语：本例系由湿热下注客于前阴肌肤而病，一派湿热火毒之象。故用八正散加味，清热利湿，泻火解毒。由于药中病机，故能药到病除。

【生殖器疱疹（阴疮）】

李某，男，30岁。1998年9月18日就诊。患者1年前有多次嫖宿史，于1997年6月出现阴茎体簇集粟粒样皮疹，即之融合溃破，疼痛难忍。曾在多家医院就诊，诊为生殖器疱疹，给予阿糖泡苷等药物治疗，疗效欠佳，病情反复发作，痛苦异常。刻诊见阴茎体上有一处约1cm×1cm溃疡面，边界清晰潮红，表面渗出液较少，基底较软，舌淡红，苔薄黄腻，脉细滑数。证属湿热下注，浸淫肌肤。治以清热利湿，益气止痛。方用八正散加减。药用黄柏12克，苍术10克，苦参15克，白鲜皮12克，地肤子12克，蛇床子12克，丹皮12克，瞿麦10克，萹蓄10克，滑石15克，木通9克，车前子10克，龙胆草12克，黄芩10克，生大黄9克，甘草6克。3剂，水煎服，日2次，渣再煎外洗。服药3剂疼止，溃疡面减小，原方继服3剂，诸症悉除。随访1年未复发。

按语：生殖器疱疹为性传播疾病，由不洁性生活传播，疱疹病毒为HSV-Ⅱ型，治疗上多采用抗病毒和免疫抑制剂治疗。复发率较高。在中医典籍中，对此病描述，多归于“热疮”“阴疮”及“瘑疮”范畴，责之为脏腑虚实不调，外感风湿热毒下犯阴器所致。证分湿热下注、热毒内蕴，亦多采用泻火解毒利湿治之。该患者病史明确，皮损溃疡潮红，苔薄黄腻，为湿毒浸淫之象，故以黄柏、苍术、苦参、龙胆草、黄芩、车前子清湿热，白鲜皮、蛇床子、地肤子、生大黄、滑石祛湿毒，丹皮凉血，瞿麦、萹蓄、木通利湿，甘草调和诸药，共奏清热利湿祛毒之功。药症相符，故药到病除。

【月经先期】

某女，27岁。2003年7月10日初诊。主诉：月经周期提前半年余，甚则一月二至，经量尚可。查阅病历曾予滋阴凉血固冲治疗，疗效不明显。末次月经：2003年6月26日。舌红苔黄腻、脉细。辨证：湿热下注胞宫，冲任失调。拟方：瞿麦12克，萹蓄12克，车前子18克，滑石18克，川木通6克，丹皮12克，白芍12克，地骨皮12克，玄参12克，忍冬藤18克，生薏苡仁18克，败酱草12克，石韦15克。3剂，水煎服，1日1剂。复诊3次，每次3剂，均守上方。7月24日月经来潮。其后随访，周期正常。

按语： 月经先期多从血热迫血妄行或气虚不能摄血辨治，本例患者前期予滋阴凉血固冲不效，根据其舌红苔黄腻的体征，从湿热内蕴胞宫，热迫血络而血行先期辨治，拟八正散加忍冬藤、生薏苡仁、败酱草助其清利湿热之力；丹皮、白芍、地骨皮、玄参、石韦凉血固冲获效。

【月经后期】

某女，40岁。2005年4月15日初诊。经行后期1年。述1年来，月经周期延迟7天以上，甚则40～50天一至，量少色暗，经前双乳胀痛，心烦易怒。末次月经：2005年3月10日。舌红苔厚黄腻，脉弦细。尿妊娠试验：阴性。辨证：湿热内蕴，冲任受阻，血不能按时而下。拟方：瞿麦12克，萹蓄12克，车前子18克，丹参15克，栀子12克，牛膝15克，泽兰15克，香附12克，郁金12克，刘寄奴12克，苏木6克。3剂煎服。

4月19日二诊：述4月18日月经来潮，经量较前略增多，舌红苔薄黄腻，脉弦细。前方去苏木，加王不留行12克。5剂，1日1剂，1日3次，嘱经净后服。此后复诊3次，每次5剂，均按前方。5月20日月经来潮，量较前多，经前乳胀心烦缓解。

按语： 经行后期常规辨证有虚实之分，虚者因血海空虚不能按时满盈，实则有气滞、寒凝、血瘀。从湿热阻滞胞宫，冲任二脉不畅，经血不能按时而下辨证，用八正散清利湿热，佐丹参、牛膝、泽兰、刘寄奴、苏木通利经水，香附、王不留行、郁金疏畅气机，使浊去新生，冲任调畅，经水按时而潮。

【排卵期子宫出血（经间期出血）】

顾某，30岁。1999年8月26日就诊。自述月经干净12～14天阴道流血8个月，量时多时少，色暗红，曾多方医治效果不显，来诊时值月经中期。阴道流血2天，量少，色暗红，质黏腻。伴小腹胀痛，有凉感，心烦易怒，口干不欲饮，饮食不佳，平素带下量多，质稠，色黄，舌质淡红，苔薄黄，脉弦细。B超示子宫附件正常。诊断：排卵期子宫出血。属湿热下注型。宜清热利湿，固冲止血。给予上方4剂，阴道流血干净，余症减轻，仍感饮食不佳。处方：瞿麦12克，萹蓄12克，女贞子12克，车前子（包）10克，旱莲草15克，大黄5克，炒荆芥穗6克，甘草3克；腹痛重加延胡索15克，川楝子各15克；腰痛加川断12克，杜仲15克；食少加陈皮12克，砂仁6克，再服3剂。症状消失，食欲增加。随访3个月，未再复发。

按语：本病属"经间出血"范畴。在两次月经中间，即氤氲育乐之时（基础体温上升前后）周期性阴道出血。其出血原因是在排卵时，卵泡破裂，血液雌激素水平下降，或卵巢有慢性炎症所致。据临床观察，此类患者除月经中期阴道流血外，多伴有下腹部疼痛，有冷感，平素带下量多舌苔多见白腻或薄黄，脉弦滑或弦细。用温宫散寒补肾止血的药物治疗，效果不佳。细审病因主要是由于湿热内伏冲任，气血运行不畅，月经中期以后，冲任脉道逐渐充盈。功能逐渐旺盛，功能为阳，阳盛则热，引动内伏之湿热，湿热下注则带下量多，热伤血络，则见阴道流血。方中瞿麦、萹蓄、木通、滑石清热利湿；荆芥穗和肝、升阳、除湿，疏解血中之热；女贞子、旱莲草养阴益精，固冲止血；大黄药量不多，取其入血分，泄血热；当归、川牛膝活血养血，引药下行，直达病所。全方共奏清热利湿、行气活血、固冲止血之功效，使湿热得清，气血得通，血脉通达，冲任调和，血止病除。

【阴道炎（带下）】

某女，30岁。2001年8月7日初诊。带下2年余，近日加重，色泽时白时黄，质黏，有臭味，连绵不断，外阴瘙痒，伴有面色萎黄，纳少便溏，神疲倦怠，舌淡苔腻，脉数。此为湿热下注所致，久病必虚，脾失健运，故面色萎黄，纳少便溏，神疲倦怠；湿热下注则带下量多，湿为阴邪，缠绵难愈。治湿不利小便非其治也。故用八正散以清利湿热，辅以健脾利水之药以治之。方药：瞿麦10克，萹蓄10克，车前子30克，滑石10克，栀子12克，甘草6克，木通6克，大黄6克，苍术10克，白术10克，山药15克。患者服用20剂后，诸症消失，6个月后随访，未见复发。

按语：凡湿热下注引起的诸多病症，多发生在炎炎酷暑之夏季，此时人们腠理开泄，水湿多化作汗液而走玄府，而湿热不能从小便排出，故小便多表现为频数、热涩赤痛、淋漓不畅、舌红苔腻脉数。发病机理为湿热下注所致，故用八正散治之。

【盆腔炎（带下）】

范某，女，32 岁。1999 年 8 月 20 日初诊。近 2 个月来白带增多、色黄、气味臭，下腹两侧时有疼痛，经期延长、口干喜饮、舌红苔黄、脉滑数。妇检下腹两侧压痛，阴道可见大量脓性分泌物。B 超提示双侧附件增粗。西医诊断为附件炎。辨证为湿热蕴结挟瘀，治以清热止带、行气化瘀血止痛。方用八正散加减。药用车前子 12 克，滑石 12 克，萹蓄 12 克，瞿麦 12 克，红花 10 克，桃仁 10 克，山栀 15 克，公英 30 克，香附 8 克，甘草 6 克。水煎分 3 次服，5 剂。服药后症状、体征均减轻，连服 2 个疗程症状、体征消失。B 超检查正常。

按语： 盆腔炎属中医带下病范畴。病机为情志内伤，肝脾疏泄失常，外感热毒湿邪蕴结下焦，湿阻气机。八正散方中车前子、萹蓄、木通、滑石清热利湿，瞿麦清热利湿活血，栀子清热解毒泻火，酒大黄清热活血，甘草缓急止痛、调和诸药。诸药共奏清热解毒，除湿祛瘀之功。另外，适当运用活血化瘀、温补阳气药物，可收到较好效果。

【口腔溃疡（口疮）】

单某，男，42 岁。1999 年 12 月 8 日初诊。患者因外感而致发热恶寒 3 天，应用头孢菌素、激素等发热不退，继之出现口腔及舌尖糜烂，上覆黄褐皮痂，灼热剧痛，口渴口臭，大便秘结，小便短赤，舌质红，苔黄厚，脉洪数。T 39.5℃。白细胞计数：15.4×10^9/L，N 0.82，L 0.12。证属湿热上壅，腑气内结。治宜清化湿热，泻火解毒。处方：八正散加瓜蒌 30 克，玄参 12 克。水煎服，日 1 剂。服药 5 剂，发热恶寒消除，舌面黄褐皮痂消退，继服上方 3 剂痊愈。

按语： 本案为心肺湿热，心与小肠相表里，清利小肠以清心泻火，使小便通利，心火自小肠而降。

【眼睑湿疹（湿疹）】

某女，42 岁，工人。1997 年 8 月 4 日就诊。主因双胞睑皮肤红肿痒痛，有散在的小黄泡半个月余。曾用中西药治疗效果不显，伴有口干不喜饮，头重痛，小便黄，舌质红，苔黄腻，脉弦滑。检查所见双胞睑皮肤红肿，有散在小黄疱，少数小疱溃破有渗出黏液。西医诊断：眼睑湿疹。中医诊断：风赤疮痍。

乃风热湿毒壅盛，上攻胞睑所致。治以祛风除湿，泻火解毒。取八正散去大黄加防风、羌活、藿香、银花、公英，服 7 剂后胞睑红赤痒痛明显改善，眼睑湿疹大部分干燥。嘱患者服原方 5 剂，睑部的改变及自觉症状消失，疾病痊愈。

按语： 本方有清热泻火，利水通淋作用。因该病病变部位为胞睑和眦部的疾病，脏腑为脾、胃、心、小肠，病机为湿热之邪熏蒸脾胃，引动心火上攻胞睑和眦部所致，再者心与小肠经脉互相络属，其经气相通，小肠为火府，故心火上炎的目疾，可移热于小肠，而伴有小便黄赤、短少的小肠实火，所以说治疗上清利小肠以清心泻火，使小便通利，心火自小肠而降，目疾可愈。

【毛囊炎（疖）】

靳某，男，53 岁。2002 年 6 月 23 日初诊。项部、发际处起数个豆粒大、红色毛囊丘疹，顶部有脓点附着，疼痛或痒痛 3 个月。其间经数种抗生素注射、内服，外敷红霉素软膏、一擦灵等，丘疹消退，但过后仍反复而发，缠绵不愈。患者素有饮酒嗜好，并常食辛辣肥甘之物。现小便色黄，大便不干，舌质红，苔黄腻，脉濡数。诊断：毛囊炎。乃湿热蕴结，循经上蒸，郁结化毒所发。治则：清泄湿热，解毒散结。八正散加减：萹蓄 10 克，瞿麦 10 克，车前子 10 克，滑石 10 克，栀子 10 克，木通 5 克，黄柏 10 克，赤芍 10 克，银花 20 克，公英 30 克，地丁 30 克，连翘 10 克，灯心草 3 克，甘草 6 克。水煎服，日 1 剂。嘱其忌食辛辣之物。服 6 剂后丘疹消退大半，疼痛症状减轻，小便正常，余症皆轻。上方略作加减，续服 4 剂后皮疹全部消退。5 个月后追访未发。

按语： 八正散清泄湿热作用较好，据其主治功效，以此方化裁治疗毛囊炎，是因项部发际处为膀胱经脉循行之处，故取瞿麦、栀子、萹蓄、车前子、黄柏、滑石、木通等清泄湿热下行；伍入银花、公英、地丁等清热解毒消炎；赤芍散结，而收良效。

【多发性疖】

刘某，男，38 岁。2003 年 8 月 19 日初诊。背部、臀部、腘窝处起数个约橡子大红色结节月余，曾以抗生素注射、内服多次，外用鱼石脂软膏、红霉素软膏，结节有时消退，但仍此愈彼起，反复出现。查见上述部位结节红肿浸润，呈圆锥状高起，触之有灼热感，疼痛明显。口腻口黏，渴不欲饮，小便色黄，大便略干，舌质红，苔黄稍腻，脉濡数。诊断：多发性疖。证属：湿热蕴结，化毒而发。治则：清利湿热，解毒消炎。八正散加减：木通 6 克，车前子 10 克，瞿麦 10 克，萹蓄 10 克，滑石 10 克，大黄 6 克，栀子 10 克，公英 30 克，地丁 30 克，银花 30 克，黄柏 10 克，甘草 6 克。水煎服，日 1 剂。嘱其忌食辛辣之物。共服 12 剂疖肿全消，半年后追访再未发。

按语： 湿热火毒蕴结肌肤，均可导致疮疖发生。本例发病月余，西药治疗效不显著，疖肿发生按经络属膀胱经循行部位，据证辨为膀胱湿热内蕴，化为热毒所发疖肿。用八正散加减，以木通、车前子、瞿麦、滑石、大黄等清泄湿热毒邪；银花、公英、地丁清热消炎，获效较好。

【老年性皮肤瘙痒症（痒风）】

李某，男，63 岁。1998 年 11 月 6 日就诊。近半年来无明显原因出现全身瘙痒，以双下肢及背部为著，多以午后及夜间加剧，发作时瘙痒难忍，频频挠抓，每每挠抓渗血方止。内服外用多种药物，效不显。刻诊见双下肢及背部多见条状表皮剥落的抓痕及血痂，舌淡红，苔黄腻，脉滑细。证属湿热内蕴，治以清热利湿止痒：苦参 12 克，白鲜皮 12 克，地肤子 12 克，蛇床子 12 克，土茯苓 15 克，瞿麦 12 克，萹蓄 12 克，木通 9 克，滑石 12 克，苍术 9 克，川牛膝 9 克，甘草 6 克。5 剂，水煎服，渣再煎外洗，药尽而诸症消。

按语： 老年性瘙痒症仅有皮肤瘙痒而无原发皮损，多由皮脂分泌减少，皮肤干燥而引起。中医称之为"痒风"。一般分为血虚风燥、风温蕴阻 2 型。治宜养血润肤，疏风止痒。本例诊断较明确，辨证上舌苔脉象提示内有湿热，故以八正散加减。方中瞿麦、萹蓄、木通、滑石、苍术利湿，苦参、白鲜皮、地肤子、土茯苓清热止痒，川牛膝引药下行。

【急性细菌性痢疾（泻痢）】

于某，女，52 岁。2003 年 7 月 7 日就诊。自诉腹痛 1 天，便下脓血，里急后重，发热半天，要求服中药。查体：T38.9℃，大便常规示：脓血便，红细胞（++），脓细胞（+++），舌苔黄腻，脉滑数。属湿热痢。投八正散加木香 5 克，黄连 5 克。水煎服，日 1 剂。服用 3 剂，大便脓血消失，次数减少。再服 3 剂，大便常规正常。仅感纳呆乏力，改用橘皮竹茹汤调理善后。

按语： 本案系湿热壅滞肠道。八正散出自《太平惠民和剂局方》是治疗热淋症的代表方剂。方中瞿麦、蓄、车前子、滑石、木通清热利湿；木通、栀子仁、灯心草泻火；大黄通滞调血；炙甘草和药，全方清热除湿之力卓著。凡属湿热蕴积之症，无论涉及脾胃肝胆，抑或膀胱，谨守病机，均可获效。

【尿潴留（癃闭）】

陈某，男，干部，46岁。患者有泌尿系结石史。3天前始见尿血，继而小便渐少，终致无尿，诊时已30多小时无排尿。诊见全身浮肿，面白气喘，肤湿肢冷，舌边尖色红绛、苔白厚，脉沉疾有力。B型超声波示：肾盂处有5mm×25mm，2.5mm×2mm结石影。诊为癃闭实证。证属湿热内蕴，气机厥逆，水道不通，予泻白八正散。处方：滑石30克，地骨皮12克，桑白皮10克，瞿麦10克，萹蓄10克，车前子10克，甘草梢5克，木通5克。1剂，水煎服。药后4小时，患者下腹急痛，排血尿少许，继下血块约小指头大1块及少量小血块，血块中见约黄豆大结石物，后排尿2次，色淡红。翌晨浮肿遂消，神安气平，肢温。舌尖边仍红，苔变薄白，脉沉稍数。证乃热结始解，气机已通。守上方加琥珀末10克（冲），小蓟10克，3剂，每日1剂，水煎服。药尽各症均除，唯觉困乏少力，腰酸，证属气阴耗伤未复，后拟生脉散合六味地黄汤善后。

按语：钱乙泻白散原治肺热喘咳，八正散治湿热淋证。癃闭致水道不通，肺之清肃失司，故常见浮肿喘咳。二方合用，开闭行水之效更捷，如倾壶出水时，稍启其盖则水流更畅，增其荡涤之力。

四、国医大师点评

八正散主要治疗湿热在下焦，湿热下注膀胱。那么下注以后，热到膀胱里面去了，膀胱的气化就会不利。虽然膀胱藏有津液，但是气化不利，小便就不能通利，甚至小便不通。主要表现为小便频、涩（小便不通畅）、热，因为是湿热下注，所以小便也是热的，相应的就是痛，严重的点滴不通。由于湿热下注，下焦气化不利，还可以见到咽干口燥，这里的咽干口燥不是由于大热伤津，而是由于下焦气化不利而致津液不能上承于口舌，同样可也导致咽干口燥。可见，咽干口燥的症状在治燥剂中也有，清热剂中也有，在解表剂中也有，在这例治湿剂中也有。联系起来看，发病的基本原因和机制各自不尽相同，所以在治疗的时候也就不同。这个方子不同于小蓟饮子，不同于导赤散，也不同于龙胆泻肝汤，它的主要作用是清热利湿，用药有特点，具有针对性。

方中有瞿麦、萹蓄，这两味药都用于通利膀胱湿热，是苦寒之品。二者的不同点在于，瞿麦是专走下焦，萹蓄是利小便。因为它们是苦寒的，当然还可以寒凉入血分，特别是瞿麦，若是小便颜色深了，甚至可以见到血了，我们可以通过化验，发现小便有红细胞。在这样的情况之下，用瞿麦、萹蓄可以通利湿热，利小便。用这两味药作为主药，其他的药都是用于辅助他们发挥功效的。

比如用栀子的问题。实际上栀子仁和焦山栀一样用，不一定去皮用仁。再如这里的大黄，要注意这是后来的制法，就是现在的熟大黄，这里的大黄用面裹上烧一烧，实际上就是把大黄烧熟了，也可以用纸裹了烧一烧，就像煨姜一样，大黄熟了以后能通利小便，当然和用量有关系，用量大了一样可以泻大便。本方中大黄用量不大，主要是用它祛湿热利小便。当然大黄本身还有好多作用，可以凉血、解毒、祛瘀等。在此基础上，又加了一些利小便兼能生津的药物。因为有咽干口燥的迹象，要防止苦寒伤阴，苦寒化燥伤阴，所以用了车前子，用了滑石，这两味药都是甘寒之品。因为病在下焦，所以用了甘草，甘草可以祛湿止痛，除小便赤痛，如导赤散中的甘草梢，总之甘草在此也有治疗小便赤痛的作用。但是尿道的痛主要应根据痛的原因来治疗，不是单纯的甘草就能止痛。应当注意，木通这个药是苦寒通窍利水之品，在导赤散中也是取其清泄小肠之火的功能，而小肠与膀胱的关系，以及和小便的关系，这些都已经清楚了。所以整个处方是以苦寒为主，以淡渗为辅，来清利下焦湿热，利水通淋。

——首届国医大师王绵之

五、编者心得

【方证指征】

尿频尿急，溺时涩痛，淋漓不畅，尿色浑赤，甚则癃闭不通，小便急满，口燥咽干，舌苔黄腻，脉滑数。

【心得】

八正散主要应用于治疗膀胱炎、尿道炎、急性前列腺炎、泌尿系结石、肾盂肾炎、术后或产后尿潴留等属湿热下注者。如八正散治疗急性膀胱炎中湿热蕴阻者，可酌情加化湿清热之药如黄芩、苦参等。如八正散治疗泌尿系结石中石淋者，可酌情加化石通淋之药如金钱草、海金沙、石韦等。

参考文献

1.焦树德.焦树德方剂心得十讲.北京:人民卫生出版社,2002:108～109.

2.卢祥之,杜惠芳.名医名家方剂心得汇讲·内科卷.西安:陕西科学技术出版社,2006:363～362.

3.沈敏娟,左进.王文春主任医师治疗前列腺增生经验介绍.甘肃中医,2006,19(6):8～9.

4.王大伟.八正散加减治疗泌尿系感染.实用中医内科杂志,2007,21(1):74～75.

5.鲍正录,吕建辉.淋证与八正散三悟.实用医技杂志,1996,3(5):342～343.

6.沈星.八正散加味治疗输尿管结石30例.云南中医中药杂志,2009,30(8):30～31.

7.陈庆平,王诗雅.名医印会河教授临床抓主症验方集粹(七).中国乡村医药,2001,8(3):39～40.

8.钟明平.八正散加减治疗淋菌性尿道炎.光明中医,2003,18(2):28～29.

9.宋卫国.八正散加减治疗慢性肾功能衰竭合并尿路感染38例.江西中医药,2006,37(11):37～37.

10.祁金保.八正散化裁治疗急慢性肾炎蛋白尿56例.四川中医,2006,24(5):60.

11.阮艳梅.八正散加减治疗急性膀胱炎100例.时珍国医国药,2004,15(5):286～287.

12.黄芝华.尿频证治举偶.江西中医药,2009,7(9):25～25.

13.廖韩鹏.八正散加减治疗癃闭1例.时珍国医国药,2001,7(4):357.

14.王名扬,陈超群.前列腺增生症八正散化裁治验.山东中医杂志,2007,26(5):351～351.

15.马建国,桂成平,马龙.八正散临床应用验案3例.中国乡村医药,

2005，12（9）：54.

16. 罗巧云.八正散治疗男科疾病举隅.湖南中医杂志，1994，6（2）：77～78.

17. 吴孙乐.八正散临床新用体会.实用中医药杂志，2002，18（8）：41.

18. 王东庆.八正散在皮肤病中的应用.安徽中医临床杂志，2001，13（3）.211.

19. 李萍，张嘉丽，闵泽春.八正散在治月经不调中的运用.中国民间疗法，2007，15（11）：36～37.

20. 姚玉荣，单珂.八正散加减治疗排卵期子宫出血32例.浙江中医杂志，2001，36（10）：424～424.

21. 郭光.八正散的临床运用.医药论坛杂志，2003，24（7）：49～49.

22. 吴修蓉.八正散加味治疗盆腔炎45例.实用中医药杂志，2005，21（10）：604.

23. 王兴臣，张进考.八正散治验3则.河南中医，2006，26（4）：38.

24. 姚立新，姚淑华.八正散临床新用.中国中医基础医学杂志，2001，12（12）：60～61.

25. 钟治美.泻白八正散治尿潴留有效.新中医，1997，4（12）：12.

26. 王绵之.方剂学讲稿.北京：人民卫生出版社，2010：178～179.

（孟巍　郭建波）

第四节　独活寄生汤

一、名方导读

【出处】《备急千金要方》。

【组成】独活三钱，桑寄生、杜仲、牛膝、细辛、秦艽、茯苓、肉桂心、防风、川芎、人参、甘草、当归、芍药、干地黄各二钱。

【方歌】独活寄生艽防辛，芎归地芍桂苓均，杜仲牛膝人参草，冷风顽痹屈能伸，若去寄生加芪续，汤名三痹古方珍。

【方论】方中独活辛散苦燥，善祛深伏骨节之风寒湿邪，并有止腰膝痹痛之长；桑寄生能补肝肾，壮筋骨，祛风湿，亦有治腰腿疼痛之功，共为君药。细辛、肉桂心辛散寒湿，温通经脉而止痛；防风疏风胜湿，透邪外出；秦艽善搜筋骨之风湿，通经止痛；杜仲、牛膝补肝肾，强筋骨，止痹痛，共为臣药。其中细辛、肉桂心、防风、秦艽助独活祛风散寒祛湿，止痹痛。杜仲、牛膝助桑寄生补益肝肾，强壮筋骨。地黄、当归、川芎、芍药补血调血；人参、茯苓益气健脾，则气血双补，扶正祛邪。此 6 味为佐药，甘草益气和药，亦为佐使。全方合用，使风湿得除，气血得充，肝肾得补，则诸症自愈。

【功用】祛风湿，止痹痛，益肝肾，补气血。

【主治】肝肾两亏，气血不足之痹症。腰膝疼痛，肢节屈伸不利，或麻木不仁，畏寒喜温，心悸气短，舌淡苔白，脉细弱者。

【用法】酌定用量，作汤剂煎服。

【方解】独活寄生汤为治肝肾不足，气血两虚，风寒湿邪侵袭人体日久，稽留筋骨所致止痹症而设。肝肾不足，筋骨不健；气血两虚，筋骨失养，风寒湿邪乘虚而入，留着不去，故腰膝疼痛，肢节屈伸不利，肌肤麻木不仁。"痹在于骨则重，在于脉则血凝不流，在于筋则屈不伸，在于肉则不仁"（《素问·痹论》）。因寒湿略重，故畏寒喜温；气血不能养心，故心悸气短，舌淡，苔白，脉象虚弱。因本方所之痹症为虚实夹杂，故既要补肝肾，益气血以治其虚，又要祛风散寒以治其实，邪正兼顾，方能痹消正复。本方以祛风散寒祛湿而止痹痛为主，以补肝肾，益气血为辅，邪正相兼，祛邪为重；又有肉桂心、当归能温通血脉，与人参、茯苓相配可宁心定悸，再与细辛、杜仲等相伍可以强腰定痛。

【化裁】去寄生，加黄芪、续断、生姜，成为"三痹汤"。

二、名医心悟

【刘柏龄心悟】

刘柏龄教授善用独活寄生汤化裁加减，治疗骨伤疾病，针对多个病种具有丰富经验。

1.腰腿痛 腰腿痛是由多种不同原因所致的病症，其中多属中医痹证的范畴。张景岳认为"腰痛之虚证，十居八九"（《景岳全书》）。腰为肾之府，经络之大会，邪之所凑，其气必虚，而有"肾虚其本，余证皆标"之说，说明外因风寒湿邪、劳损与内因的肾虚有着密切的关系。刘老认为，骨伤科的临床上，损伤性腰腿痛常为腰臀部软组织损伤，如腰椎间盘突出症、梨状肌损伤综合征、臀上皮神经痛、腰肌劳损等；脊柱骨性疾患，如增生性脊柱炎、腰椎管狭窄、腰椎小关节紊乱等；先天性骨发育异常，如脊椎裂、骶腰椎变异等。腰腿痛病变多以筋骨受损、气血凝滞为主，亦可因寒湿之邪乘虚侵袭，或病损日久而内动于肾，使腰腿痛易于反复发作，继而引起肾虚证候。腰为肾之府，乃脉络之大会，肾与膀胱经和脊柱相联络，督脉又循行于后正中与诸阳经交会，故腰痛可引起背臀部及下肢放射性窜痛。所以在辨证时应重视气血损伤、风寒湿邪和肾气内虚三方面。施治时必须根据不同证候，注意标本缓急而选方遣药，治宜独活寄生汤加味，伴腰膝冷痛、肢体不温者加川断、狗脊、补骨脂；气虚者加黄芪、人参；下肢放射痛甚者加元胡、川楝、五灵脂；腰腿痛挛者加蜈蚣、全蝎、乌蛇等。

2.颈椎病 本病多因外伤后遗症，慢性劳损和颈部退行性改变，或痰浊瘀阻，颈椎劳损，风寒湿痹，肝肾亏损，气血虚弱等因素而引起。临床上可采用外治手法，以恢复损伤部位颈椎的解剖学位置变化，以及椎间力的平衡关系，从而解除神经根、椎底动脉及脊髓受压症状。但由于慢性劳损或外伤刺激，使颈部肌肉过度牵拉，可引起局部软组织的血运不良，或某种程度上的缺血，逐渐发展成为慢性无菌性炎症，致使肌肉本身和附着区的软组织粘连、挛缩和变性。此属中医肝肾气血不足，兼风寒湿痹及瘀血等证候。由于肝肾气虚，血脉不荣，风寒之邪乘虚入络，以致颈肩臀掣引疼痛，上肢麻痹无力，甚而肌肉萎缩。治宜滋养肝肾、补益气血为主，佐以活血化瘀、疏风通络。可用独活寄生汤去牛膝、茯苓、肉桂、杜仲，加黄芪、葛根、桂枝、全蝎、蜈蚣、羌活等。

3. 骨折　明朝医学家薛己说："肢体损于外，则气血伤于内，营卫有所不惯，脏腑由之不和，岂可纯任手法，而不求之脉理，审其虚实以施补泻哉"（《正体类要》）。薛氏提出治疗骨折要从整体观念着想，不但要重视局部的外治，更应注重全身的内治，这样，才能使骨折续，全身气血调和而康。根据这个原则，刘老认为，骨折整复固定后，筋骨已开始接续（特别是骨折的中期），瘀血尚未散尽，气血仍未调和，治疗应一方面继续固定，一方面适当增加关节活动。用药则以活血舒筋为主，补益气血为辅，方用独活寄生汤减细辛、肉桂，酌加红花、泽兰、土虫、苏木之类。骨折后期肿胀渐消，筋骨接续，但尚未坚固，关节活功能受限，此期应益气活血，滋补肝肾为主，祛风通络为辅。方以独活寄生汤加煅自然铜、骨碎补等药。

4. 滑膜炎　滑膜炎属中医伤筋和痹证范畴，多为损伤后或感受风湿所致，常见的部位是膝关节和踝关节等处。损伤性滑膜炎病变多以筋骨受损，气血凝滞为主，亦可因风寒湿之邪乘虚侵袭而致气血凝滞。刘老认为，滑膜炎是一种较为常见的疾病，其因多是由于关节受创伤而致，受创伤后，关节局部气血凝滞，血脉不能正常的流通，故而出现血不利则为水的现象，表现为关节肿胀，触之有波动；或因血脉流通受阻，寒湿之邪乘虚侵入，使病情愈发加重。治宜宣通气血，除瘀利湿。方以独活寄生汤重加苡米、泽泻，气虚者加黄芪。

5. 足跟痛　足跟痛在骨伤科尤为常见，跟骨刺、跟腱滑囊炎、老年性骨质疏松等均属此类。中医学认为，足跟属足少阴肾经，肾虚易致足跟疼痛。阴虚则骨热酸痛，阳虚则不能久立，挟湿则困重而肿。因此，足跟痛多为肝肾虚损，或气血不足，脉络瘀阻，湿热下注所致。若肝肾亏虚，气血不足，痹证日久者，独活寄生汤主之，伴瘀血者加苏木，挟湿者加苡米、泽泻、木瓜等。湿热下注者加黄柏、苍术，同时可配合磁石、韭子等常可收到良好的效果。

刘老认为，独活寄生汤是一扶正祛邪并重的方剂。方中诸药协同使气血充足，肝肾得补，祛风胜湿，达到扶正祛邪、标本同治的作用，故而在骨科可用于多种疾病的治疗。

——刘柏龄　国医大师

【冯兴华心悟】

冯老长年从事类风湿关节炎的临床研究，主要使用独活寄生汤治疗肝肾亏虚型的类风湿痹病。肝肾亏虚型多见于病程后期，痹痛日久，症见多数关节疼痛变形，功能活动障碍，肢体酸痛，乏力膝软，自汗，畏寒恶风，舌质淡或暗，苔薄白，脉沉细弱。治宜补益肝肾，祛湿止痛。方用独活寄生汤加减。偏于肾阳虚者加附子、巴戟天、淫羊藿，偏于肾阴虚者加枸杞子、肉苁蓉、山茱萸、黄精，病久气血亏耗者加黄芪、白术、防风等。黄芪常用 30～40 克，气为血之帅，气行血亦行，痹痛可缓，合防风有玉屏风散之意，起到益气固卫作用。

冯老用此方，如张秉成言："此亦肝肾虚而三气乘袭也，故以熟地黄、牛膝、杜仲、寄生补肝益肾，壮骨强筋。归、芍、芎和营养血，所谓治风先治血，血行风自灭也。参、苓、甘草益气扶脾，又所谓祛邪先补正，正胜则邪自除也。然病因肝肾先虚，其邪必乘虚深入，故以独活、细辛之入肾经，能搜伏风，使之外出，桂心能入肝肾血分而祛痰，秦艽、防风为风药卒徒，周行肌表，且又风能胜湿耳。"独活寄生汤最长于气血亏虚、肝肾不足之病患，出现腰痛、关节屈伸不利，常能用之以祛风湿，止痹痛，益肝肾，补气血。

——冯兴华　国家级名老中医，首都国医名师

【王绵之心悟】

独活寄生汤主治下肢久痹，腰膝疼痛，腿足屈伸不利，甚则麻木不仁，喜温畏寒，舌淡苔白，脉细弱者。此由风、寒、湿三气伤人筋骨，痹久不愈，"内舍于其所合"，肝肾两亏，气血俱虚之故。方中独活善搜伏于肾经之风湿，桑寄生既能祛风湿，又能益营血、健筋骨。用此二药为方名，已揭示出本方不仅祛风湿、除痹痛，还能益肝肾、补气血。同时方中既有"四物"以补血和营，人参、茯苓、甘草以益气除湿，更配细辛、秦艽、防风以祛筋骨风湿，杜仲、牛膝、肉桂心以温补肝肾而通血脉，祛邪扶正并重，则风湿可去，气血可复，久痹可除。若非寒湿特甚，辛热温燥之品不宜再加，如若必需，也应配伍

滋阴养血与小量清热药，防重伤阴血，筋骨失其濡养，纵然风湿能去，关节也未必能利。三痹汤即独活寄生汤去桑寄生，加续断、黄芪。续断"实疏通气血筋骨第一要药"（《本草求真》），兼补肝肾。黄芪补气实表，可增强补血药之功。由此可知三痹汤亦为治疗风、寒、湿三气为痹，气血俱虚，肝肾亏耗之良方。

——王绵之　首届国医大师

【陈纪藩心悟】

陈纪藩教授善治痹病，总结了痹病的范畴可以将现代医学的类风湿性关节炎、强直性脊柱炎、骨关节炎等多种风湿性疾病均包括在内。陈教授认为，其中的骨关节炎多发于老年人，起病缓慢，关节酸痛，活动不利，天气变化或劳累加重，病以虚弱为主，兼夹外邪。多以独活寄生汤为基础方，偏寒者加桂枝、杜仲、细辛，偏热者佐以黄柏、姜黄、宽筋藤、川草薢。痹证日久，虚象渐显，邪亦缠绵不退，虚实夹杂，此时宜攻补兼施，扶正为主。

陈教授主张将痹病分期分型论治，总结出本病的辨证特点：早期多见湿热蕴结，中期多寒热错杂，晚期多肝肾不足及气血两虚。其中，肝肾气血亏虚型多以独活寄生汤为基本方剂。陈教授认为，肾主骨，肝主筋、藏血，肝肾亏虚，精血不足，筋骨血脉失养，一方面导致"身体魁羸""尻以代踵""脊以代头"等肢体的畸形和功能的受限。正如《金匮要略·中风历节病脉证并治第五》所言："寸口脉沉而弱，沉即主骨，弱即主筋，沉即为肾，弱即为肝。汗出入水中，如水伤心，历节黄汗出，故曰历节。"另一方面容易受到风寒湿之邪的侵袭，外合营卫而痹。如《济生方》云："体虚之人，调理失宜，受风寒湿毒之气，使筋脉凝滞，血气不流，蕴于骨节之间。"隋·杨上善注《素问·痹论》曰："营卫血气循经脉而行，贯于五脏，调和精神，络于六腑，洒陈和气，故与三气合以为痹也。"肝肾精血的亏虚与风寒湿痰瘀相互影响，早期风寒湿热之邪外合肌肉血脉，久之内舍于肝肾而致筋骨同病，骨损筋挛。后期肝肾精血亏虚，不能濡养肌肉筋骨，风寒湿热之邪便胶着难去，加重邪气的滋生。临床多见面色无华，疲乏无力，腰膝酸软，肢体关节疼痛、肿胀、变形、活动不利，晨起关节僵硬，双下肢浮肿，夜尿频数，妇女月经量少，舌淡苔白，边有齿印，脉细弱。陈教授认为，补益肝肾、调和营卫是后期治疗痹证的关键，是为治本，多用独活寄生汤加减。兼见气血虚加黄芪、党参、鸡血

173

藤、何首乌之类，阴虚加女贞子、旱莲草、玉竹等，纳差脘胀，脾胃健运失职，加四君子汤及鸡内金、砂仁、谷芽以健脾益胃，巩固后天之本，促进气血的生化，可改善患者体质，减轻病痛，取得"脾健湿邪可去，气旺顽麻自除"的良效。

——陈纪藩　国家级名老中医

【陈湘君心悟】

陈教授治疗类风湿关节炎时，常用独活寄生汤为主治疗肝肾不足证。肝肾不足型患者除关节隐痛、肌肉消瘦外，其关节多见畸形、屈伸不利，且腰膝酸软乏力，或两目昏花，头晕耳鸣，舌淡红，苔薄白，脉弦细。方以独活寄生汤为主，此方中除用独活、防风、秦艽祛风除湿止痛，细辛、肉桂散寒通络，桑寄生补益肝肾外，也注重用黄芪、白术、党参、茯苓甘草以补气健脾。

陈教授治疗强直性脊柱炎常用扶正法，证候以内寒为主时，宜温补肾阳。病程已久，年高体衰，或伴见多种内脏损害者，临床往往以腰骶僵硬冷痛，腰背颈均转侧不利，畏寒怕冷，夜尿清长，大便稀溏，舌淡胖，脉沉细无力等脾肾阳亏表现为主，严重者可伴胸闷气短、肢肿尿少等心肺肾阳气俱衰的表现。陈教授认为此时多责之阳虚生内寒，而外感之寒湿可不盛，治当温补脾肾为主，佐以散寒除湿。药用鹿角片、干姜、附子、肉桂、桑寄生、羌活、独活、熟地黄、狗脊、杜仲、怀牛膝、细辛、白芥子等。方取独活寄生汤合阳和汤之义。方中熟地黄、鹿角片、桑寄生、狗脊、杜仲、怀牛膝温督补肾、强壮筋骨，羌活、独活、细辛入肾经、搜风寒，并驱风寒外出，附子、干姜合肉桂共解肾经风寒，白芥子温通经络，能祛皮里膜外之痰凝。数药合用，共奏温肾通督、祛湿散寒之功。

——陈湘君　国家级名老中医

【连建伟心悟】

独活寄生汤方配伍用药特点：①八珍汤去白术，双补气血。补血以四物为祖方，治风先治血，血行风自灭。凡治风剂中加入和血之药可加强疗效。②杜仲配牛膝：杜仲常用于强壮筋骨，如青蛾丸、右归丸、杜仲酒。《医学衷中参西录》谓牛膝"原为补益之品，而善引气血下注，是以用药欲其下行者，恒以之为引经。故善治肾虚腰疼腿疼，或膝疼不能屈伸，或腿痿不能任地……

此皆其力善下行之效也。"杜仲配牛膝，补肝肾之力能峻达腰、腿、膝、脚。③秦艽与防风、细辛配伍：秦艽有祛风湿、舒筋络、退虚热、清湿热之功，为治风湿痹痛、筋脉拘挛的通用药，《神农本草经》谓其："主寒热邪气，寒湿风痹，肢节痛。"《名医别录》曰："疗风，无问新久，通身挛急。"《神农本草经》谓防风"主大风，头眩痛，恶风，风邪，目盲无所见，风行周身，骨节疼痹"。细辛"主咳逆，头痛脑动，百节拘挛，风湿，痹痛，死肌，久服明目、利九窍"。三药合用具有祛风、温通、止痛功效。④独活与桑寄生配伍：《本经逢原》云："寄生得桑之余气而生，性专祛风逐湿，通调血脉，故《本经》取治妇人腰痛，小儿背强等病，血脉通调而肌肤眉须皆受其荫，即有痈肿，亦得消散矣。"《本草求真》曰："桑寄生，号为补肾补血要剂。缘肾主骨，发主血，苦入肾，肾得补则筋骨有力，不致痿痹而酸痛矣。"

连教授十分推崇独活寄生汤，认为该方配伍全面，不用一味虫药却可达到祛除顽痹的效果。临证只要具备虚痹的证候如肾气虚，腰臀股膝酸痛，畏寒，脉沉或虚大而弦，舌质淡，皆可投独活寄生汤。该方用大补气血之品为君药，兼用强壮筋骨药为臣药，佐以祛风湿之品。临床可扩大用于骨关节病、强直性脊柱炎、类风湿关节炎伴有肿瘤等疾病。与麻黄附子细辛汤合用能增强温阳疗效，与四妙散合用能利下肢关节湿热，并酌配伍有情血肉之品如鹿角片、鹿角霜以壮督脉。临证酌情加减，如背部歪曲疼痛者加狗脊、鹿角霜，畏寒严重者可配麻黄附子细辛汤，兼慢性鼻炎者，可酌加杏仁、桔梗，取"上病下治"之意。

——连建伟　国家级名老中医

【王三虎心悟】

王三虎教授临床常应用独活寄生汤治疗癌症骨转移。癌症骨转移的疼痛是肿瘤患者最难忍受的症状之一。王教授认为，寒邪在癌症发生发展中意义深远。寒邪致病的最大特点是疼痛，因寒主凝涩，寒主收敛，影响气血运行，不通则痛。肝藏血，肾藏精，精血互化，气血互化。因此，肝肾气血不足，又外受风寒邪气，这正是许多癌症贯穿始终的重要病机。独活寄生汤则符合癌症骨转移疼痛的基本病机，标本兼治，平稳可行，宜于推广。独活寄生汤是中医治疗腰背痛、四肢关节疼痛的效方。王教授在肿瘤临床治疗中总结，应用独活寄生汤可缓解不少癌症骨转移患者的疼痛，延长生命，提高生活质量和与疾病做斗争的信心。

——王三虎　广西壮族自治区中医药专家学术经验继承工作
指导老师，广西壮族自治区名中医

附　【李引刚心悟】

独活寄生汤，为治久痹肝肾两虚、气血不足之常用方。其证乃因感受风寒湿邪，日久不愈，累及肝肾，耗伤气血所致。风寒之邪客于肢体关节，气血运行不畅，故见腰膝疼痛，久则屈伸不利，或麻木不仁，正如《素问·痹论》所言："痹在于骨则重，在于脉则血凝而不流。"肾主骨，肝主筋，邪客筋骨，日久必致损伤肝肾，耗伤气血。《方剂学》解释其方义：重用独活为君，辛苦微温，善治伏风，除久痹，且性善下行，以祛下焦与筋骨间的风寒湿邪。臣以细辛、防风、秦艽、桂心，细辛入少阴肾经，长于搜剔阴经之风寒湿邪，又除经络留湿；秦艽祛风湿，舒筋络而利关节；桂心温经散寒，通利血脉；防风祛一身之风而胜湿，君臣相伍，共祛风寒湿邪。似乎在臣药中细辛可有可无，且细辛有小毒，可用其他药代之更为安全。然李教授认为在临床中去细辛后疗效较差，《本草述钩元》论细辛云："究寒温之用……其在至阴之分，虽不论于补阳诸味，却能就阴分而散寒邪，即至阳之分，虽难比予行气诸剂，却能就阳分而散阴结。阴中阳通，则能资营气而使畅也。阳中阴通，则能助风剂而使行矣……至其能治风湿痹痛，亦由阳虚化风，因之化湿也。凡阳虚郁风者多化湿，不可不知。"参考名医朱春庐经验，得出《备急千金要方》组方之奥妙：细辛有温通阴阳之能，可助诸搜风散湿之药以解痹而止痛，似有现代药理减毒增效之功效，故不仅专为寒证所设。李教授用细辛常规6～9克，未见不良反应，且当地还有用细辛作为调料炖肉之习俗，可见"细辛不过钱"之说有待考证，独活寄生汤不可去细辛。

——李引刚　骨伤科主任医师

三、名医医案

【腰背肌筋膜炎（腰痛）】

王某，女，38岁。2007年3月2日初诊。五更腰痛1年，加重1月。1年前因生气后出现腰痛，每于晨时四五点钟发作，自行贴膏药后稍有缓解，近

一月来又感疼痛加重。平日自感乏力，白天腰部无任何不适，纳食二便正常。形体偏瘦，面色微黄，查体腰部肌肉稍紧张，各棘突无压痛，椎旁轻叩痛，腰椎各向活动稍受限。CT 检查未见异常。舌质淡、苔薄白，脉沉弦。西医诊断：腰背肌筋膜炎。中医诊为腰痛，证属气血不足，肾虚肝郁。用独活寄生汤加柴胡 20 克。方药如下：独活 12 克，桑寄生 12 克，秦艽 12 克，防风 12 克，川芎 12 克，熟地黄 12 克，肉桂 12 克，党参 12 克，牛膝 12 克，杜仲 12 克，细辛 6 克，当归 15 克，茯苓 15 克，生白芍 15 克，柴胡 20 克，炙甘草 6 克。每日 1 剂，水煎 500 毫升，分两次于 18 时、22 时口服。连服 6 剂，凌晨腰痛现象减轻。继服 10 剂，疼痛症状消失。随访 1 年，腰痛未复发，生活如常。

按语： 本案之腰痛系因长期久坐加之生气劳作引起的腰背肌筋膜炎。病属五更腰痛，痛有定时，每于晨时四五点钟发作。独活寄生汤虽对症，但尚需辨时论治。人体阴阳气血随经络运行不息，营卫之气起始于手太阴而终止足厥阴。昼夜各随值时循接，如环无端。夜半之时气交于子丑，适当风木司令，乃肝胆阳气初生之际。现木郁不达，反克脾土（脾主四肢、肌肉），阴阳之气不相顺接，故疼痛以时而发。再者一日之中，夜半至晨时为春气当令，春为肝木所主，木气盛于春，故肝木得时助，其气更胜，现肝木有郁，盛气不能助其正而反为害，致克脾土，侮其母，腰为肾府，脾主四肢肌肉，便发此症。加柴胡 20 克，以达疏肝解郁理脾之功。

【腰椎间盘突出症（腰腿痛）】

张某，男，48 岁。2007 年 4 月 2 日初诊。轻微扭伤致腰痛、右下肢抽痛 2 月加重 1 周，且伴右小腿发凉、怕冷，皮肤感觉麻木，咳嗽时加重，经卧床休息不能缓解，影响睡眠。纳食二便正常，舌质淡，苔白腻，脉沉迟。查体腰部外观无明显畸形，腰椎活动稍受限，L5～S1 棘突右侧有明显压痛和叩击痛，并见有向右下肢放射性抽痛，小腿外侧皮肤感觉稍减退，直腿抬高试验左 80°、右 30°，直腿抬高加强试验右侧（＋）。X 线片检查未见异常。CT 示：L5～S1 椎间盘向右后突出，压迫硬脊膜囊。西医诊断：腰椎间盘突出症。中医诊为腰痛（寒湿型）。用独活寄生汤加威灵仙、制附片。药用独活 12 克，秦艽 12 克，防风 12 克，川芎 12 克，党参 12 克，肉桂 12 克，牛膝 12 克，细辛 6 克，桑寄生 15 克，杜仲 15 克，当归 15 克，茯苓 15 克，熟地黄 15 克，生白芍 15 克，威灵仙 15 克，附子 10 克（先煎），炙甘草 6 克。连服 7 服，同时每日配合制马钱子 0.8 克研末分两次冲服，连服 1 周症状明显减轻，可弯腰及行走。再服 4 周，症状基本消失，能正常干活。随访 1 年未复发。

按语：腰椎间盘突出症是多由劳损引起，与风寒湿邪侵袭有关，以肝肾亏虚，气血不足为本，风寒湿邪外侵为标。马钱子，又名番木鳖，虽为苦寒之品，但散结消肿、通络止痛之力强，为治腰腿痛之要药之一。然其有大毒，内服不宜生用，必先炮制以减其毒，且中病即止，不宜久服。临证多用散剂，日用量最大 1 克，一般未见不良反应。若患者服药后，出现头晕，口唇麻木，身体震颤，甚则抽搐，全身出黏汗，即是中毒现象，可饮冷盐水或绿豆汤解之，以后应酌减用量或停用。同时方中重用桑寄生、附子、杜仲以温经散寒，制其苦寒之性。

【坐骨神经痛案（痹病）】

闫某，男，49 岁。2005 年 9 月初诊。患者于 2 个月前，雨中作业后即感腰膝冷痛，屈伸不利，伴右侧髋部及下肢酸麻疼痛。曾用抗风湿药治疗，用药时症状缓解，停药后症状复发。近几天腰腿痛加重，患者呈痛苦面容，行走姿势佝偻，右臀纹正中腘窝明显压痛，直腿抬高试验阳性。右下肢小腿外侧皮肤感觉稍钝，舌淡，苔薄白，脉沉迟。诊断为坐骨神经痛，属寒湿型。治则为祛风散寒利湿，宣痹止痛。方以独活寄生汤加减。药用独活 12 克，桑寄生 30 克，茯苓 12 克，党参 12 克，秦艽 12 克，防风 12 克，细辛 3 克，杜仲 15 克，牛膝 20 克，当归 12 克，川芎 10 克，白芍 12 克，鸡血藤 30 克，制附子 10 克，桃仁 10 克，红花 6 克，甘草 6 克。服药 6 剂诸症减轻，继服 12 剂而告愈，随访 2 年无复发。

按语：本案坐骨神经痛患者，因雨中作业后受风寒湿邪侵袭，日久以致气血阻滞、脉络不通而致疼痛。用独活寄生汤加制附子温肾助阳，鸡血藤舒筋通络、养血补血，桃仁红花活血化瘀止痛。全方共奏祛风散寒，利湿，宣痹止痛，益肝补肾之功效。

【腰椎骨质增生案（腰痛）】

刘某，女，52 岁。3 年前因背负重物，闪挫腰部，被诊为腰扭伤。近几天因劳累过度而诱发，腰部沉痛，活动受限，转侧肢体时疼痛加剧。腰椎骶骨处压痛较甚，舌淡苔薄白，脉沉细。腰椎正侧位片提示 L3、L4、L5 骨质增生。

诊断为腰椎骨质增生。治则为温通脾阳，补益肝肾。方药以独活寄生汤化裁。药用：独活 12 克，桑寄生 20 克，茯苓 12 克，桂枝 10 克，当归 15 克，川芎 10 克，熟地黄 10 克，党参 12 克，秦艽 12 克，防风 12 克，细辛 20 克，牛膝 20 克，杜仲 15 克，鸡血藤 30 克，川续断 12 克，制附子 10 克，防己 12 克，甘草 6 克。服药 5 剂后疼痛大减，继服 10 剂后诸症消除，行走自如。随访 2 年，未见复发。

按语： 该患者虽因负重闪挫所致，但迁延日久，以致肝肾亏虚，气血不足，风寒湿乘虚而入，流注经络，闭阻不通。独活寄生汤适应本证。因证属寒湿，加附子上助心阳以通脉，中温脾阳以健运，下补肾阳以益火。川续断、鸡血藤、防己补肾壮腰强筋骨。

【膝关节骨性关节炎（痹病）】

案例一 张某，男，54 岁。2006 年 3 月 15 日初诊。患者双膝关节疼痛，活动时症状加重，尤其上下楼梯时疼痛特别明显。查双膝关节间隙压痛，X 线片示：双膝关节间隙变窄，有增生现象。舌苔薄白，脉弦细。证属肝肾不足，风寒阻络。给予独活寄生汤加伸筋草 20 克，透骨草 20 克，骨碎补 15 克，海风藤 15 克，青风藤 15 克。连服 10 剂后症状大减，1 月后病愈。

按语： 膝关节骨性关节炎是一种退行性病变，是由于关节机械性磨损而引起的以膝关节疼痛、功能障碍为主要表现的常见骨关节病，此病多为年老患者，素体虚弱，肝肾不足，气血虚少，造成筋骨失养，风寒湿邪侵袭而致，病变部位以膝关节为多。症见双膝疼痛，活动痛甚，行走不便，治以补肝肾，益气血，通经络，药证相符，取效满意。

案例二 姚某，女，50 岁。2006 年 8 月 4 日初诊。左膝关节疼痛 2 月。上下楼梯时疼痛尤为明显，下蹲站起时困难，休息时缓解。体格检查示：左膝关节间隙压痛。舌淡，苔薄，脉沉缓。摄 X 片示：左膝关节间隙变窄，轻度骨质增生。诊断为膝关节骨性关节炎。用独活寄生汤原方。药用独活 12 克，秦艽 12 克，防风 12 克，川芎 12 克，当归 12 克，生地黄 12 克，桂枝 12 克，杜仲 12 克，牛膝 12 克，党参 12 克，桑寄生 15 克，细辛 3 克，生白芍 20 克，茯苓 20 克，炙甘草 6 克。每日 1 剂，水煎服。服药 1 月后，疼痛基本消失，上下楼梯时疼痛明显减轻，下蹲后站起时无困难，膝关节活动尚可。随访半年，患者左膝关节疼痛消失，上下楼梯、下蹲时无碍，膝关节活动正常。

按语：膝关节骨性关节炎痛苦大，病机责之肝与肾。肝肾亏虚，筋骨失养为其主因，患者多气血不足。治以养血柔肝，补肾健脾。取独活寄生汤补肝肾、益气血、通经络，并根据病情常调整方中药物用量，如本案方中用桑寄生15克，生白芍、茯苓各20克。

案例三 王某，男，56岁。1990年9月2日初诊。主诉双膝关节疼痛，活动时症状加重。经多方治疗无效。查双膝关节间隙压痛。有摩擦音，X线片示：双膝关节间隙变窄，有增生现象。舌苔薄白，脉弦细。证属肝肾不足，风寒阻络型。予独活寄生汤加何首乌20克，桑枝20克，伸筋草20克，透骨草20克，骨碎补15克。3月后诸症大有减轻，继服上方治疗。

按语：本病亦因素体虚弱，肝肾不足，气血虚少，筋骨失养，风寒湿邪侵袭而致。治用独活寄生汤，取补肝肾，益气血，通经络之意。

【跟骨刺（骨痹）】

某男，71岁。1986年3月始行走时感两足跟部疼痛，热敷后症状减轻，但行走时又重现疼痛，并日渐加重，1987年4月于某医院X线拍片，示双侧跟骨后下方跖腱膜附着处有骨刺，骨刺指向足弓，其密度均匀，轮廓锐利清晰，约1.2cm×0.6cm，局部软组织和关节囊未见肿胀。诊断为双足跟骨刺，建议手术，患者拒之，求中医治疗。处方：桑葚子20克，女贞子10克，菟丝子10克，熟地黄10克，杜仲10克，独活10克，桑寄生10克，木瓜10克，防风10克，秦艽10克，川牛膝10克，桃仁10克，红花10克，川芎10，路路通20克，白芍10克，甘草10克。水煎服，日1剂，并用药渣热敷患处。服6剂后疼痛明显减轻，服12剂后行走无不适感。随访10年未现足跟疼痛。

按语：跟骨刺属于骨痹范畴。风寒湿邪外侵，阻于血脉经络，络道不通，气血运行不畅，则生痹痛，痹痛长久不愈，经经络逐渐内传，病邪进入它所舍的脏腑，如骨痹内舍于肾，筋痹内舍于肝。人到老年，肝肾两虚，精血亏损，不能主骨荣筋，筋脉失养是本病的病理基础。外邪侵入留着经络、关节筋骨，痹阻气血运行，经络不通，不通则痛。治宜选用独活寄生汤加减。方中重用桑葚子、女贞子、菟丝子、熟地黄、杜仲补肝肾、壮筋骨，独活、桑寄生、木瓜、防风、秦艽祛风湿，舒筋络，川牛膝、桃仁、川芎、路路通、白芍活血逐瘀，通络止痛。外用药渣热敷痛处，促进血液循环，减轻病灶对神经、血管的压迫，使病情迅速缓解。

【肩周炎（冻结肩）】

周某，女，51岁。2006年11月21日初诊。右肩关节疼痛、活动困难3月加重1月，伴局部发凉、怕冷，夜间为甚。经按摩、理疗稍有好转，近一个月来症状加重，口服消炎止痛类药物效果不明显。除上述症状外，还伴有纳差（与服止痛类药物有关），头晕目眩，腰膝酸软，四肢乏力，二便正常，舌质淡，脉细略弦。给予独活寄生汤加鸡血藤、附子、桂枝。药用羌活12克，桑寄生12克，秦艽12克，防风12克，川芎12克，党参12克，杜仲12克，川牛膝12克，细辛6克，当归15克，茯苓15克，熟地黄15克，生白芍15克，炙甘草6克，鸡血藤20克，附子10克（先煎），桂枝10克。连服7剂，每日配合按摩1次，辅以适当功能锻炼。复诊诉疼痛减轻，肩关节活动较前好转，续原方15剂，临床症状消失，肩关节活动基本恢复正常。嘱继续功能锻炼，随访两年未复发。

按语：冻结肩，又称漏肩风，好发于50岁左右的中老年人，多因外伤及外感风寒湿之邪诱发。经云："（女子）七七任脉虚，太冲脉衰少，天癸竭，地道不通，故形坏而无子也……（男子）七八肝气衰，筋不能动。"本病以肝肾亏虚、气血不足为本，风寒湿邪外侵为标，独活寄生汤具有益肝肾，补气血，祛风除湿，散寒止痛作用。但病变部位在肩关节，且多有发凉，怕冷，得热则舒之感，易肉桂为桂枝引药上行，加附子温肾散寒、祛风止痛，改独活为羌活以走上焦。鸡血藤具有行血补血、舒筋活络之功效，常用于风湿痹痛、手足麻木、肢体瘫痪等症，此药用量最多不超过30克，一般20克适宜，多则甘而涩，反而效差。

【颈椎病（痹病）】

案例一　何某，男，68岁。2006年6月2日初诊。右颈部疼痛伴右上肢麻木1月，加重1周。1月前无明显诱因出现右侧颈部疼痛，时感僵硬，右上肢麻木，着凉后尤为明显，行枕颌带牵引后症状未缓解。体格检查：颈椎活动受限，下颈段肌肉紧张，臂丛牵拉试验右侧阳性。舌质，苔薄白，脉沉细。证属肝肾不足，气血运行不畅。用独活寄生汤加减。药用：独活12克，桑寄生

12克，秦艽12克，防风12克，川芎12克，生地黄12克，桂枝12克，党参12克，细辛3克，当归15克，生白芍15克，茯苓20克，葛根20克，桑枝9克，炙甘草6克。每日1剂，水煎服。连服5剂，右颈部疼痛减轻，右上肢麻木感消失。继服7剂，疼痛症状消失。随访1年，颈椎病未复发，生活如常。

按语：颈椎病可因素体虚弱或年老体衰，复为外邪侵袭，气血瘀阻，经络不通所致。该方治疗寒痹为主的颈椎病，能益气补血，通络止痛。

案例二 陈某，男，45岁。1990年5月15日初诊。患者长期从事教师工作，近2年来逐渐出现胸背部沉重，加重1月余。查双臂丛牵拉试验（＋），颈椎活动受限。舌淡苔白，脉弦细。证属肝肾不足，气血瘀阻型。方用独活寄生汤加减。独活15克，桑寄生20克，秦艽10克，防风10克，细辛3克，当归10克，芍药10克，川芎10克，炙甘草6克，葛根20克，羌活20克，白芷20克。连服7剂。复诊诸症均见好转，继服前方7剂，以巩固疗效。随诊1年，未见复发。

按语：颈椎病的病程长，痛苦大，常因劳累，素体虚弱，精血不足，外感风寒湿邪而致气血瘀滞。用独活寄生汤治以益气补血，通络止痛，方证相合而获效。

【类风湿关节炎（痹病）】

案例一 赵某，女，56岁。患者四肢末节疼痛，关节活动受限，反复发作5年余。查四肢指（趾）间关节无明显变形，血沉70mm/h，RF（＋），舌淡苔白，脉细数。证属肝肾不足，风寒阻络。给予独活寄生汤加黄芪60克，全蝎15克，蜈蚣2条。连服10剂症状消失，复查血沉降为正常，随访1年来未见复发。

按语：类风湿关节炎，以关节滑膜的慢性炎症，软骨吸收、骨质破坏、骨纤维化为特点。症见四肢末节疼痛，周期发作，甚则关节变形影响功能，是一个具有难治性和破坏性疾病。中医属"痹证"范畴，又有历节病、顽痹等名称。病机多为肝肾不足，风寒湿邪乘虚而入，使肌肉、关节、经络痹阻而致。《素问·痹论》说："痹在于骨则重，在于脉则血凝不流，在于筋则屈不伸，在于肉则不仁。"独活寄生汤加减可以滋养肝肾，补益气血，通络止痛为治。

案例二 彭某，女，39岁。患者四肢关节疼痛2个月。患者因工作关系常在水中作业，渐感四肢关节重着疼痛，痛有定处，遇寒痛增，得热痛减，全身困乏，肌肤麻木，舌淡苔白腻，脉沉弦。曾用西药抗风湿治疗，症状时轻时重。诊为痹证。治则以祛风除湿，宣痹通络止痛。方以独活寄生汤加减。药用独活12克，桑寄生30克，党参12克，茯苓15克，桂枝10克，当归15克，川芎10克，白芍20克，秦艽12克，防风12克，细辛3克，杜仲12克，牛膝15克，甘草6克，加制乳香6克，制没药6克，威灵仙15克，鸡血藤30克。服药10剂关节重着疼痛大减，肢体活动灵活，肌肤麻木缓解。继服10剂，诸症消失而愈。随访1年无复发。

按语： 本案患者有四肢关节疼痛，全身困乏，肌肤麻木等症，此乃风寒湿之邪侵袭肌表，留滞经脉致气血凝滞，不通则痛。筋骨百骸失其濡养，耗损精气，日久导致肝肾两虚，气血不足。故用独活寄生汤加乳香、没药活血化瘀，消肿止痛；威灵仙、鸡血藤祛风除湿，通络止痛。全方祛寒除湿，活血通络，补益肝肾，故可获效。

案例三 王某，女，49岁。2006年8月18日初诊。患类风湿性关节炎2年。右手指肿痛变形，晨起时常感手僵，腰膝冷痛，畏寒，肢节屈伸不利，行走不便，舌淡，苔白，脉沉。在某医院查类风湿因子阳性，血沉50mm/h，诊断为类风湿性关节炎。予独活寄生汤加味。药用独活15克，桑寄生15克，秦艽12克，防风12克，川芎12克，当归12克，生地黄12克，桂枝12克，茯苓12克，杜仲12克，牛膝12克，党参12克，细辛3克，炙甘草6克，制附子9克（先煎），生白芍20克。每日1剂，水煎服。3周后，晨起手僵症状减轻，腰膝冷痛、畏寒症状缓解。继服该方2个月，手僵、腰膝冷痛、畏寒症状消失，四肢活动尚可。复查血沉正常。随访半年症状未复发。

按语： 类风湿关节炎临床中多见寒湿为主，寒重者酌加附子，重用桂枝，取其散寒解表、温通经脉、通阳化气的作用，湿重者重用茯苓，加苍术等祛湿之品。

案例四 马某，女，40岁。1989年5月7日诊。患者四肢末节疼痛，反复发作10余年，关节活动受限。查四肢指（趾）间关节变形。血沉60mm/h，X线片示关节面有增生现象。给予独活寄生汤加减。独活15克，桑寄生20

克，秦艽 10 克，防风 10 克，细辛 3 克，川芎 10 克，当归 10 克，生地黄 15 克，赤芍 15 克，桂枝 10 克，茯苓 15 克，杜仲 10 克，白芷 20 克，何首乌 20 克。连服 3 个月。症状消失，复查血沉降至正常。随诊 2 年，未见复发。

按语： 类风湿关节炎缘由肝肾不足，气血虚弱，当风或饮酒汗出复感风邪等因素所致。症见四肢末节疼痛，周期发作，甚则关节变形，影响功能，治用滋养肝肾，补益气血，通络止痛。独活寄生汤是由四物汤加味而成，"四物补血效非常""补气先补血，治风先治血，血行风自灭"，补益气血兼以行气活血，更有扶正祛邪之长。

【痛经】

刘某，女，24 岁，已婚。1981 年 9 月 16 日就诊。病起于经期涉水感寒，痛经 8 年，结婚 1 年余未孕。末次月经同年 8 月 21 日，量多，色鲜红有块，小腹持续疼痛，阵发性加剧，甚则恶心呕吐，出冷汗，头晕目眩且痛，腹部喜热喜按。刻下胸闷不畅，心慌气短，纳食欠佳，腰膝酸软，头晕耳鸣，眠差寐艰，舌淡红，苔白中薄黄，脉沉细弦。证属肝肾亏虚，寒凝血瘀，冲任失调。法当调补肝肾，理气活血，温经止痛。用独活寄生汤加味，桑寄生 15 克，川芎 15 克，当归 15 克，熟地黄 15 克，合欢皮 15 克，茯苓 10 克，党参 10 克，牛膝 10 克，制乳香 10 克，没药 10 克，杜仲 20 克，炒白芍 20 克，炒艾叶 6 克，独活 6 克，秦艽 6 克，防风 6 克，甘草 6 克，肉桂 5 克（后下），细辛 2 克。5 剂。

9 月 21 日二诊，其间腹痛隐隐，经色红，量及血块较以往为少，唯心烦易躁，原方加柴胡 10 克，炒香附 10 克，5 剂。

9 月 26 日三诊，经水净，腹未痛。继服 5 剂，以巩固效果。随访 4 个月，未见复发。

按语： 本案虚实夹杂，独活寄生汤补肝肾治其本，温经、理气、活血治其标，使肝肾得养，气血通调，痛经得止。独活、秦艽、防风、细辛类虽为祛风之剂，然防风、秦艽为"风中之润剂"，且前者能胜湿，后者有和血之功，独活、细辛能散寒止痛，患者病由感寒而起，故可起到辅佐的作用。

【闭经】

姚某，女，23岁，未婚。1986年4月29日初诊。闭经半年，末次月经为去年10月份，量少色紫黑。以往月经周期为30～60天一行，8天则净，量中等，有痛经，经前腰酸。曾服当归养血膏、益母草膏、乌鸡白凤丸、当归丸等均无效。刻下腰膝酸软，头晕耳鸣，少腹凉痛，带下量多有腥味，舌淡，苔薄黄腻中裂有尖刺，脉沉细软尺弱。此属先天肾虚，又因劳倦伤脾，不能运化水谷生精微，营血不足以下注冲任，血海空虚而致闭经。治宜补肝益肾，理气调经。选独活寄生汤加减：桑寄生15克，川芎15克，熟地黄15克，茯苓15克，杜仲15克，牛膝15克，当归12克，赤芍12克，白芍12克，炒香附12克，小茴香12克，党参20克，丹参20克，炮穿山甲10克，甘草10克，肉桂6克（后下）。

5月13日二诊：服上方8剂，月经于5月9日来潮，今未净，量多，色始黑后红，经前腹痛。月经已行，效不更方，继服8剂。

8月4日三诊：6月份月经错后，经期腹痛好转。7月份月经先期10天，于7月12日来潮，6天净，量少。7月28日月经又行，2天净，色紫黑，腰酸，口干不饮，舌苔黄，边尖红，脉细软。服独活寄生汤月经能自行，但近两次先期。此乃病久阴虚血热以至妄行。治宜滋阴清热。桑寄生30克，茅根30克，生地黄20克，北沙参20克，赤芍15克，白芍15克，杜仲15克，旱莲草15克，银柴胡15克，茯苓10克，丹皮10克，甘草8克。

9月19日四诊：服滋阴清热药5剂，月经于8月29日来潮，5天净，量中，色红夹小血块，稍有下腹凉感及腰酸，苔白微黄，脉沉细弦。以补肝肾、健脾，佐以温经调理善后，随访3个月经周期均正常。

按语： 肝为藏血之脏又主疏泄，若藏血不足，疏泄失常，遂致血虚气滞而闭经。肾藏精，月经之源全赖肾精以施化，如肾精乏无以濡养肝脏，肝不藏血无以下注于血海，遂月经不至。本案由于肝肾两虚，营血不足，冲任失养，血海空虚，故先用补肝益肾、理气调经之法，果为奏效，后转为月经先期，究其原因，改用滋阴清热而经水复常，但因腰酸、下腹寒凉，再用补肝肾健脾温经得以痊愈。本例始终以独活寄生汤为治而获效。

【带下】

李某，女，34岁。1983年10月8日初诊。带下量多，色白或淡黄清稀，连绵不断已3载。近月来带下状如米泔，量多不止，面色萎黄，形体消瘦，头晕目眩，耳鸣如蝉，腰膝酸软，精神不振，头发渐落，舌淡，苔薄白腻，脉沉细而缓。湿淫于内，脾肾亏虚，固摄失权。治当调补肝肾，健脾益气，固涩燥湿。用独活寄生汤加减，茯苓25克，熟地黄15克，杜仲15克，山茱萸15克，芡实15克，桑寄生10克，炒白芍10克，牛膝10克，白术10克，独活8克，川芎8克，当归8克，柴胡8克，甘草8克，肉桂3克（后下），党参3克，黄芪3克，山药3克，金樱子12克（打碎，包煎），5剂。

10月14日二诊：药后带下大减，继续调治，原方加海螵蛸15克，5剂。

10月2日三诊：带下止，仍有头晕目眩，腰膝酸软，纳食无味，舌淡，苔薄白，脉沉缓，以六味地黄丸、健脾丸善其后。

按语： 白带病初，湿热居多。日久身体渐虚，脾肾两亏，固摄不能，以致质稀量多，流出如冲，不能约束。本案脾肾不足已显见，但尚有湿邪内蕴。脾主运化有赖肾阳温煦，只有肾阳充足才能使脾气输通运化，且湿乃为阴邪，需得温则可化。独活寄生汤中的肉桂、熟地黄、杜仲能温肾助阳，桑寄生乃于阴中求阳，参以健脾益气养血的茯苓、白芍、川芎、当归、党参等药及针对带下而用的金樱子、芡实、海螵蛸，再佐以黄芪、山药、白术加强固摄能力，故取效显著。

【黄褐斑（黧黑斑）】

唐某，女，30岁。2000年10月初诊。面颊部生黑斑2年，予以西药内服外用无效，遂来诊。诊见面颊部黑斑呈蝶形分布，前额、口周未见，黑斑表面平滑，无鳞屑，亦无瘙痒、疼痛等自觉症状。平素关节疼痛，双上肢有麻木感，腰酸乏力。舌苔薄白，脉沉细弱。诊为黄褐斑，辨证为肝肾两亏，瘀血阻滞。治拟补益肝肾，活血祛瘀。投以独活寄生汤加减治疗。处方：桑寄生30克，杜仲20克，川断20克，牛膝20克，独活10克，秦艽10克，防风10克，细辛2克，当归10克，川芎6克，熟地黄20克，白芍15克，炙甘草6克。水煎服，每日1剂。连服5剂后关节疼痛、上肢麻木均消失，脸部黑斑稍变浅，继服20余剂而愈。

按语： 黄褐斑是一种发于颜面的色素增生性皮肤病，特点是呈蝴蝶状，常对称分布于颊部，斑片形状不一，边缘清楚，表面光滑无鳞屑，中医称为"蝴黑斑"。中医认为其发病与肝、脾、肾三脏关系密切，肝郁、脾虚、肾虚是发病之因，气机不畅，气血瘀滞，颜面失于濡养为致病之机。气血不能润泽面部，则面若蒙尘，血滞于颜面故发斑。本案黄褐斑，历时2年，已成肝肾两亏，气血两虚，瘀血阻滞之证。又患者关节疼痛、肢体麻木，故兼风湿阻络之证，选用独活寄生汤化裁治疗。方中独活、秦艽补肝肾、祛风湿，桑寄生、杜仲、川断、牛膝补肝肾、强筋骨，防风、细辛祛风止痛，当归、川芎、熟地黄、白芍养血活血，炙甘草调和诸药。全方共奏补益肝肾，活血祛瘀之效。药后肝肾得补，气血流畅，则面斑自除，风湿去，则痹痛止。

【雀斑】

周某，女，41岁。2000年8月初诊。继发性闭经1年，面部渐生淡褐色至暗褐色斑点，小如针尖，大如芝麻，遂来诊。诊见面色萎黄无光泽，面部遍生斑点，口唇瘀黑，舌苔薄白，脉沉细。诊为雀斑，继发性闭经。辨证为肾虚宫寒，气血瘀滞。治宜温肾暖宫，活血化瘀。予以独活寄生汤加减治疗。处方：桑寄生30克，杜仲20克，牛膝20克，当归15克，川芎8克，仙灵脾10克，仙茅10克，秦艽10克，防风10克，细辛2克，独活10克，肉桂4克，吴茱萸5克，炙甘草5克。水煎服，每日1剂。服2剂后无任何不适，继服10剂后面色稍红润，面部斑点开始减少变浅，月经未潮。继服30余剂，月经来潮，面部斑点基本消退，面色红润。嘱再服1月，月经按期来潮，雀斑消退而愈。

按语：雀斑是一种发于颜面的色素增生性皮肤病，其损害特征为淡褐色或暗褐色斑点，针头大小，圆形或椭圆形，数目多少不一，对称发生，多见于面部，特别是鼻梁部及颧部等处。本案辨证为肾虚宫寒，气滞血瘀。予以独活寄生汤加减治疗。方中桑寄生、杜仲、牛膝补益肝肾，独活、秦艽除风湿疗痹痛，防风、细辛祛风除斑，当归、川芎活血通经，仙灵脾、仙茅、肉桂、吴茱萸温肾暖宫，炙甘草调和诸药。全方共起温肾暖宫、活血祛瘀之功，故获效。

四、国医大师点评

治疗痹症不可忽视扶正。《素问·痹论》谓："风、寒、湿三气杂至合而为痹也",治疗以祛风、散寒、除湿为首务,是毫无疑义的。然而有效,有不效,甚至有的反而出现疼痛加重者,如此情况并非罕见。笔者涉猎古今医籍结合临床经验,认为治疗本病当从扶正祛邪二方面着手,揆其不效之原因,在于医者只注意祛邪忽视扶正这一环节。《内经》谓:"邪之所凑,其气必虚。"风、寒、湿邪只是外因,外因必须通过内因方能起作用。因此在临证中应当注意病程之新久、患者体质之强弱等,不可一见痹痛不顾正气之虚实即投祛风寒湿之药,如此外邪反不能除,所见甚多。《金匮要略·中风历节病脉证并治》篇谓:"少阴脉浮而弱,弱则血不足,浮则为风,风血相抟,即疼痛如掣。"风邪侵袭为外因,血弱为内因,内外因结合可酿成疼痛如掣。针对其内外因病机,补肾益气血与祛风寒配伍则可取效。《千金要方》之独活寄生汤,方中四物养血行血,人参益气,杜仲、寄生、牛膝补肝肾健筋骨,与独活、秦艽、防风、细辛、桂枝合用,即体现了扶正祛邪之意。

——首届国医大师张琪

五、编者心得

【方证指征】

腰膝疼痛、痿软,肢节屈伸不利,或麻木不仁,畏寒喜温,心悸气短,舌淡苔白,脉细弱。

【心得】

独活寄生汤主要用于治疗慢性关节炎、类风湿性关节炎、风湿性坐骨神经痛、腰肌劳损、骨质增生症、小儿麻痹等属风寒湿痹日久,正气不足者。如独活寄生汤治疗类风湿性关节炎中湿盛者,可酌情加祛湿之药如防己、薏苡仁、苍术等。如独活寄生汤治疗腰肌劳损中风寒袭表者,可酌情加疏散风寒之药如羌活、细辛等,如独活寄生汤治疗产后痹痛中气血亏虚者,可酌情加补益气血之药如党参、黄芪、紫河车等。

参考文献

1. 吕国光.连建伟教授运用独活寄生汤治疗痹症经验.浙江中西医结合杂志，2009，19（11）：687.

2. 刘艳平.李引刚临证用独活寄生汤经验.中国中医药报，2010，1（27）：4.

3. 赵文海，李跃飞，郝东明.刘柏龄教授在骨伤科应用独活寄生汤的经验介绍.福建中医药，1993，24（3）：6～7.

4. 张若楠，王星.王三虎应用《千金要方》治疗癌症经验.中医杂志，2004，45（3）：176～177.

5. 陈光星，徐长春.陈纪藩教授治痹证的特点.广州中医药大学学报，2000，17（2）：179.

6. 钱之华，张宏宇.冯兴华老中医治疗类风湿性关节炎的经验.新中医，1999，31（12）：7.

7. 赵蓓俊.陈湘君教授治疗类风湿性关节炎经验.河南中医，2009，29（3）：248.

8. 顾军花，茅建春，周时高等.陈湘君运用扶正法治疗强直性脊柱炎经验撷菁.上海中医药杂志，2008，42（3）：17.

9. 王绵之.方剂学自学重点提要及复习思考题.中医杂志，1987，9：71.

10. 史桂荣.独活寄生汤骨伤科应用举隅.河南中医，2007，27（10）：69.

11. 施六一.独活寄生汤临床应用举隅.云南中医中药杂志，2004，25（3）：22.

12. 张继元.独活寄生汤临床应用心得.中医正骨，2008，20（1）：66.

13. 高小勇，魏戍，王莹.独活寄生汤新用举隅.山西中医，2008，24（5）：45.

14. 陈卫衡，黎作旭，刘小刚.独活寄生汤在骨伤科临床应用.中国骨伤，1994，7（4）：42.

15. 肖文芳，刘鑫彦，宋家富等.跟骨刺.山东中医药杂志，2001，20（2）：119.

16. 孙明辉.独活寄生汤在妇科的应用.安徽中医学院学报，1991，10（2）：

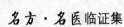

44～45.

17. 钟翠琼. 独活寄生汤新用举隅. 江苏中医药，2002，23（2）：41.

18. 张 琪. 临证掇英. 黑龙江中医药，1993，1：1.

（李小可）

第五章

祛痰剂

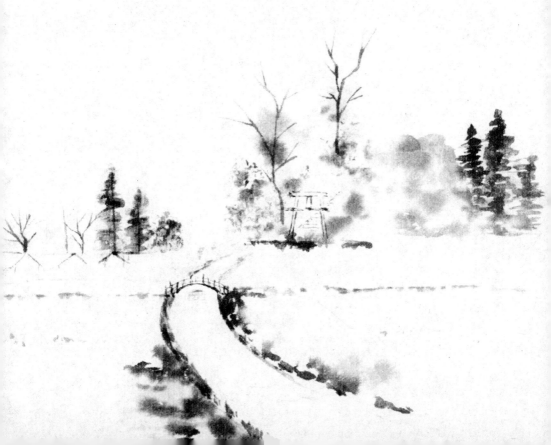

第一节　二陈汤

一、名方导读

【出处】《太平惠民和剂局方》。

【组成】半夏、橘红各五两，白茯苓三两，甘草（炙）一两半。

【方歌】二陈汤用半夏陈，益以茯苓甘草成，理气调中兼祛湿，一切痰饮此为珍。

【方论】半夏，味辛平，主伤寒，寒热，心下坚，下气，喉咽肿痛，头眩胸胀，咳逆肠鸣，止汗。橘红，味苦微甘，主肺寒咳嗽多痰，虚损方多用之。茯苓，味甘平，主胸胁逆气，忧恚，惊邪，恐悸，心下结痛，寒热烦满，咳逆，口焦舌干，利小便。方中半夏燥湿化痰，降逆和胃止呕；橘红理气化痰；茯苓利湿健脾；炙甘草润肺和中，调和诸药。诸药合用，可收燥湿运脾，化痰理气的效果。凡属脾失健运，湿痰内阻者，皆可化裁应用。

【功用】燥湿化痰，理气和中。

【主治】湿痰证，咳嗽痰多，色白易咯，胸膈痞闷，恶心呕吐，肢体困倦，不欲饮食，或头眩心悸，舌苔白腻，脉滑者。

【用法】加生姜 7 片，乌梅 1 个，水煎服。

【方解】二陈汤为治湿痰之主方。湿痰之证，多由脾肺功能失调所致。脾为生痰之源，肺为贮痰之器，脾失健运，则停湿生痰，湿痰犯肺，致令咳嗽痰多。湿浊内盛，最易阻碍清阳，影响胃气失和，因此每见头眩心悸，恶心呕吐。治宜燥湿化痰，理气和中为法。方中以半夏为君，取其辛温性燥，善能燥湿化痰，且又降逆和胃。以橘红为臣，理气燥湿祛痰，燥湿以助半夏化痰之力，理气可使气顺则痰消。痰由湿生，湿自脾来，故佐以茯苓健脾渗湿，湿去脾旺，痰无由生。煎加生姜者，以其降逆化饮，既能制半夏之毒，又能助半夏、橘红行气消痰，和胃止呕。复用少许乌梅收敛肺气，与半夏相伍，散中有收，使祛痰而不伤正，并有欲劫之而先聚之之意。以甘草为使药，调和药性而兼润肺和中。诸药合用，标本兼顾，燥湿化痰，理气和中，为祛痰的通用方剂。方中半夏、橘红以陈久者良，故方以"二陈"为名。

【化裁】去橘红、乌梅，加枳实、南星，成为"导痰汤"；加枳实、竹茹，成为"温胆汤"。

二、名医心悟

【秦伯未心悟】

秦老论及局方二陈汤中半夏、橘皮的镇咳祛痰配伍时认为，仲景小半夏汤用半夏止呕，橘皮竹茹汤用橘皮平逆，其目的皆在和胃。同用化痰，局方二陈汤为通剂，方内半夏、橘皮为主药，多用于咳嗽痰多病症。但二陈汤主治胃中湿痰须辨证选用，所云湿痰，由胃中分解产物停留所致，易于引起胸闷、泛恶、舌苔厚腻等。半夏含挥发性物质，能抑制呕吐中枢与镇静呼吸中枢，陈皮含挥发油，有促进消化液分泌与刺激性祛痰作用，乃肺胃兼顾之品。

——秦伯未　著名中医学家

【王伯岳心悟】

王伯岳先生研究儿科临证用方时认为，治痰饮的方剂多数是以半夏为主，追溯其源，是从仲景治痰的方法发展而来的。如《金匮》小半夏汤（半夏、生姜）治呕吐，谷不得下，及心下有饮者。小半夏加茯苓汤（即小半夏汤加茯苓）治卒呕吐，心下痞，膈间有水，眩悸者。此外，《景岳全书》所载"御药"大半夏汤（半夏、陈皮、白茯苓、生姜）治痰饮及脾胃不和。《证治准绳》茯苓半夏汤（白茯苓、半夏、生姜）治呕吐哕，心下坚痞，膈间有水，痰眩惊悸，及小儿等病。《宣明》橘皮半夏汤（陈皮、半夏、生姜）治痰涎壅盛，咳嗽久不已者。各方均有半夏、生姜，加茯苓，再加陈皮，逐步形成了沿用至今的二陈汤。儿科常见的疾病，基本上是以咳嗽痰喘、呕吐、腹泻这类与痰湿有关的疾病，经常使用的方剂也不外燥湿化痰、利水清热、和胃健脾等作用较好的效方，多关于二陈，或由二陈发展而来的。

——王伯岳　著名中医儿科专家

【徐季含心悟】

徐季含先生在多年的临床实践中，摸索出一套对痰证的辨证施治规律，对痰证的治疗具有独到之处。凡痰证患者，多素体肥胖，或虚肿貌，皮肤光亮，目下有如卧蚕，面部表情呆板，或语声重浊，身沉重，肢麻木，头重痛，眩晕，胸闷，呕吐，心悸不寐，皮下结节，男子阴囊潮湿，尿色白浊，女子带下，舌胖苔厚，脉濡滑。徐老在治疗当中，以治痰湿温脾气为原则，多以二陈化裁，举下几例。①痰留肌膜，周身皮里膜外可触及大小不等的绵软包块，无红、肿、热、痛。如淋巴结核、甲状腺囊肿、囊虫病等。徐老常治以健脾燥湿、化痰和胃作用的二陈汤为主方。若肌表包块行走不定，是为风痰相搏，凝于筋膜，用二陈汤加白芥子以豁痰散结。②痰湿阻络，痰湿流注于肢体经络，局部顽麻冷痛，或身重关节疼痛。如风湿性关节炎，常以二陈汤加苍术、薏苡仁、仙灵脾、海桐皮、寻骨风、豨莶草等药以燥湿温通经络。如下肢静脉炎表现湿热流于经络者多合四妙丸以清湿热。③痰湿下注，痰湿流注于阴器，表现男子腰冷膝软，阴囊潮湿，尿色白浊者，以二陈汤加萆薢、薏苡仁、仙灵脾、骨碎补、狗脊健脾温肾除湿。女子带下加防己、椿根皮。

——徐季含　近现代名中医

【陈登铠心悟】

陈登铠先生以二陈汤加减治疗痰饮为患，盐陈皮 3 克，茯苓 9 克，姜半夏 4.5 克，粉甘草 1.5 克，或呕吐恶心，或头眩心悸，或胃脘不舒。还用于咳嗽，痰浊所致浮肿，脾湿不运，饥不欲食，脾湿痰疟，妇女湿热带下等证。风寒咳嗽者，加前胡、苦杏仁，名曰前杏二陈汤；咳嗽不宣者，加桔梗；痰清而白，口不干者，加干姜、五味子；头痛者，去前胡，加桑枝；恶寒者，加薄荷；素体虚寒兼外感者，加炮姜、五味子；咽燥者，去前胡，加蜜枇杷叶；夹积者，加枳壳；口渴者，去半夏，加川贝母；肺燥久咳或痰中带血者，加百合、蜜款冬，名曰百花二陈汤。由诸湿及痰饮所致四肢及面部浮肿者，加苍术、白术；溺下白浊，属湿热下浊者，二陈汤加苍术、白术、黄柏、萆薢、石菖蒲；脾湿不运，饥不欲食者，加枳壳、白术，名曰枳术二陈汤；妇人湿热带下者，用二陈汤加苍术、白术、黄柏、生牡蛎。

——陈登铠　民国福建名医

【熊寥笙心悟】

熊老认为，二陈汤原方主治胃中寒湿痰浊，取半夏和胃燥脾湿，橘皮理气，茯苓渗湿，甘草和中，生姜豁痰。湿渗则脾健，气利则中清而痰化，上下左右，无所不宜，实为理脾和胃治湿痰之妙剂，故为医者所贵。人身之湿，太阴湿土所化，易动于中。大抵居湿涉水，汗雨沾衣，为湿从外受。嗜食酒面，多食水果，为湿从内伤。湿为土之气，土者火之子，湿病多自热生，以火热能生湿土。丹溪《格致余论》曰："六气之中，湿热为病，十居八九。"

熊老运用二陈汤治疗四十症有执简御繁之法，这里仅举几例，以窥其妙：①治脾胃虚弱：经云："阴精所奉其人寿，阳精所降其人夭。"（《素问·五常政大论》）奉者，脾气和，谷气升，行春夏之令，故人寿。降者，脾气不和，谷气下流，行秋冬之令，故人夭。升降之理，所关甚巨，脾虚久病，升阳扶胃药中，每寓升发之品，是很有道理的。脾主运化，胃司受纳，脾伤则不能化，胃伤则不能纳，二者俱伤，纳化皆难。凡养胃必用参术，健脾必用枳术。健者，刚强有力也，脾气不运，而助其健运，与"天行健"之义同。脾之所以失其健运，必有湿也，用二陈以除湿，加参、术以养胃，枳实以动脾，此二陈四君合用以开胃健脾之妙也。②治饮证：痰属阳，因于热，饮属阴，因于湿。饮在肋间名痰饮，饮在胁下名悬饮，饮在四肢肌表名溢饮，饮在胸膈名支饮。痰饮用苓桂术甘汤，悬饮用十枣汤，溢饮用小青龙汤，兼热用越婢加术汤，支饮用葶苈大枣泻肺汤。二陈汤治一般饮停胃口，恶心呕吐，口渴，怔忡等证。③治伤酒：酒之为物，性热而质温。酒性纯阳，阴虚得之，则蒸热致损。酒质纯浆，阳虚得之，则助湿致虚。阴虚隆冬，少饮能御邪助神，壮气活血。恣饮则生痰益火，耗气损精，令暴病暴死。酒循经络，留着为患，入肺则多嚏多痰，入心则多笑多言，入肝则喜怒有力，入脾则思睡少言，入肾则思淫乱性。伤酒当初醉昏时，治宜发散，二陈汤加葛根、苏叶、黄芩汗之。醒后热去湿留，宜利小便，以四苓散加葛根、栀子、花粉，上下分消其湿热。又枳棋子，四川叫拐枣，解酒最效，以此木做屋，则一室之酒皆淡，凡酒伤各经者，俱宜加用。④治郁证：何谓郁？滞而不通也。有六气之郁，有五志之郁，六淫外感，郁而不解，多伤经腑，七情内伤，郁而不解，多伤气血，损脏阴。本节所述郁证，指七情不快，郁久成病而言。丹溪云："气血冲和，万病不生，一有怫郁，诸病生焉"（《丹溪心法·六郁》）。其因有六：气血、湿热、痰食是也，气郁则生湿，湿郁则生热，热郁则成痰，痰郁而血不行，血郁而食不化，六者又相因也。郁病虽多，皆因气不周流，法当顺气为先，开提为次。二陈汤治湿郁，加香附、川芎。香附为气中血药，川芎为血中气药，二味合用，最善开郁，为开郁药之首选。湿胜：加苍术、白芷。热郁：加山栀、黄芩。痰郁：加川贝母、瓜蒌。血郁：加桃仁、红花。食郁：加山楂、麦芽。气郁：加乌药、木香。⑤治吞酸："诸呕吐酸，暴注下迫，皆属于热"（《素问·至真要大论》）。酸为木之味，由火盛制金，不能平木，肝火自旺，故为酸也。吐酸者，吐出酸水，平时津液之气郁滞清道，湿中生热，故从火化，遂作酸味，如谷肉在器，得热则易酸也。吞酸者，湿热郁滞日久，饮食入胃，食不得化，不能自涌而出，伏于肺胃之间，咯不得上，咽不得下，以致清气不升，浊气不降，清浊相干，气逆于内，故欲吐复入，是为吞酸。二陈汤治吞酸，加吴萸、黄连，顺其性而抑之，佐以山栀、苍术以行湿热。

——熊寥笙 著名中医临床家

【杨仁旭心悟】

杨仁旭教授擅长治疗痰湿之证，认为痰之为病，极其广泛，随其所停的部位不同，可以出现不同的疾病及临床表现，治疗主张二陈汤化裁。在其基础上创制苍术二陈汤。苍术二陈汤系在二陈汤原方基础上去乌梅、炙甘草加上苍术以加强其燥湿化痰之功。原方去乌梅、甘草，是因乌梅酸涩收敛，甘草味甘，能助湿壅气，令人中满，二药妨碍燥湿化痰。不同的疾病在不同的发病阶段都可以出现痰湿壅滞的病机过程。杨仁旭认为苍术二陈汤可作为治疗痰湿之证的主要方剂，功兼健脾渗湿，化痰理气，标本皆俱，药少力专，斡旋中州，健脾而不壅滞，祛邪而不伤正，燥湿而不助热，无论寒热虚实，属痰湿病证者，治疗时均可以随方变化加减。

——杨仁旭 四川省名中医

附一 【田秀英心悟】

田秀英教授认为，一切湿痰证均是二陈汤在临床上的适应证。《古今名医方论》云："二陈为治痰之妙剂，其于上下左右，无所不宜，然只能治痰之标，不能治痰之本，痰本在脾在肾，治者详之。"《古今名医荟萃》云："故善治痰者，不治痰而治气，气顺则一身之津液亦随气而顺矣。"二陈汤既可畅气机，健脾化痰以杜生痰之源，又能消解痰涎，化痰以达到健脾之目的。故肺系疾病无论用于治标，还是用于培本，均可选用二陈汤加减化裁治疗。湿与痰异名同类，湿为痰之渐，痰为湿之聚，在临床上既是病理产物，又都是致病因素，因病而生痰的有风痰、热痰、寒痰、燥痰、湿痰等。因痰而致病的有痰饮、痰火、痰核、痰疟、顽痰、宿痰、伏痰等病症。而湿痰之证多由脾不健运，湿邪凝聚，气机阻滞，郁积而成。痰饮犯肺，症见咳嗽痰多。痰阻胸膈，则气机不畅，以致痞满不舒。胃失和降，反而上逆，发为恶心呕吐。浊阴凝聚，清阳不升，则为头目眩晕，饮邪凌心，则心悸不眠。痰浊随气升降，无处不到，如痰蒙神窍则神昏癫狂。风痰窜动，可发惊风、痫证。痰火互结，可生瘰疬瘿瘤。痰阻经络，可致半身不遂。痰流肌肤，可生阴疽。痰注关节，可成鹤膝。诸症无不因痰浊为患，均宜化痰为治，选二陈汤化裁。①咳声重浊，痰多气喘因痰阻气逆所为者，宜降逆平喘，加厚朴、杏仁，取其半夏厚朴汤之意。咳嗽痰多也可以与《韩氏医通》的三子养亲汤合方以加强化痰功效。痰色转黄时，需以寒凉之品葶苈子易白芥子。常用于上呼吸道感染、急慢性支气管炎的治疗。②阳虚阴盛，湿从寒化，脾失健运，症见久咳气喘，胸胁满闷加桂枝、白术，取苓桂术甘汤之义。意在温肺化饮，健脾渗湿，常用于心肺功能不全而见咳嗽、咯痰的辅助治疗。③寒饮内停，症见咳逆倚息不得卧，咳嗽痰稀，喜唾，舌苔白滑，脉弦迟，因寒饮潜伏于肺者，宜温肺化饮，加细辛、干姜、五味子，与苓甘五味姜辛汤合方，用以温肺化饮。常用于治疗阵发性呼吸困难，咳吐白色泡沫痰的肺心病导致全心衰的患者。由于辛温药较多，对肺热、肺燥的咳嗽证忌用。

——田秀英　北京中医药大学东直门医院主任医师

附二　【徐精诚心悟】

二陈汤是以半夏、橘红、茯苓、甘草、生姜、乌梅等药组成，而现在一般只习用本方的前四味药物，其中的生姜和乌梅常被弃置，虽如此，仍然被称之为"二陈汤"，它有燥湿化痰、理气和中的功用。溯其源流，始仲景《金匮要略方论·痰饮咳嗽病脉证并治第十二》云："卒呕吐，心下痞，膈间有水，眩悸者，半夏加茯苓汤主之"，该方的药物有半夏、茯苓、生姜，可以看出，不论从小半夏加茯苓汤所用的药物，以及它所适应的湿邪痰饮证来说，无疑是宋代创制二陈汤的临床原始依据。但是，二陈汤中运用了有理气作用的陈皮，有和中作用的甘草等，却明显地加强了小半夏加茯苓汤的原有作用。《素问·至真要大论》指出："湿淫所胜……民病积饮……"痰饮病多源于外界湿邪的影响和体内湿邪的停聚。在治疗上，仲景以"病痰饮者，当以温药和之"为法，后世又加以"治痰先治气，气行则痰消"的规律。实际上内外水湿其所以能影响机体正常功能而致潴留不化，变为湿邪，化为痰饮，主因机体内部的气机阻滞，妨碍了水液的正常代谢。若机体气机通畅，水液对能沿水道正常地完成新陈代谢，湿邪痰饮亦无发生之源。故用辛温的半夏、陈皮，甘淡的茯苓、甘草等作为主药，以达到燥湿、化痰、理气、和中的目的，可治咳嗽，痰多，胸膈痞塞不畅，胃脘胀满，恶心，呕吐，眩晕、心悸等多个系统的证候。

——徐精诚　江汉大学中医系教授、主任医师

三、名医医案

【咳嗽】

陈某，男，52岁。1995年5月20日就诊。患者咳嗽，咳痰10余日。10天前因受凉而咳嗽，开始干咳少痰，低热，渐渐咳嗽加重，咳吐黄黏痰，经西医静脉点滴青霉素、阿米卡星治疗1周后体温恢复正常，但仍咳嗽不止，夜不得宁，咳痰清稀，食欲不振，乏力，舌淡，苔腻，脉滑。X线胸透报告示"两肺纹理粗乱"。中医诊为咳嗽，辨证为痰湿蕴肺，肺气不降。治宜燥湿降气化痰，予二陈汤加味。处以陈皮15克，半夏12克，茯苓30克，甘草6克，桔梗10克，紫苏子10克，紫菀20克。服药12剂，诸症悉除。

按语：二陈汤是治疗痰湿犯肺的常用方剂。痰湿犯肺多表现为炎症渗出的病理过程，在炎症进展期常常有痰湿化热的特点，而炎症恢复期的特征多为热邪既去，痰湿羁留。二陈汤用于后者常获良效，而用于前者须加入清热解毒之品方可截断病势，痰湿得化，否则疗效不佳。因此用二陈汤治疗痰湿犯肺的咳嗽须明确病史，随症加减具有重要意义。

【喘证】

赵某，女，28岁。2008年11月21日初诊。患者咳喘再发2周。既往有哮喘病史20余年。症见咳嗽痰白质稀，动则气喘，喉间哮鸣，纳呆脘痞。舌质红，苔白腻，脉沉滑。诊为喘证。证属痰湿内阻，气滞而喘。治拟宣降肺气，祛痰平喘。处以二陈汤合三子养亲汤加炙麻黄10克，射干10克，地龙

10克，炒白术15克。服药5剂。喘减纳增，未闻喉鸣。舌质红，苔薄白，脉沉缓。再进5剂，喘平痰消，生活如常。终以10剂七味都气丸补肾纳气，固本平喘，巩固疗效。

按语： 患者素有"凤根"，痰伏于肺，感受外邪引发哮喘，痰阻气滞为主要病机。方中二陈汤燥湿健脾、化痰止咳，三子养亲汤化痰消食、降气平喘，炙麻黄、射干宣肺平喘，地龙通络顺气，炒白术扶脾化痰。诸药共奏宣降肺气，化痰平喘之效。肾为先天之本，五脏之根。依据脏腑病机"久病及肾"的传变规律，后期以七味都气丸补肾纳气，使精气充足，根本得固，咳喘自消。

【慢性结肠炎（泄泻）】

陈某，男，28岁。1995年6月12日初诊。患慢性腹泻3年余，每因饮食不慎而作，食油腻必泻，数经中西诊治，诊为"慢性结肠炎"，中药则屡用参苓白术散类调治，终不能愈，因反复泄泻，又畏惧油食，形体渐趋消瘦，症见面黄不华，肢体疲重，3天前因食肉而致泻，日2～4次，稀糊状，不甚秽臭，泻前腹痛，泻后觉爽，舌苔白腻，脉滑。诊为泄泻，属脾虚湿滞。当用参苓白术散。然前车之辙，未敢复蹈，着眼于湿，拟投二陈汤。制半夏10克，陈皮10克，茯苓10克，乌梅5克，甘草3克。嘱自加生姜5片，日1剂，分2次服。5剂后复诊，泄泻已止。久病顽疾，意在缓图，以二陈汤加党参15克，白术10克，嘱其坚持1月以善后。半年后偶值，患者形体见胖，面色华润，欣告治疗后久泻已愈，多食油腻无妨。

按语： 泄泻之本，无不由脾胃，脾虚则湿盛，湿胜又遏脾，致泻难已，故泄泻有脾虚与湿滞二端。《医学心悟·泄泻》："书云，湿多成五泻，泻之属湿也，明矣"。证有苔白腻，脉滑，泻前腹痛，知非纯虚。施以二陈为先，又湿性黏滞，缠绵难愈，病久必虚，故取效后必更以健脾胜湿以缓图，二陈、参、术并用，徐进而收功。

【脑血管意外（中风）】

陈某，男，57岁。1982年8月16日初诊。患者形体丰硕，湿重阳亢，有高血压病史，喜吃甜食、酒肉之品。1982年8月4日中午，突然感到右手发抖，右腿抬举不起，随即摔倒，口眼歪斜，诊为脑血管意外，前来就诊。症见右半身不遂，神志呆滞，言语不清，流口涎，喉中痰声辘辘，血压

164/102mmHg，苔厚腻，质润，脉弦滑。诊为中风。证属痰浊挟湿上扰清阳，脉络受阻。治拟祛痰化浊，平肝潜阳，佐拟活络。方以二陈汤加减。陈南星10克，姜半夏10克，天麻10克，钩藤10克，陈皮10克，云苓10克，焦白术10克，天竺黄10克，地龙10克，蜈蚣2条，珍珠母30克（先煎），羚羊粉0.3克（冲服）。服药30剂后血压140/92mmHg，神志清，语言较前清楚，肢体活动稍见好转，再拟原方加白附子10克，白蒺藜10克，再进30余剂。

11月3日就诊：患者已能独立行走，生活基本自理，血压134/90mmHg，仍于原方加大倍数用蜜收一料膏，早晚各吃一匙。后随访，病情基本稳定，能做一般家务活。

按语：患者痰湿素盛，引动肝风，夹痰上扰，横窜脉络，蒙蔽清窍致半身不遂，症情危重。辨证确诊后即以标实为急，主以息风、化痰、通络开窍法，在二陈汤化湿痰的基础上增加南星、天竺黄功专化痰开窍，加天麻、羚羊角、地龙、珍珠母、钩藤以化痰祛风通络。得效后再加白附子、白蒺藜祛风平肝化痰，以进一步清除其标实之症，而恢复期则重于本虚用膏剂调补。

【面神经麻痹（面瘫）】

陈某，男，48岁。2007年1月8日初诊。主诉口眼㖞斜1周。诊断面神经麻痹。症见口向右侧歪，左侧鼻唇沟变浅，鼓腮漏气，示齿异常，神疲倦怠。舌质暗红，舌苔白腻，脉濡缓。诊为面瘫，证属风痰阻络。治拟祛风化痰解痉。处以二陈汤合玉屏风散加赤芍15克，僵蚕10克，全蝎10克，地龙10克，川芎6克，红花6克。服药7剂，精神好转，纳谷增加，鼓腮稍差。

二诊：原方去红花，加鸡血藤10克养血通络。服药15剂，症状基本消失，外观大致正常。嘱每天自行按摩面部3次，1月后随访，双侧面部对称，鼓腮不漏气，示齿已如常人。

按语：面神经麻痹是常见的周围神经疾病。该病病程较长，病情缠绵，可发生于任何年龄。属中医面瘫范畴。本病的主要病机是风痰阻络。基本治疗原则是祛风化痰，解痉通络。方中二陈汤化痰理气和中，玉屏风散益气固表御风，僵蚕、全蝎、地龙通络，赤芍、红花、川芎活血。由于外风可以引动内风，后期唯恐红花破血，故用鸡血藤易之以养血活血，以助共同达到化痰理气和中，益气固表御风，养血通络解痉，促进疾病恢复的治疗效果。

【痫证】

案例一 汪某，男，13 岁。1985 年 11 月 8 日就诊。半年来患儿晚间看书时，经常出现舌头打哆嗦，不看书即停止发作，先后共发作 20 多次。3 天前曾昏倒 1 次，约 2 分钟，口角流出白色痰沫。形体胖壮，平素沉默寡言，心烦躁动，失眠。脑电图检查提示：轻度异常。诊断为小发作型癫痫。证属痰火上扰，拟以化痰清火，镇静安神。陈皮 12 克，姜半夏 9 克，茯苓 9 克，枳实 9 克，甘草 6 克，竹茹 6 克，远志 10 克，煅灵磁石 10 克。7 剂而愈，随访 1 年未见复发。

按语： 患儿因痰湿内聚，郁而化火，上犯清阳所致。二陈化痰祛湿，磁石镇静，竹茹、枳实清热畅中，远志安神化痰，合而治之，而获良效。

案例二 刘某，男，15 岁。1991 年 9 月 21 日初诊。4 年前因打架生气之后，突然意识丧失，头往后仰，两眼上视，口吐白沫，四肢抽搐，约 5 分钟缓解。每隔 15～20 天发作 1 次，曾到某医院就诊，脑电图：痫波放电。诊为癫痫。服苯妥英钠等药，未能控制发作，近 2 年加重，每隔 5～7 天就发作 1 次。该患者面白，体稍胖，喜吐痰，记忆力略差，舌淡苔白稍腻，脉沉缓。证属痰浊上扰清窍。治宜燥湿化痰，开窍镇痉。方以二陈汤加减。处以半夏 10 克，陈皮 15 克，云苓 25 克，炙甘草 5 克，菖蒲 15 克，全蝎 15 克，枳壳 10 克，胆南星 10 克，川芎 10 克，水煎服。同时继续服苯妥英钠，服上药 25 剂后，20 天内只发作 1 次，症状较前减轻，自述记忆力增强。共服药 57 剂，病未再发，复查脑电图：基本正常。随访半年，痫证未再发作。

按语： 痫证病因病机复杂而多变。历代医家多认为，肝、脾、肾损伤造成脏腑功能失调，是痫证的主要病理基础，而尤以痰邪作祟最为重要。《医学纲目·癫痫》说："癫痫者，痰邪逆上也。"故用二陈汤湿燥化痰为主方，结合辨证施治原则，随症化裁，使药证相符，整体调整，以达抗痫。

【紧张性头痛（头痛）】

姚某，女，28 岁。2004 年 12 月 27 日初诊。患者于 2 年前出现头痛，头昏，自觉头部有重胀感，精神紧张时则加剧。曾在省某医院求治，诊断为紧张性头痛，屡服西药效不佳，故求治中医。症见面色灰暗，舌质暗淡，苔白腻，脉细弦。中医诊为头痛。证属气滞痰阻，上蒙清窍。治以化痰祛湿，佐以疏肝解郁。方以二陈汤加减。处以半夏 10 克，陈皮 10 克，茯苓 10 克，柴胡 10 克，川芎 10 克，香附 10 克，白芍 20 克，甘草 5 克。日 1 剂，水煎服。服 3 剂，头痛减轻，面色好转，舌淡，苔薄白。二诊原方去柴胡，加白术 10 克，续服 3 剂，诸症均消失。

按语： 脑为元神之府，清灵之窍，忌邪干。患者精神易紧张，情志不畅，肝气郁滞。肝郁乘脾，脾失健运，湿浊凝聚酿痰，痰阻经脉，则血行不畅。痰浊与气血搏结，疼痛乃作。方以二陈汤调气豁痰，柴胡、香附疏肝理气，白芍养血柔肝，缓急止痛，川芎行气活血止痛。全方使气血宜畅，痰滞自流，头痛自缓而病愈。

【美尼尔综合征（眩晕）】

王某，女，69 岁。2007 年 5 月 21 日初诊。主诉头晕，目不欲睁 3 天。既往有"美尼尔综合征"病史。症见视物旋转，胸闷欲呕，痰多耳鸣，纳呆便结，舌质红苔白腻，脉弦滑。血压 130/70mmHg。诊为眩晕，证属肝胃不和，痰浊中阻。治拟和胃化痰止眩。处以二陈汤加钩藤 15 克，泽泻 15 克，菊花 15 克，焦山楂 15 克，炒麦芽 15 克，白芍 10 克，枳实 10 克，竹茹 10 克。服药 3 剂，眩止目睁，耳鸣减轻，纳增不呕，精神转佳，大便已行。舌质红，苔薄白，脉沉细。

二诊：原方去焦山楂，加生地黄 15 克，养血柔肝止眩，5 剂而愈。

按语： 本病病位在上，病机为痰浊阻遏清窍，升降失常，清窍被蒙而发眩晕。用二陈汤加味以健脾化痰，升清降浊，填精生髓，利窍止呕。方中二陈汤健脾消痰，钩藤、菊花调肝息风，泽泻利湿降浊，白芍养阴止眩，枳实、竹茹降逆止呕，焦山楂、炒麦芽化湿健脾。3 剂腻苔已去，故去焦山楂，避免化湿太过，加用生地黄滋阴补虚，调整阴阳。

【胸痹】

张某，女，46 岁。2008 年 12 月 1 日初诊。主诉胸部闷痛 1 周。症见体胖，胸部闷痛，脘痞纳呆，不欲进食。舌质暗红，舌苔白腻，脉沉弦。心电图示：窦性心律，心肌受损。诊为胸痹，证属胸阳不振、痰瘀内阻。治拟宣痹化痰通络。处以二陈汤加丹参 15 克，全瓜蒌 15 克，赤白芍各 15 克，焦山楂 15 克，炒麦芽 15 克，川芎 10 克，桂枝 10 克，姜黄 10 克。服药 3 剂，胸痛减轻，纳谷增加舌质红，苔薄白，脉沉缓。

二诊：去焦山楂、炒麦芽，加当归10克，鸡血藤10克。再进5剂，胸痛脘痞缓解。心电图示：窦性心律，心电图正常。

按语： 患者体胖，肥人多痰，脘痞纳呆，舌苔白腻为痰湿内阻之象。胸部闷痛，舌质暗红为瘀血阻络之征。方中二陈汤燥湿化痰，桂枝、白芍通阳化气，丹参、全瓜蒌、赤芍、川芎宣痹通络，姜黄化瘀止痛，焦山楂、炒麦芽化湿和中。服药3剂，症状减轻，舌苔恢复正常，减焦山楂、炒麦芽恐化湿太过，加当归、鸡血藤养血通络，以助宣痹化痰通络之功。

【心悸】

案例一 王某，女，48岁。2005年2月8日初诊。心慌，气短1年。患者于1年前开始出现心慌，气短，自觉心跳快，难以忍受，时发时止，伴胸闷，恶心，纳差，肢体倦怠。检查动态心电图后，排除心脏器质性病变，诊为心脏神经官能症。症兼见体形偏胖，面容憔悴，舌苔厚腻，脉沉滑。中医诊为心悸。证属痰浊中阻。治以燥湿化痰，理气宽中，宁神定志。方以二陈汤加减。处以半夏10克，陈皮10克，远志10克，茯苓15克，当归12克，石菖蒲12克，朱砂（冲服）1克，甘草6克。服5剂，症状减轻。续服5剂，症状消失。

按语： 患者为中年女性，体形偏胖，脾胃中伤，气机不畅，运化失职，水湿停聚成痰，痰阻脉络则血行不畅，故心悸动，胸闷，气短。痰饮停聚，胃失和降则恶心，纳差。脾为湿困，运化失司，则肢体倦怠。治疗如《医学衷中参西录·论心病治法》曰："此多因心下停有痰饮，心脏属火，痰饮属水，火畏水迫，故作惊悸也。宜清痰之药与养心之药并用……"故二陈汤化痰和中，当归活血补血，石菖蒲化痰开窍行气，远志宁心安神、祛痰开窍，朱砂重镇安神。诸药合用，共奏祛痰和中、宁心安神止惊悸之功。

案例二 汤某，女，62岁。1995年12月10日就诊。患者既往有冠心病、窦性心动过缓史约5年。常觉心悸，胸闷，气短等。近1个月来因劳累而症状加重，胸闷憋气，心慌，头晕，四肢冷，不欲饮食，睡眠多梦，舌胖暗，苔腻，脉沉迟。血压165/90mmHg，心电图示"慢性冠状动脉供血不足，窦性心动过缓（心率48次/分）"。诊为心悸。证属心脾阳虚，痰湿内生。治宜温心脾阳，燥湿化痰。方用二陈汤合附子理中汤加味。处以茯苓20克，党参20

克，甘草 6 克，干姜 6 克，陈皮 10 克，半夏 10 克，附子 10 克，白术 10 克，天麻 10 克，细辛 3 克。服药 10 余剂后心率提高至 56 次／分，诸症大减。

按语： 迟脉属于现代医学的窦性心动过缓等病症，其中的很大一部分系由病态窦房结综合征所致。临床表现类似于中医心、脾、肾阳的虚损及由此而生的痰、瘀等病理变化。二陈汤稍一变通即成一首温阳化痰之剂，兼有瘀血者可合活血之品。以此方加味治疗病态窦房结综合征，把握好方、病、证三者的统一，可收到意想不到之效。

【失眠（不寐）】

朱某，男，16 岁。1983 年 7 月 6 日初诊。夜难入寐，或时寐时寤 2 周。头昏乏力、精神萎靡、纳谷不馨，苔薄腻，脉弦。前医投归脾汤不应。患者正值期末临考，复习紧张，诊失眠之思伤心脾，治拟健脾化湿，养心安神。以二陈汤加味。陈皮 10 克，半夏 10 克，茯苓 10 克，茯神 10 克，白术 10 克，当归 10 克，远志 10 克，藿香 10 克，佩兰 10 克，生地黄 15 克，炙甘草 6 克。投药 3 帖初效，10 剂痊愈。

按语： 积思不寐，当责之心脾两虚，归脾汤是为常法。但服之不效，有湿浊之邪作矣。乍观之湿象不显，殊不知思则气结，脾气郁结不运，气血生化乏源，心神失养，脾运不健，又常引起水湿内停，况时处梅季，湿热熏蒸，难免内外合邪。细析病症故用"二陈"加藿香、佩兰、白术，健脾化湿，茯神、远志、酸枣仁、生地黄、当归养心安神。药中病所，收效迅捷。

【流涎证】

周某，男，21 岁。1998 年 11 月 20 日初诊。于 3 月前因车祸致脑外伤，术后逐渐出现流涎，经西药治疗，疗效欠佳。症见日流涎不止，神志痴呆，语音不清，听力减退，乏力，面色苍白，舌质淡，苔白润，脉滑。诊为流涎证，证属脾虚，痰湿蕴结。治宜健脾和胃，燥湿化痰。方用二陈汤加味。处以陈皮 10 克，半夏 15 克，茯苓 15 克，党参 15 克，黄芪 20 克，白术 12 克，苍术 12 克，甘草 5 克。水煎服，每日 1 剂，连服 6 剂。流涎明显减少，神志、听力有所好转。守方续进 15 剂，流涎缓解。随访 2 年未再复发。

按语： 脑外伤术后流涎症乃脾虚引起脾胃不和、痰湿上乘所致。"脾为生痰之源"，脾喜燥恶湿，脾虚失健运，湿邪凝聚，成形者为痰，不成形者为涎。

脾与胃相表里，脾升胃降，则湿去痰化，涎不自出。拟二陈汤合四君子汤加味。二者合用，相得益彰，脾健胃和，痰化湿去，则流涎自愈。

【糖尿病（消渴）】

某男，48岁。1997年1月8日初诊。患者口干、口黏2年。症见口干黏，不思饮食，四肢倦怠乏力，形体肥胖，平素喜食肥甘之品，舌质淡，苔白厚腻，脉沉缓。血糖13.2mmol/L，尿糖（++++），甘油三酯2.5mmol/L。诊为消渴。证属痰湿内盛，脾胃呆滞，津液输布不畅。故治宜燥湿化痰。方用二陈汤加减。处以半夏10克，陈皮6克，茯苓15克，白术15克，苍术15克，草决明24克，丹参30克，葛根30克。日1剂，水煎服。服18剂后，症状消失。复查血糖5.2mmol/L，尿糖（－），甘油三酯1.0mmol/L。

按语：消渴一病，中医认为，阴虚燥热为本病的基本病机。但经现代流行病学研究显示，糖尿病患者几乎都与高血压病、动脉硬化、心脏病、肥胖等有直接关系。而这些疾病，多数存在血液流变学的异常，微循环灌注不良，类脂质增多等痰瘀凝阻的病理表现，其病因一为形体肥胖，多痰多湿，二为饮食不节或情志不畅，影响脾之健运，水湿内生，聚湿成痰。其病机为痰湿之邪阻碍津液的输布而发病，故可治以燥湿化痰之法。正如张志聪《侣山堂类辩·消渴论》中云："有脾不能为胃行其津液，肺不能通调水道而为消渴者，人但知以凉润之药治渴，不知脾喜燥而肺恶寒……以燥脾之药治之，水液上升即不渴矣。"

【带下病】

道某，女，22岁。1983年3月4日诊。带下如注，色黄质稠，阴痒腹胀，头昏腰痛，性情急躁，舌质红苔薄腻，脉细滑数。诊为带下病。证属肝郁脾虚，湿浊下注，冲任失调。治拟疏肝健脾，分清利浊。以二陈汤加味。陈皮10克，半夏10克，云苓10克，萆薢10克，泽泻10克，木香10克，香附10克，玄胡10克，川楝10克，木通6克，生甘草6克，车前子15克。另用土茯苓30克，苦参30克，百部30克，花椒10克，蛇床子10克，于每晚睡前，煎水洗浴外阴。7剂之后，诸症轻减，月经将至，前方去木通、车前子加生苡仁15克，当归10克，白芍10克，柔养肝木，调理冲任。连服20余剂渐效而愈。

按语：黄带乃湿热下注所致，经曰："诸湿肿满，皆属于脾"（《素问·至真要大论》），脾虚生湿，复加肝木乘之，湿聚生热，遂成湿热之患。治之关键在气、湿二字，肝、脾两脏，故用二陈健脾化湿，佐以川楝、香附等疏肝解郁之品加强理气之功，气顺湿除其热自清而带自止矣，尽剂而愈。

【闭经】

陈某，女，40岁。1992年10月23日初诊。患者闭经4个月，妇科检查未见异常，经用激素，未效。症见近月来带下绵绵，晨起痰多，黏稠色白，纳谷减少。苔白腻，脉细滑。诊为闭经。证属湿痰阻于冲任，胞脉闭塞。拟健脾燥湿化痰，佐以行气，活血调经。方用二陈汤加减。半夏10克，陈皮5克，苍术10克，香附5克，熟地黄12克，鸡血藤20克，茯苓10克，甘草3克。7剂，日1剂，水煎服。

1992年11月2日复诊：药后痰即转少，带下亦大减，纳谷渐增，原方续服7剂，经行。

按语：以苔、脉、症结合辨证，本案系脾虚湿痰阻于冲任，胞脉闭阻而致经闭。方中以二陈加苍术健脾燥湿化痰，复脾运之常，以香附、鸡血藤理气活血以通经。痰由津液所化，痰多势必导致阴血亏损，燥湿化痰之品又多香燥，易伤阴血，故方中佐以熟地黄滋阴养血，温而不燥，补而不滞，收相反相成之妙。诸药合用熔健脾燥湿化痰，养血行气活血于一炉，脾旺则湿化痰祛，血生经血自通。

【痹证】

案例一 朱某，男，58岁。1972年6月21日初诊。患者久居湿地，嗜好饮茶，左侧坐骨神经痛5年之久，经用西药、中药、针灸等治疗，未果。时值梅雨，疼痛麻木日渐加剧，前师投祛风胜湿药，无效。抬腿试验阳性。苔薄白中腻，脉细弦滑。诊为痹证。证由脾虚，痰湿滞留于经络为痹。宗二陈加温阳通络之品。半夏10克，陈皮5克，桂枝6克，白芥子10克，薏苡仁30克，牛膝10克，茯苓12克，甘草2.5克，生姜4片。7剂，每日1剂，水煎服。

1972年6月30日复诊：药证相符，疼痛大减，唯入暮后下肢犹存麻木感，以气血未和，原方加生黄芪20克，当归10克，鸡血藤30克，去薏苡仁，益气养血通络。经治3周，诸症平善。

按语：坐骨神经痛属中医"痹证"范畴，总由营卫先虚，腠理不密，外受风寒湿邪侵袭所致。因痰湿致痹，临床不为多见。患者久居湿地，嗜好饮茶，脾湿生痰，痰湿滞留经络为痹。日久，气血兼虚，适值梅雨湿土当令，内外同气相求，疼痛加剧势所必然。"善治者，治其所生痰之源""治痰先补脾"，方中以半夏、陈皮、白芥子健脾燥湿化痰镇痛，薏苡仁、茯苓淡渗健脾利湿，桂枝通阳化气，甘草和脾补中，牛膝行血，引药直达病所。复诊方加黄芪、当归、鸡血藤益气养血通络以扶正。邪祛正安，土旺气血通畅，痹证告愈。

案例二 汤某，女，27岁。2000年5月21日初诊。自诉2月前，突然双下肢麻痹，疼痛，以膝关节以下明显，晚上尤甚，半小时后缓解。未处理，第二天晚上又发作，影响睡眠，且需要用小木棍用力敲打则症状有所减轻。经治疗，收效甚微。症见形体困倦，多虑叹息，面色苍白，食欲不振，舌淡，苔白，脉滑。诊为痹证。证属痰湿蕴结经络。治以燥湿化痰，行气通络。拟二陈汤加味。陈皮10克，络石藤10克，桂枝10克，砂仁10克，路路通20克，海风藤20克，党参20克，牛膝15克，香附15克，茯苓15克，半夏12克，甘草5克。水煎服，每日1剂。服3剂，症状明显好转，守原方续进5剂，诸症告愈。

按语： 患者由于情志不遂，思虑过多，思则伤脾，脾失健运，痰湿内生，痰湿泛滥，浸注双下肢，蕴结经络而病。故以二陈汤治疗，方中二陈汤燥湿化痰，桂枝温经通络，海风藤、络石藤、路路通疏通经络，香附、砂仁、党参升气以加强行气之功，牛膝以膝走膝，引药入下肢。诸药合用共奏燥湿化痰，理气通经络之功。

【阴茎囊肿】

陈某，男，33岁。2001年5月12日初诊。自诉1月前阴茎背部可见一小肿物，不痛不痒，曾经治疗，疗效欠佳。症见阴茎背部可见约鸽蛋大小的肿物，柔软，不硬，皮色不变，不宽不紧，舌质淡，苔白润，脉滑。诊为阴茎囊肿。证属痰湿蕴结。治宜健脾和胃，化痰祛湿通经络。方用二陈汤加味。陈皮10克，砂仁10克，半夏12克，香附12克，麦芽20克，谷芽20克，路路通20克，甘草5克，茯苓15克。水煎服，每天1剂，连服3剂。阴茎肿物明显消肿。续服3剂，阴茎囊肿已消失。随访未再复发。

按语： 本案阴茎囊肿为脾虚失健运，湿邪凝聚，聚而成痰，痰湿阻滞厥阴经络，久蕴成肿物，故用二陈汤取效。方中半夏燥湿化痰和胃，陈皮理气燥湿，使气顺而痰消，茯苓健脾渗湿，俾湿去脾旺，痰无由生，香附、砂仁、路路通行气通经络而消肿物，谷芽、麦芽健脾和胃，甘草调和诸药。全方共奏健脾和胃，燥湿化痰行气，通经络之功。痰化湿去，经络通畅，则肿物自愈。

【不育】

曹某，男，32 岁。1995 年 4 月 28 日初诊。结婚 3 年不育。两年前即开始就诊，多次查精液常规示"精液不液化"。接受中药治疗，用过知柏地黄类汤剂、成药，而精液未见明显改善。症见形体肥盛，脘腹痞闷，神疲困倦，脉滑，肛检前列腺未发现异常，查前列腺液常规正常。诊为不育，从痰湿论治之。制半夏 10 克，陈皮 10 克，茯苓 10 克，乌梅 6 克，淫羊霍 30 克，丹参 30 克，甘草 3 克。日 1 剂，两次分服。3 剂后脘痞除，纳增，苔薄腻，继进 15 剂后复查精液，精液量 3mL，1 小时已液化，精子活动率 70%，精子计数 0.8 亿/毫升，此患者后又两次因精液液化差重复来治，均以上药而愈，一年后，其妻终于怀孕。

按语：清·陈士铎《石室秘录》云："男子不能生子有六病……六病为何？一精寒也，二气衰也，三痰多也……"痰湿凝滞不育，于今临床并不少见。本案并无慢性性腺炎性疾病，而见患者形体肥胖，脘腹痞闷，神疲困倦，舌苔白腻，脉滑，从痰湿论治，主以二陈，加淫羊霍补肾强精，痰常兼瘀，故入丹参，使痰湿除，肾气充，则精液得化，生育成功。二陈汤组成，有收有散，相反相成，其用乌梅之妙，尤堪嚼味。乌梅有涩肠止泻之效，在收涩之中，且具春生上达之义，痰湿既除，则脾气健，肾气旺，而不育顽症得愈。

【乳癖】

陈某，女，35 岁。素患咳嗽，今因情绪郁闷而致两乳房各生一肿块，胀痛，并随喜怒而消长，伴胸胁胀痛，口苦咽干，舌苔白微腻，脉滑紧。诊为乳癖。此乃痰凝气结，肝气郁结之证。治宜化痰散结，疏肝理气。方用二陈汤加味。陈皮 10 克，半夏 10 克，柴胡 10 克，枳壳 10 克，茯苓 15 克，香附 15 克，夏枯草 30 克，牡蛎（冲）20 克，甘草 5 克。服 4 剂咳嗽止，肿块渐消，续用原方 2 剂而收功。

按语：乳癖多由肝气郁结，气机阻滞，伤及脾胃，致水湿失运，痰浊内生，凝结于乳房而成。此患者由于素患咳嗽，又情郁不畅而生乳癖。故投二陈汤以化痰凝，先使痰浊运转，脾胃复原，既治咳嗽，又疗乳癖。佐以柴胡、枳壳、香附疏肝理气，使气机畅则痰更消。配以夏枯草、牡蛎散结消块。诸药合用，咳嗽止，肿块消失而愈。

【瘰疬】

魏某，女，32岁。患者忧思易怒，情志不舒。半月前感左侧颌下起一肿块，经前医用大剂量清热解毒，散结消肿之品罔效，即来就诊。查其肿块，不知痛痒，以指揉之，形如槟榔，皮色如常，细问其肿块怒则增剧。伴胸闷不适，胁胀，纳食不香，舌苔薄白，脉弦滑。诊为瘰疬。此乃肝郁痰凝之证。治宜舒肝解郁，化痰散结。方用二陈汤加味。陈皮10克，半夏10克，天葵子10克，当归10克，白术10克，柴胡10克，茯苓15克，公英30克，浙贝母12克，甘草15克。服7剂，每日用消核膏贴敷患处1次。经用上法后，肿块已消八九，胸胀已消，纳食也香，以原方去白术、公英，续进3剂而愈。

按语： 瘰疬一病，中医认为多与痰和气郁有关。清朝《辨证录·瘰疬门》曰："盖瘰疬之症，多起于痰，而痰块之生，多起于郁，未有不郁而能生痰，未有无痰而成瘰疬者也。"此言与本案正合。故前医用清热解毒，散结之品罔效。二陈汤祛痰理气和中，又以柴胡、白术疏肝理气，天葵子、公英、浙贝、当归散结消肿，共服10剂，配合外用药而获效。

【瘾疹】

案例一 李某，男，48岁。1983年3月2日初诊。冬秋常发风团，奇痒。两天之前，发自颈臂渐及全身，疹块色红，大小不等，奇痒，搔破出水，恶风，舌质红苔薄，脉浮稍数。诊为瘾疹。此乃风热挟湿蕴结肌肤所致。治拟祛风清热，燥湿止痒佐以和中。以二陈汤加味。菊花10克，银花10克，连翘10克，黄芩10克，苦参10克，白鲜皮10克，丹皮10克，陈皮10克，半夏10克，云苓10克，薄荷6克，蝉衣6克，生甘草6克。7剂。每剂头煎内服，二煎多加水，并放入枯矾15克，洗澡。追访已愈。

按语： 本已用祛风清热，燥湿止痒之剂，何以再用二陈，《中藏经》云："胃者人之根本也，胃气壮，则五脏六腑皆壮。"用药治病，须顾护胃气，佐二陈既有利湿之功，又有和中之效，以防大阵苦寒，挫伤中元，此用意之一。患者秋冬常发，可知肺卫两虚，真元不足。肺为脾之子，二陈和中健脾，以防子盗母气，此用意之二。全方无祛邪伤正之虞，且内寓扶正治本之用，可见二陈运用之妙。

案例二　李某，男，7岁。患儿素性禀赋较差，半月前偶遇风邪遂见疹块，色淡红，形如云片，疹块瘙痒无度，时甚时缓，消退后不留任何痕迹。伴脘腹不适，恶心欲呕，食欲不振，舌淡，苔白腻，脉缓而滑。诊为瘾疹。此乃脾胃不和，痰湿内生之证。治宜健脾和胃，祛痰除风。方以二陈汤加味。陈皮6克，半夏6克，白术6克，荆芥6克，防风6克，茯苓8克，淮山药8克，苡仁8克，甘草3克。服3剂，脾胃健，瘾疹退而愈。

按语：瘾疹临床引起病因颇多，且治疗也较复杂。患儿禀赋不足，脾胃欠佳，痰湿凝结，偶遇风邪诱发瘾疹，故以二陈汤以燥湿化痰兼能和中。配以白术、淮山药、苡仁健脾和胃，又以荆芥、防风祛风除邪，诸药合用，共奏其功。

【分泌性中耳炎（耳闭）】

高某，男，44岁。1985年1月31日初诊。自诉头胀痛，两耳似有物堵，胀满不舒，耳鸣重听，曾诊为渗出性中耳炎，穿刺抽液两次，予中药治疗后，头痛耳鸣缓解，唯闭气时两耳胀满依然，积液屡抽屡见。检查：鼓膜浑浊内陷，紧张部有穿刺疤痕，音叉试验：（双）RTAC<BC，ST↑，WT居中。苔薄白，脉滑。脉证合参，过劳伤气，脾虚失健，制水无权，酿积之液抽而复生。凡败津腐液者，当隶痰也。痰浊上蒙，清窍闭塞，耳胀闭气则必然。拟以健脾消痰通窍为治。治以二陈汤加减。陈皮6克，半夏6克，茯苓10克，甘草3克，白芥子6克，苏子10克，天竺黄6克，胆星6克，党参10克，葛根10克，菖蒲3克。10剂。复诊两耳已渐通畅，听力基本恢复。再用参苓白术散以固其效。

按语：耳谷之潴液乃败津腐液，属痰作祟。痰在体内，随气升降，溢于耳内，变生此疾。故二陈合三子养亲汤加减可治。以二陈汤燥湿化痰，加苏子降气祛痰，白芥子祛皮里膜外之痰，天竺黄、胆星剔除顽痰，党参健脾益气，以治其生痰之源，稍佐葛根、菖蒲芳香化浊，升清通窍。诸药合用，共奏燥湿化痰、健脾助运、行气通窍之功，盈腔之液乃自退，闭塞之窍可通达。

四、国医大师点评

二陈汤适用于湿痰所致诸病证。湿痰在里，阻滞气道，在肺则咳嗽痰多，在胃则恶心呕吐、胸膈痞闷，在脾则肢体困倦；阻塞清阳，不得上升则头眩心悸，但必痰多色白，或成块状，舌苔白润，脉缓或滑。二陈汤以半夏为君，橘红为臣，既有燥湿化痰之功，又有理气降逆之用，二药为治湿痰相须之品，陈久则无燥烈之性，故称"二陈"。茯苓健脾渗湿为佐，炙甘草益气健脾与生姜温胃化痰为使。然而痰既成，津液未必有余，且祛痰外出必赖肺气，所以更用一枚乌梅同煎，既救肺下气而生津，又不碍祛痰，还可使燥湿化痰之品不致重伤津液。于此可见古人组方时时考虑到除病而不损人。正由于二陈汤配伍严谨，具有燥湿化痰、理气和中之效，治标顾本，而痰为水湿所变，津液所化，故后世常以本方为基础，随症加减用于治疗多种痰证。《医方集解》中集前人所用者，可作为临证加减的套法，但不可认为如此已尽其变化。再如导痰汤即二陈汤加南星、枳实，不用乌梅。丹溪认为风痰用南星，枳实泻痰，能冲壁墙。据此结合二陈汤功用，自不难理解导痰汤之用。涤痰汤主治中风痰迷心窍，舌强不能言，由二陈汤加胆星、枳实、竹茹、菖蒲、人参，也不用乌梅。但今用量不大，是扶正气以助涤痰之意，若体壮无盛象者，亦可不用。

——首届国医大师王绵之

五、编者心得

【方证指征】

咳嗽痰多，色白易咯，恶心呕吐，胸膈痞闷，肢体困重，或头眩心悸，舌苔白滑或腻，脉滑。

【心得】

二陈汤主要用于治疗慢性支气管炎、慢性胃炎、梅尼埃病、神经性呕吐等属湿痰者。如二陈汤治疗慢性支气管炎中寒饮伏肺者，可酌情加温中化饮之药如干姜、半夏、细辛等。如二陈汤治疗浅表性胃炎中饮食积滞者，可酌情加消食导滞之药如山楂、神曲、麦芽等。

参考文献

1. 纪世露. 陈超群善用二陈汤之妙. 中医临床与保健, 1989, 1（4）: 28～29.

2. 秦伯未. 常用配伍药续. 江西中医药, 1954, 7: 47.

3. 李葆平. 老中医学术经验 徐季含. 中医年鉴, 1985: 422～423.

4. 徐精诚. 二陈汤及其衍化应用. 医学资料选编, 1976, 2: 52.

5. 肖诏玮, 黄秋云, 原丹等. 民国福建名医陈登铠的生平和临床经验. 福建中医学院学报, 2008, 18（2）: 44.

6. 熊寥笙. 二陈汤的临床应用. 重庆中医药杂志, 1988, 3: 1～3.

7. 田秀英. 二陈汤加减在肺系疾病中的运用. 北京中医药大学学报, 1999, 22（4）: 67～68.

8. 刘艳玲, 张旗, 杨明高. 杨仁旭教授从痰湿论治临证经验浅识. 中医药学刊, 2005, 23（3）: 402.

9. 王伯岳. 痰证对小儿疾病的影响及其治法. 中医药研究, 1987, 2: 6～7.

10. 汪德云. 二陈汤在儿科临床上的一运用. 辽宁中医杂志, 1987, 7: 35.

11. 陈红. 二陈汤活用举隅. 河南中医, 2010, 30（2）: 190～191.

12. 黄万钧. 二陈汤的临床运用. 甘肃中医, 1998, 11（5）: 30～31.

13. 杨传华, 綦吉光, 郭伟星. 二陈汤治验3则. 新中医, 1997, 29（5）: 46～47.

14. 陈志刚. 陈超群医案三则. 中医临床与保健, 1989, 1（2）: 38.

15. 张雅萍, 席书贤, 来进华. 二陈汤临床应用举隅. 新中医, 2007, 39（5）: 71.

16. 卢伟. 二陈汤治验两则. 黑龙江中医药, 2000, 3: 34～35.

17. 孙晓萍, 姜云功, 曾飞. 二陈汤加减治疗痫证52例. 实用中医内科杂志, 1994, 8（2）: 17.

18. 吴积壬. 二陈汤临床新用举隅. 实用中医药杂志, 2002, 18（1）: 40.

19. 张蕾. 二陈汤的临床应用. 中医临床选萃, 1998, 4: 33.

20. 谭成邦, 谭胜邦, 谭美邦. 二陈汤外科临证偶拾. 陕西中医, 1998, 19（10）: 464.

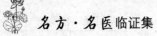

21.徐 泳.干祖望教授临证治验.辽宁中医杂志,1989,2：3.

22.王绵之.方剂学自学重点提要及复习思考题.中医杂志,1987,9：70～71.

（李小可　郭建波）

第二节　温胆汤

一、名方导读

【出处】《三因极一病证方论》。

【组成】半夏、竹茹、枳实各二两，陈皮三两，茯苓一两半，甘草一两，姜五片，大枣一枚。

【方歌】温胆汤用夏苓草，枳竹陈皮加姜枣，虚烦不眠证多端，此系胆虚痰热扰。

【方论】生姜，味辛温，主胸满咳逆上气，温中止血，出汗，逐风，湿痹，肠澼，下利。半夏，味辛平，主伤寒，寒热，心下坚，下气，喉咽肿痛，头眩胸胀，咳逆肠鸣，止汗。陈皮，味辛温，主胸中瘕热逆气，利水谷，久服去臭，下气，通神。枳壳，味苦酸，主风痒麻痹，通利关节，劳气咳嗽。竹茹，味甘，主呕哕，温气，寒热，吐血，崩中。甘草，味甘平，主五脏六腑寒热邪气，坚筋骨，长肌肉。方中半夏燥湿化痰，降逆和胃为君药。竹茹清胆和胃，止呕除烦为臣药。枳实、陈皮理气化痰，使气顺则痰自消；茯苓健脾利湿，使湿去则痰不生，共为佐药。甘草益脾和中，调和诸药为使药。煎加生姜、大枣，和脾胃而兼制半夏之毒。综合全方，可使痰热消而胆胃和，则诸证自解。

【功用】理气化痰，清胆和胃。

【主治】胆胃不和，痰热内扰证。症见胆怯易惊，虚烦不宁，失眠多梦，呕吐呃逆，癫痫等证。

【用法】酌定用量，作汤剂煎服。

【方解】本方是为胆胃不和，湿痰化热内扰而设。方名"温胆"，却治痰热，似有名不副实之嫌，此乃宋代陈言调换原方药、量而未换方名之故也。胆属木，为清净之府，失其常则木郁不达，胃气因之失和，继而气郁生痰化热。

215

胆主决断，痰热内扰，则胆怯易惊，失眠多梦，甚或上蒙清窍，而发癫痫。胃主和降，胆胃不和，则胃气上逆，而为呕吐呃逆。因其病脏在胆胃，病邪为湿痰微有化热，治宜清胆和胃，理气化痰之法。其方药组成，乃由二陈汤去乌梅另加枳实、竹茹、大枣而成。本方是从《备急千金要方》温胆汤衍化而成。《千金方》中的温胆汤较本方少茯苓、大枣，而生姜用至四两，治"大病后虚烦不得眠，此胆寒故也"，说明温胆汤本来是用治胆寒证的，而后世诸家，减生姜用量以治痰热，方名仍袭其旧而称"温胆"，实际其功效已转化为清胆、和胆了。

【化裁】若心内烦热者，可加黄连、麦冬以清热除烦；口燥舌干者，去半夏，加麦冬、天花粉以润燥生津。

二、名医心悟

【洪郁文心悟】

温胆汤主要用来治疗"大病后虚烦不得眠"，洪老行医 60 余年，擅长运用温胆汤，且应用温胆汤治病范围非常广泛，如头痛、郁证、癫痫、癫狂、震颤、胸痹、胁痛、眩晕、呕吐、中风、心悸、胃痛、梅核气、咳喘等。临床应用其方时，灵活加减变通。治头痛加藁本、川芎、白芷、葛根；胁痛加川楝子、延胡索、白芍、枸杞子；呕吐加旋覆花、代赭石；眩晕加石决明、白芍、泽泻；痹证加鸡血藤、狗脊、乳香、没药；癫痫加代赭石、香橼、佛手；咳喘加莱菔子、瓜蒌。

——洪郁文 国家级名老中医

【周乐年心悟】

周师在继承前人经验的基础上，经过反复临床实践，总结出痰热郁阻为该方的总病机，扩大了温胆汤的使用范围，广泛治疗一切痰热郁阻之证，无论痰热阻于脑、咽、心、肺、肝胆、胃肠、经络等部位均可用温胆汤加减治疗。其应用指征为：心烦，口干，口苦，恶心，舌苔黄厚腻，脉滑数。临床上具体应用时，须随症加减。如：痰热型头痛加川芎、丹参、全蝎等活血通络止痛之品；痰热型梅核气加厚朴、苏叶、枇杷叶等理气利咽之品；痰热型口疮加黄连、通草、龙胆草等清心降火之品；痰热型咳嗽加桔梗、百部、前胡等宣肺止咳之品；痰热型耳鸣加石决明、天麻、钩藤等平肝潜阳之品；痰热型胃胀加砂仁、木香、白豆蔻等健脾理气之品；痰热型泄泻加白术、党参、防风等健脾止泻之品；痰热型麻木加葛根、当归、桑枝等活血通络之品。由于痰热郁阻的部位不同，临床症状常常变化多端，应用温胆汤治疗时，一定要抓住痰热郁阻的病机，随证化裁，往往收事半功倍之效。

——周乐年 国家级名老中医

【栗锦迁心悟】

栗师临证注重脾胃后天之本，善用化痰法治疗多种疾病。认为随着人们生活方式的改变，包括饮食结构趋向高脂高热、运动减少、久坐少动，以及工作、社会压力增加等因素，使人们在体质上逐渐弱化，形体趋于肥胖，即所谓"尊荣人"，易于化生痰浊。中医学认为过食肥甘厚味、过于安逸、情志不畅等易损伤脾胃，脾伤则水液运化、输布失司，而致变生痰浊为患，所谓"脾为生痰之源"。痰是中医学特有的病理概念，认为其即是病理产物也是致病因素，其可停聚于脏腑、经络或四处游窜而为病，引起多种病症，固有"怪病多痰"之说。温胆汤方出自《千金要方》，由半夏、陈皮、枳实、竹茹、甘草、生姜六味药组成。主治"大病后虚烦不得眠"，并指出其病因为"胆寒故也"。宋陈无择《三因方》中温胆汤在《千金要方》原方上加茯苓、大枣，生姜由原来的四两减为五片，指证"气郁生涎，变生诸证"，即可用温胆汤治疗。并随病情变化或偏寒或偏热而加减用药。偏热者加黄连名为"黄连温胆汤"，见于《六因条辨》。栗师临床善用温胆汤加减治疗多种病症，认为凡因痰郁而致气机紊乱、经脉阻滞、平衡失调者，证见不寐、多寐、胆怯、心悸、眩晕、耳鸣、胃痛、返酸等多用温胆汤加减治疗。栗师临证善用温胆汤加减治疗诸多病症。强调凡"气郁生痰"者即可用之，尤其对表现出精神症状或神经功能紊乱的病症多用温胆汤加减治疗。其辨证要点为口干或口黏，苔腻，脉滑。现代药理研究亦证实，胆囊收缩素以神经递质的形式，对中枢神经系统调节食欲、精神状态、记忆、睡眠等方面起着重要作用。栗师常以温胆汤为主，同时针对患者所表现出的不同病症进行不同配伍，临证时常与当归补血汤、生脉散、柴胡疏肝散、半夏泻心汤、香砂六君子汤、酸枣仁汤等合用治疗因"气郁生痰"所致的诸多病患，随症加减，多收奇效。

——栗锦迁 国家级名老中医

【周绍华心悟】

针对急性脑血管病（中风）证候分析：现代人多食肥甘厚味，损伤脾胃而致痰湿内蕴，痰邪郁久化热，火性上炎，夹痰上扰，闭阻经络而致半身不遂；痰热上扰清空，闭阻清窍则见舌强言謇或不语等症。由于现在人们生活条件越来越好，平素多饮酒并常食肥甘厚味，这些均为生痰之品。因此，在脑血管病急性期的患者中，痰热阻络的证型也越来越多。温胆汤成为脑血管病急性期治疗的常用方剂之一。其应用主要在以下几个方面：中经络，半身不遂症状：以半身不遂为主症，可伴有言语謇涩等症。舌红苔黄腻或黄厚，脉弦滑。方药：温胆汤合四物汤。治法：清热化痰，活血通络。药用：淡竹茹、炒枳实、化橘红各10克，清半夏12克，云茯苓30克，炙甘草10克，全当归15克，干生地黄20克，京赤芍、抚川芎各10克。加减：热盛者可加用条黄芩、炒栀子、生石膏等清热药；可加引经药：桑枝走四肢，川牛膝走下肢，川羌活走上肢；急躁易怒者加炒栀子以清热除烦；兼阳明腑实证者加大黄通腑泄热；若舌紫暗，为有瘀之象，说明证属痰瘀阻络，可加活血化瘀药桃仁、红花、丹参等以增加活血通络的作用。失语症状：以不语或言语謇涩为主症，可伴有有形之痰也可为无形之痰，舌红或舌尖红，苔黄腻或黄厚，脉弦滑。方药：黄连温胆汤（类方2）合菖蒲郁金汤。治法：清热化痰，开窍通络。药用：川黄连、淡竹茹、炒枳实、化橘红各10克，清半夏12克，云茯苓30克，炙甘草、石菖蒲、广郁金各10克。方解："舌为心之苗"，痰火扰心而致不语或言语謇涩，故方用黄连以清心热。加减：肝热者加黄芩；也可用人工牛黄清热开窍。中脏腑闭证症状：突然昏仆、不省人事、发热、烦躁、口臭、抽搐、痰声辘辘、偏身不遂等。舌红苔黄腻，脉滑数或弦滑数。方药：黄芩黄连温胆汤（类方3）合菖蒲郁金汤。治法：清心化痰醒脑开窍。药用：川黄连、条黄芩、淡竹茹、炒枳实、化橘红各10克，清半夏12克，云茯苓30克，炙甘草、石菖蒲、广郁金各10克，人工牛黄1克（分冲）。加减：兼有腑实证者可合用承气汤；痰多者加用皂角刺化顽痰；重症患者可配合局方至宝丹豁痰开窍、清热解毒，轻者以牛黄清心丸合用以清热解毒、醒脑开窍。

治疗痴呆（呆证）证候分析：临床常见的引起痴呆的疾病有血管性痴呆、老年性痴呆等，以智能减退为主要表现。证型以痰热上扰，蒙蔽清窍多见。症状：反应迟钝、记忆力下降、流口水、多痰、动作缓慢、情绪易激动、纳呆等。舌红苔黄腻，脉弦。方药：温胆汤合菖蒲郁金汤。治法：清热化痰醒脑开窍。药用：淡竹茹、炒枳实、化橘红各 10 克，清半夏 12 克，云茯苓 30 克，炙甘草、石菖蒲、广郁金各 10 克。加减：口水多、痰多者加苍术、白术；困倦多寐者可加砂仁芳香化湿；情绪急躁易怒者加黄芩；动作缓慢者加杜仲、牛膝；排尿困难者加淡竹叶、车前子利尿清相火；尿失禁者加益智仁、桑螵蛸以补肾固精缩尿；舌尖红有心火之征者，用黄连以清心热。

眩晕证候分析： 如《丹溪心法·头眩》云："头眩，痰挟气虚并火，治痰为主，挟补气药及降火药。无痰则不作眩，痰因火动，又有湿痰者，有火痰者。"今人嗜酒肥甘，损伤脾胃，健运失司，导致水谷精微不能运化，聚而成痰，痰湿中阻，则清阳不升，浊阴不降，发为眩晕。痰邪蕴久化热，尤以中焦痰热明显，故常用黄芩温胆汤治疗。周师在此特别指出，在治疗眩晕上温胆汤和龙胆泻肝汤有不同的侧重，应注意区别。温胆汤以治中焦痰热为主，龙胆泻肝汤则主要清上焦湿热。症状：头晕、头重如裹、有或无视物旋转、恶心、呕吐、腹胀、纳呆等。舌红苔黄腻，脉弦滑。方药：黄芩温胆汤加菊花、夏枯草。药用：条黄芩、淡竹茹、炒枳实、化橘红各 10 克，清半夏 12 克，云茯苓 30 克，炙甘草、白菊花各 10 克，夏枯草 15 克。加减：舌暗有瘀象者加川芎；恶心者用姜半夏；颈强者加葛根。

头痛证候分析： 饮食不节，脾失健运，痰湿内生，郁久化热，上蒙清空，阻遏清阳而致头痛。症状：头痛昏蒙、头沉、头胀、可伴胸闷、恶心、呕吐、纳呆、倦怠、急躁、痰多等症。舌红苔黄腻，脉弦滑。方药：温胆汤加菊花、夏枯草。治法：疏风清热，化痰降逆。药用：淡竹茹、炒枳实、化橘红各 10 克，清半夏 12 克，云茯苓 30 克，炙甘草、白菊花各 10 克，夏枯草 15 克。加减：舌暗有瘀象者加川芎；怕热、遇热头痛加重者加薄荷、夏枯草以疏风清热；恶心者用姜半夏；全头痛加细辛；偏头痛加菊花、柴胡等入胆经药；头顶痛加藁本；后枕部痛加葛根。

神经症证候分析： 七情所伤，肝气郁结，气郁日久可以化火；肝郁及脾，脾失健运，蕴湿生痰，痰湿亦可化热。总之，此证型属肝郁化火生痰，痰火互结为其特点。症状：症见心烦、失眠、焦虑、急躁、易怒、坐卧不安、胸闷胁胀、嘈杂吞酸、口干口苦、溲黄、便秘等。舌红苔黄腻，脉弦滑。方药：柴胡温胆汤。治法：疏肝解郁，清热化痰。加减：①兼有心火亢盛者，症见兴奋多语、口苦，舌尖红，苔腻或不腻，方用柴胡黄连温胆汤以疏肝解郁、清心化痰。用黄连可清心降火。②兼有湿热盛者，症见头重如裹、胸闷痰多、恶食嗳气、吞酸恶心，苔黄腻，脉滑数，方用柴胡竹叶温胆汤。用竹叶可清热除烦利尿。③兼有肝火盛者，症见头痛目赤、两胁胀痛、急躁易怒、坐卧不安，舌红苔黄，脉弦数，方用柴胡黄芩温胆汤。用黄芩可清热。④兼血虚者，症见心悸善虑、少寐健忘、面色不华、头晕神疲、手足麻木，舌淡，脉细滑，方用柴胡当归温胆汤。用当归可补血活血。⑤兼气虚者，症见倦怠便溏、少气懒言，舌体胖大边有齿痕，脉细滑，方用柴胡人参温胆汤。用人参可大补元气。⑥兼有心肾不交者，可合用交泰丸，若苔黄腻有湿热之象则少用肉桂多用黄连。⑦合并焦虑者（脏躁）可合用甘麦大枣汤养心安神、健脾和中；伴胸闷者加瓜蒌宽胸化痰，或用沉香降气化痰；伴心烦者加合欢皮安神解郁；伴恐惧者加琥珀粉、生龙齿、紫石英安神定志；伴失眠者加远志化痰安神；痰多者加礞石清化顽痰。

——周绍华　国家级名老中医

【董湘玉心悟】

　　胆为清净之府，喜宁静、恶烦扰，喜柔和、恶抑郁。命名温胆者，以"胆欲不寒不燥常温而候耳"，非寒、热、温、凉之"温"，乃平和平正之意，《备急千金要方》云："温胆汤疗大病后虚烦不得眠。"陈言的《三因极一病证方论》中提到温胆汤主治"心胆虚怯，触事易惊，或梦寐不祥；或异物感惑，心惊胆怯，气郁生涎，涎与气搏，变生诸证，或短气惊乏，或体倦自汗，四肢浮肿，饮食无味，气虚烦闷，坐卧不安"。《成方切用》言温胆汤"治胆虚痰热不眠，虚烦惊悸，口苦呕涎"。是证均不离"痰湿""郁热"，故治法相同。温胆汤中用半夏燥湿化痰，降逆和中止呕，消痞散结；竹茹清热化痰，除烦止呕；枳实行气消痞，化痰消积，佐以陈皮理气燥湿；茯苓健脾利湿；用甘草，并加大枣作使药，可益脾和胃而协调诸药。特别是该方枳实与半夏配合，使化痰降逆之功尤著；竹茹与陈皮相配，使和胃理气效更强。全方温凉并用，清热而不寒，化痰而不燥，所以，临床上大凡因痰热内扰而致的眩晕、呕吐、烦乱不眠、惊悸、癫痫等，均可随症加减，董湘玉教授根据异病同治原则，此方加减也常用于治疗痰热上扰所致的精神疾病，多获良效。

——董湘玉　国家级名中医

【赵立诚心悟】

赵立诚教授在临床上运用温胆汤加减治疗心脑血管疾病，疗效颇著。赵教授在病机上抓住一个"痰"字，从"痰"论治。他认为岭南地区气候潮湿，易困湿生痰。痰可看作是机体代谢的一种病理产物。痰可单独致病，也可与其他因素同时致病。在心脑血管病中，往往与血瘀合而致病。许多研究者提出血瘀的同时必有痰浊形成，化痰也兼能化瘀。认为痰瘀两者同源而互衍，胶着互结，交互为患。如痰瘀阻络可为中风；痰浊上扰可发眩晕；痰瘀阻胸可为胸痹；痰瘀阻脉，心失所养而为心悸。尚有痰湿水泛，水气凌心发为喘证，痰瘀阻窍可为痴呆等。以上病名不同，病机相合。在辨证时，以厚腻苔为辨证要点，再根据舌质红否、苔黄腻抑或白腻来区别痰热与痰湿。痰热者使用黄连温胆汤。临床上，许多病例使用温胆汤后在病情改善的同时，舌苔也往往由黄厚腻变为薄黄腻或白厚腻并且最后向薄白转化。在治则上因上述疾病多为心脑血管病的重症、急症，故强调急则治标，缓则治本。先化痰祛瘀清热，再补虚善后，用药上选用温胆汤化裁治之，均获良效。

——赵立诚　国家级名老中医

【张发荣心悟】

温胆汤主治"大病后，虚烦不得眠"，其病因是"胆寒故也"。"胆寒"即胆气不足也。《素问》曰："胆者，中正之官，决断出焉""凡十一藏取决于胆也"。胆气不足，心不藏神，则可见胆怯易惊，心悸不寐。故方中重用生姜，合橘皮、半夏，辛通温散，升发阳气，使胆气得舒，少阳之气条达。宋·陈无择《三因极一病证方论》温胆汤则是在此基础上生姜减量，使之由《集验方》中温胆散寒化饮的君药变成与大枣相伍的佐使药，而甘凉之竹茹量未变，并加茯苓而成，故其虽仍冠以温胆汤之名，但实已不再有温胆之用。《三因极一病证方论》温胆汤病机从《集验方》温胆汤的"胆虚寒"扩展为胆郁痰阻，其主治病证由"大病后虚烦不得眠"扩展为"气郁生涎，涎与气搏"诸证。目前临床上广泛应用的温胆汤大多出于《三因极一病证方论》。张老认为，温胆汤的病机关键是"气郁痰阻"，全方凉而不遏，温而不热。可作为痰证治疗的基础方。因痰证症状变化多端、表现各异，病证复杂，故临证中只要有气郁痰阻之证，辨证要点是舌苔，均可运用此方随症加减，不必拘泥于部位、症状。由于全方药性温和，不偏寒热，故临证时尤需注意药物的加减化裁。若为痰热内扰，则可重用竹茹，轻取生姜、法半夏，并加用清热化痰药，如瓜蒌、浙贝、竹沥等；若为寒痰内伏，则可重用法半夏、生姜，轻用竹茹，并加用温化寒痰药，如白附子、天南星、白芥子等，再根据部位、经络、脏腑选用。由于痰、气相互影响，互为因果，故必须痰气同治。因此只要是痰证，均需用行气药。诚如庞安常所说："善治痰者，不治痰而治气，气顺则一身之津亦随气而顺矣。"但用量宜居中，因此类药物大多辛温香燥，易耗气伤阴，用之不当，反易生痰矣。痰阻气滞，血行不畅，瘀血内停，故常加用活血药，如川芎、当归、丹参等；甚者，可用莪术、水蛭等破血逐瘀。痰的生成，与脾、肾密切相关。《景岳全书》云："五脏之病，虽俱能生痰，然无不由乎脾肾。"故如有脾肾虚弱者，则需配伍健脾祛湿、益肾固本之药，以图标本同治。此外，本方还是调畅气机、和中降逆之良方。方中半夏、生姜、橘皮、枳实均味辛，大多性温，辛温者能散、能行，善于调气。竹茹、茯苓、甘草和中降逆，诸药合用，以疏利气机，尤以疏调肝胃之气为长。《素问·脏气法时论篇》曰："肝欲散，急食辛以散之。"诸药之辛散，正合于疏散肝气之法。同时，半夏、生姜、橘皮、竹茹、茯苓，为临床常用的和胃止呕之品，加之枳实、甘草行气降逆，共奏和中降逆之功。总之，本方是首行气化痰之代表方，临证中但凡有痰阻气滞之证，均可使用。后世医家深受此影响，或取其组方之意而创建新方，或通过加减变化而扩展其应用范围。目前此方已广泛应用于心、肝、脾、肾等内科杂病中。

——张发荣 国家级名老中医

【赵淳心悟】

赵淳教授是云南省首批中医师带徒中医指导老师，从医38年，有丰富的临床经验，善用温胆汤（以下简称"温胆"）治疗许多有痰证特异症状的疾病，疗效卓著。

1. 重视"痰"之为病 "温胆"为治痰之要方。痰之为病，非常广泛，既指排出体外的有形之痰，又指表现为痰的特异症状之无形之痰。由于其成因不同，所以性质上有寒、热、燥、湿、风等多种痰；痰之已成，留于体内，随气升降，无处不到，或阻于肺，或停于胃，或蒙心窍，或郁于肝，或动于肾，或流窜经络，变生诸证。温胆汤首载于唐·《备急千金要方》，常言"百病皆为痰作祟""怪病多痰"。赵师认为，痰之为病十分多见，且所致之病多缠绵难愈，或急重难治。提倡"有痰（有形之痰）要治痰，无痰（无形之痰）也治痰，重视治生痰之源（脾）"的治疗学思想，提出温胆汤为治痰之要方，赵师对一些因痰所致之病，善用温胆汤化裁以治之，临床运用累验累效。

2. 强调辨证论治，灵活加减治诸病 赵师认为，"有是证用是药"，除了重视"病"，还十分重视"证"，辨病与辨证相结合，强调辨证论治是中医学之精髓。所以治疗痰之为病，多在温胆汤基础上化裁制订了许多方剂。如治疗头痛、眩晕痰浊为患者，拟天麻温胆汤（明天麻15克，葛根15克，川芎15克，杭菊10克，茯苓15克，京半夏12克，广化红12克，竹茹10克，枳实12克，白术10克，生姜10克，甘草6克）治之，肝风盛者加蜈蚣2条，钩藤20克，蝉衣10克，赭石30克；痰瘀互结加天竺黄12克，生三七粉（兑）5克，丹参15克；项背痛者重用葛根至30克，加羌活15克，丹参15克；肝肾阴虚，肝阳上亢者加怀牛膝20克，桑寄生30克，生地黄15克，枸杞子15克，钩藤15克，石决明20克，女贞子15克。治疗心悸痰火扰心者，拟黄连温胆汤（川连9克，磁石30克，葛根15克，茯苓15克，京半夏12克，广化红12克，枳实12克，竹茹10克，丹参15克，檀香6克，砂仁6克，柏子仁15克，炒枣仁15克，炙甘草10克）清热化痰，宁心安神定悸。气阴虚者加生晒参15克或太子参30克，麦冬15克，五味子9克；气短乏力加黄芪30克，太子参30克；肝气郁结加炒柴胡15克，杭芍15克，川芎15克，制香附15克。方中主药黄连，现代药理研究证实有广谱抗心律失常作用和抗心肌缺血作用，其原因与延长动作电位时程与有效不应期，抑制 Na^+ 内流，减少 Ca^{2+} 内流有关。所以临床用于治疗一些心动过速、心动过缓、早搏等心律失常取得较好效果。另外，赵师还常用银翘温胆汤（金银花15克，连翘15克，茯苓15克，京半夏12克，广化红12克，枳壳10克，竹茹10克，浙贝10克，芦根15克，牛蒡子10克）治疗痰热咳嗽；柴芩温胆汤（柴胡15克，黄芩10克，茯苓15克，京半夏12克，广化红12克，枳实12克，竹茹10克，金钱草30克，茵陈20克，大黄6克，元胡12克，赤芍15克，郁金12克）治疗痰热腑实之胆囊炎、胆结石、胰腺炎等。

——赵淳 国家级名老中医

【徐经世心悟】

温养胆气为温胆汤的主要功能，用于治疗胆寒所致之大病后虚烦不得眠。

但后世不断扩展，及至宋代陈无择在《三因极一病证方论》中，把原方加茯苓、大枣，指证不再说是"胆寒"，而说是"气郁生涎（痰），变生诸症"，主证也扩充为"心胆虚怯，触事易惊，或梦寐不详……或短气悸乏，或复自汗，四肢浮肿，饮食无味，心虚烦闷，坐卧不安"。进一步扩大了温胆汤的主治定位，拓宽了其适应范围，"痰涎"和"气郁"所变生的诸症都可应用温胆汤。可随具体病情加减变化，如偏寒者加大生姜、陈皮用量，偏热者可加黄芩、黄连，单加黄连即是黄连温胆汤，首见于清朝陆廷珍之《六因条辨》，可治胆郁痰热、胆胃不和等多种疾患，使"温胆"之意更具"清胆"之功，所以后世临床以此为基本方衍化，应用甚广，可治疗多种杂症。徐老常说，千方易得，但一效难求，有时根据病情更换一味药或改变某味药的剂量，所起效果就会迥然不同。特别是一些疑难杂症，多缠绵难愈。临证时要充分认识到病因病机的复杂性，抓住主要矛盾进行辨证，再结合不同的病情灵活加减变化。如用黄连温胆汤加酸枣仁、远志、合欢皮、石斛、淮小麦、琥珀治疗心悸、不寐、脏躁等；加天麻、煨葛根、白菊、五味子、柴胡梗、赭石治疗高血压、颈椎病等引起之眩晕；加延胡索、公英、郁金、丹参、檀香治疗急慢性胃炎、溃疡病等属肝胃不和、痰热内扰者；加大黄、芒硝、全瓜蒌，用治温热病、急性胰腺炎、习惯性便秘属热结肠腑、痰火内盛者；加用三子养亲合葶苈汤治疗顽固性哮喘等。徐老根据多年运用黄连温胆汤的经验，拟用原方加减更名为消化复宁汤：竹茹15克，苍术15克，柴胡10克，黄芩9克，枳壳12克，郁金10克，延胡索12克，白芍20克，山楂15克，公英20克，车前草15克，谷芽、麦芽各25克。取温胆之意而不用温胆原方，加减治疗心悸（胆心综合征）、胁痛（胆囊炎、胆石症）、胸痹（冠心病）、嘈杂、吞酸（胆汁返流性胃炎）、泻痢（慢性结肠炎）等，每每收效，获益良多。

——徐经世 国医大师

三、名医医案

【高血压（眩晕）】

韩某，男，50岁。1999年6月3日初诊。该患者头晕反复发作两年余，加重半个月。患者于两年前经常出现头晕，经中西医治疗效果不明显，病情反复发作。半月前因恼怒后病情复发，测血压22/14kPa，心肺听诊无异常，口服降压药治疗，虽血压基本正常，但仍头晕不缓解，故求治于洪老，刻诊见：头晕目眩，面红目赤，口干口苦，胸闷不舒，小便黄，大便干燥，舌质红，苔黄腻，脉弦略数。中医辨证为：肝胆郁而化热，胃失和降，痰热上扰所致。方用温胆汤加味。药用半夏10克，茯苓15克，陈皮15克，竹茹15克，枳实15克，瓜蒌20克，石决明20克，黄芩10克，栀子10克，白芍15克，炙甘草10克。6剂，药后诸症皆愈，血压正常。为巩固疗效，又服3剂。

按语： 眩晕一证，病因颇多，因痰浊为患较常见，前人有无痰不作眩之说，本病例与痰热中阻，清阳不升，浊气上逆有关。方中半夏辛温性燥，燥湿化痰，和中止呕；陈皮理气化痰；竹茹消胃脘之热，止呕除烦，加茯苓健脾利湿，湿去则痰消；方中加黄芩、栀子、瓜蒌以加强清热化痰之功；加白芍、石决明以平肝养阴。诸药配伍，药证和谐而奏效。

【失眠（不寐）】

案例一 钱某，男，45岁。入睡困难，多梦易醒2年，时轻时重，兼见头晕，耳鸣，心悸，乏力，舌尖红，边有齿痕，苔薄白，脉沉弦。初见此症，笔者认为该患者为气血亏虚、心失所养的虚证，而李师却言："此乃痰热内扰之实证。"治宜清胆和胃，化痰安神。方用温胆汤加减。药用半夏15克，陈皮15克，枳实15克，茯苓20克，竹茹20克，甘草10克，酸枣仁30克，五味子15克，石菖蒲15克，远志20克，黄连10克，香附15克。连服9剂，诸症消失。

按语： 此证从症状及病史上看，似是虚证，然其舌脉的表现才真正反映了疾病的本质，其脉弦正是温胆汤的一个用方指征，弦脉主痰，正如《濒湖脉学》所云："弦应东方肝胆经，饮痰寒热疟缠身。"此外，舌象更值得重视，他讲："舌为心之苗，舌无假象。"凡诊病必要细观其舌，此患者舌边有齿痕，说明其湿邪偏胜，湿聚可以成痰；舌尖红，说明其心火偏胜。综观舌脉的表现，说明此例患者为痰热内扰，胃气不和所致的失眠。方中以温胆汤清胆和胃，理气化痰；加石菖蒲可宁神豁痰，《重庆堂随笔》称菖蒲为"舒心气，畅心神，怡心情，益心志的妙药"，清解药用之可祛痰浊之秽而为宫城，滋养药用之可宣心思之结而通神明；加酸枣仁、远志、五味子以宁心安神；少佐黄连泻心火以清热；香附为理气之要药，助温胆汤理气化痰；甘草调和诸药。全方共奏理气化痰安神之功，疾病乃除。细观此病例的诊疗过程，充分说明了认准证才是运用温胆汤施治的前提和关键。

案例二 陈某，女，34 岁。1981 年 1 月 22 日初诊。患者惊吓后失眠，每晚需服镇静剂方能入睡，伴思虑过多，左侧头胀，心烦，带下、月经正常，舌淡红，苔薄白，脉沉滑。诊断：失眠。证属：虚火上扰心神。治宜清热除烦，养血安神。药用陈皮 15 克，半夏 15 克，云苓 20 克，甘草 10 克，竹茹 15 克，枳实 15 克，当归 15 克，白芍 20 克，黄芩 12 克，菊花 10 克。服上方 3 剂，睡眠好转，思虑减轻，头仍胀。继以上方增白芍 25 克，菊花 15 克。再服 3 剂，诸证好转而愈。

按语： 失眠一证，多由心脾不足，心肾不交，心胆气虚，痰湿内蕴，食滞中阻而发。本案乃由惊吓后胆失宁谧，胆火挟痰上扰心神所致，故以温胆汤清热涤痰，当归、白芍养血安神；黄芩、菊花清虚热，3 剂药显效，6 剂药治愈。

案例三 袁某，女，55 岁。失眠多年。患者于多年前产后大出血出现失眠，平素不易入睡。平时易腹胀，食水果及汤水则腹泻。常有情绪不畅。既往有乳腺增生病史。舌淡红，苔腻、微黄，脉细弦。辨证：心胆气虚。治法：理气化痰，养血安神。处方：法半夏 15 克，陈皮 15 克，竹茹 15 克，枳实 10 克，茯苓 20 克，甘草 6 克，酸枣仁 30 克，川芎 15 克，知母 15 克，合欢皮 30 克，龙骨 30 克，牡蛎 30 克，远志 10 克，栀子 15 克，首乌藤 30 克，淫羊藿 20 克，仙茅 10 克。服 7 剂后睡眠明显好转，腹泻减轻。于上方去栀子、远志，加补骨脂 10 克，黄芪 30 克，柴胡 15 克，继服 7 剂，症状基本缓解。

按语： 患者产后出血，营血亏虚，虚热内生，扰乱心神，则可见失眠。肝血同源，肝血不足，则魂不守舍。精血同源，肾精亏虚，肾气化生乏源，相火不足，胆气虚寒，则虚烦不得眠。患者年过半百，肾气自半，加之久病伤肾，肾气亏虚，肾阳不足暖脾，难以腐熟水谷，故可见腹泻。予温胆汤理气化痰，使胆气条达，则气顺痰消。加酸枣仁汤养血安神，清热除烦。加龙骨、牡蛎、远志镇惊安神；加合欢皮、首乌藤宁心安神、交通心肾，加栀子清虚热除烦，加淫羊藿、仙茅温肾暖脾。对于更年期女性之心烦失眠，上用合欢皮、首乌藤宁心安神，下用淫羊藿、仙茅温肾升清，使心肾得以相交，治疗心烦失眠多有良效。

【眩晕】

案例一 李某，男，69 岁。1998 年 11 月 8 日入院。近 1 年来眩晕不绝，起身及转动头部时加重，近 1 月并出现眼前发黑，足软难行，恶心呕吐，右上肢麻痹，伴耳鸣，腰膝酸软，夜尿频，遗精2～3天1次。查：C1～5椎旁压痛，舌淡暗、苔白厚腻，脉细尺弱。五官科检查排除美尼尔综合征。颈椎片示：颈椎骨质增生。脑血流图示：脑血管紧张度增高，弹性减弱。西医诊断：椎-基动脉供血不足，颈椎病。中医诊断：眩晕。证属痰瘀阻滞，脾肾亏虚。治以化痰祛瘀，健脾固肾。处方：法半夏10克，天麻10克，枳实10克，莲须10克，党参15克，茯苓15克，丹参15克，白术12克，益智仁12克，山茱萸12克，橘红6克，甘草6克。水煎服，每天1剂。服上药10剂后，诸症好转，再服20剂后，眩晕、耳鸣基本消失，夜尿减少，20余天未出现遗精，舌暗红、苔薄白，脉细。继续服上药巩固疗效数天，于12月17日痊愈出院。

按语： 痰之化无不在脾，痰之本无不在肾。脾肾亏虚，内生痰浊，痰浊阻滞，滞血成瘀，痰瘀互结，阻滞脉道，血不上行，而发眩晕。《丹溪心法·头眩》主张"无痰不作眩"，提出治痰为先而兼用他药。《景岳全书·眩晕》则强调"无虚不作眩"，认为治疗当以治虚为主，提出了培补脾肾，以杜绝生痰之源的理论。《医学从众录·眩晕》提出："其言虚者，言其病根；其言实者，言其病象，理本一贯。"故治疗上用温胆汤加天麻、丹参化痰祛瘀以祛其标，加党参、白术、山茱萸、益智仁、莲须健脾补肾以固其本。因脾肾亏虚，故去寒凉之竹茹。经治疗，患者在眩晕改善的同时，耳鸣、腰膝酸软、夜尿、遗精等肾虚症状均得到好转。

案例二　李某，女，50岁。患眩晕症已2年，近3日加重。自述头晕目眩，天旋地转，行路如飘。后颈痛，恶心呕吐，口苦，脉沉滑细，舌苔稍白腻。在某医院诊为：美尼尔综合征。辨证：痰浊上扰清窍，而致眩晕。治宜化痰开窍，养血清眩。药用半夏10克，陈皮20克，云苓30克，甘草5克，竹茹15克，当归15克，白芍20克，黄连10克，白术30克，官桂10克，石菖蒲15克。3剂后，后颈痛、头晕均减。恶心未吐，口渴喜冷饮。舌脉同前。于上方去官桂，加胆星15克，菊花15克，生石膏25克（先煎），以清胃化痰。继服3剂而愈。

按语： 痰和饮本属同物，唯有稀稠之分。饮为阴邪，易伤阳气。脾为湿土，赖阳气健运。脾湿得化则痰饮自消。故本方加白术、官桂与温胆汤合用。

【血管性头痛（偏头痛）】

男，21 岁。2006 年 6 月 25 日初诊。发作性偏头痛 3 年。最近 1 周头痛加重，多因精神紧张诱发，发作时，头一侧跳痛，心烦易怒，口苦，不欲食，眠差，体型偏胖。观其舌象，舌质红，苔黄厚，脉滑数。诊断为血管性头痛。王师结合其体质、病史、症状及舌脉，中医辨证为肝胆郁热、痰热上扰证。给予温胆汤加减：陈皮 15 克，半夏 15 克，茯苓 15 克，白术 15 克，枳实 15 克，川芎 15 克，丹参 12 克，白芍 20 克，柴胡 12 克，地龙 9 克，厚朴 12 克。1 周后复诊，疼痛缓解，续服 2 周，未再发作，做丸续服 1 个月，未再复诊。

按语：血管性头痛是由于颅内外血管舒缩功能障碍及某些体液物质暂时性改变所引起的反复发作性头痛。发作特征为单侧或由一侧转向另一侧，可伴恶心呕吐、视觉异常等先兆，间歇期如常人。根据临床表现，中医称之为偏头痛或偏头风，认为六经病皆可致头痛，但以痰浊居多。工作压力大，长期精神紧张、压抑，致肝气郁结，木郁不达，胃气不和；若再喜好辛、甜、油腻饮食更易阻碍胃气，进而化热生痰，痰热交阻，上蒙清窍，清阳不展，引发疼痛。温胆汤加减清热化痰、通络止痛，切合痰热交阻病机，使浊清窍通，头痛自止。

【焦虑病（郁证）】

郭某，男，57 岁。烦躁、胸闷、心悸、失眠反复发作 2 年余，加重 1 个月余，于 2000 年 9 月 11 日就诊。患者近两年来因工作不顺、家庭烦恼，经常夜间失眠，好时每晚睡眠 2～3 小时，否则彻夜不眠。近月来病情又作，阵发性烦躁、胸闷、心悸、头汗出不止，甚至全身颤抖不能自制。数天发作一次或一天发作数次，不知饥，但食量尚可，口苦咽干，饮水不多，二便无异。查体：形体偏胖，表情忧郁，心肺（-），腹平软，肝脾未触及，舌质偏红、苔黄微腻，脉弦滑。中医诊断：郁证（痰热内郁型）。西医诊断：焦虑病。治法：清热化痰，理气开郁。方药：黄连温胆汤加酸枣仁 15 克，远志 10 克，生龙牡各 20 克。服药 5 剂，已有 3 日未发，夜间能睡眠 2～3 小时，守方出入 20 余剂，烦躁、汗出逐渐消失，夜间能睡眠 3～4 小时，嘱移情易性，避免精神刺激。

按语：患者因情志致病，气机郁滞，痰湿内停，郁而化热，内扰心神，故见诸症。温胆汤清化痰热，加黄连增强清热宁心之力；加酸枣仁、远志、生龙牡宁心安神。痰热清，心神宁，故病痊愈。

【抑郁症（癔证）】

李某，女，29 岁。2006 年 9 月 21 初诊。1 年前因工作压力大，出现心胸胀闷不舒，心烦易怒，情绪低落，沮丧，紧张。近 2 个月易哭，害怕，纳差，失眠。观其舌象，舌淡苔黄厚，脉弦滑。诊断为郁证之痰热扰神、心胆气虚证。治宜清胆化痰，安神，兼补心胆。以温胆汤加减：半夏 12 克，茯苓 12 克，陈皮 12 克，枳实 12 克，竹茹 20 克，黄连 6 克，郁金 10 克，五味子 10 克，太子参 15 克，珍珠母 20 克，浮小麦 20 克。10 剂而愈。

按语：患者情志内伤，气郁化火，炼津为痰，上扰清窍，除出现精神活动的异常外，还可见到舌质红、舌苔黄厚腻，此时的主要病机为痰热交阻、蒙蔽清窍，故治疗宜清热祛痰开窍为主，兼以疏肝宁心除烦，选用黄连温胆汤为基础方，清热祛痰、开窍宁心。

【脑梗死（中风）】

案例一　孟某，男，63 岁。左侧半身不遂，肢体麻木，舌强语謇 2 年，查体：左侧肌力 3 级，伸舌左偏，舌红少津，舌根部苔黄，脉弦滑。CT 诊断为：脑梗死（右侧基底节区）。四诊合参，该证属肝肾阴虚，肝风挟痰走窜经络，上蒙清窍。治宜平肝息风，祛痰通络。以温胆汤加减治疗：药用白芍 20 克，甘草 15 克，半夏 15 克，竹茹 20 克，陈皮 15 克，茯苓 30 克，枳壳 15 克，地龙 15 克，石菖蒲 15 克，僵蚕 15 克，丹参 20 克，香附 15 克，白茅根 20 克。连服 24 剂，患者半身不遂症状明显改善，可独立行走；肢体麻木及舌强语謇症状消失，患者生活可以自理。

按语：方中温胆汤理气化痰通络，石菖蒲、僵蚕助温胆汤祛痰通络开窍；白芍、甘草酸甘化阴柔肝潜阳；丹参与地龙合用可养血和血通络；香附调理三焦气机，既可助温胆汤祛痰，又能助丹参以行血；白茅根除湿利小便，为痰邪找出路，以利于祛痰。综观全方，以祛痰为主，兼顾息风通络，使痰邪除，肝风息，经络通，故诸症悉平。

案例二　谭某，男，72 岁。1998 年 9 月 22 日入院。诉右侧肢体无力，言语不清 10 小时，伴头痛，咳嗽，痰黄。查：BP 24/14 kPa，神清，舌强语謇，口角左歪，双下肺可闻及湿啰音，右侧肢体肌力 Ⅰ 级，舌红、苔黄厚腻，脉弦滑。CT 示：左丘脑腔隙性脑梗死，皮层下动脉硬化性脑病。X 线摄胸片示：

双下肺感染。西医诊断：左丘脑腔隙性脑梗死，高血压Ⅲ期，肺部感染。中医诊断：中风中经络。证属痰瘀阻络，蕴肺化热。治以清热化痰，祛瘀通络。处方：法半夏12克，竹茹12克，天麻12克，枳实15克，桃仁15克，茯苓15克，钩藤15克，胆南星10克，橘红6克，甘草5克，大枣5枚。水煎服，每天1剂。服上药15剂后，咳嗽、咯痰、头痛消失，大便3天一行，语言清晰，血压正常，双下肺湿啰音明显减少。舌红苔薄黄腻，脉弦细。处方：法半夏10克，白术10克，牛膝12克，枳实10克，桃仁10克，大黄10克（后下），桑枝20克，丹参各20克，茯苓15克，五爪龙15克，橘红6克，甘草5克。服13剂后，诸症悉除，肺部湿啰音消失，语言流利，右上肢肌力Ⅲ级，右下肢肌力Ⅳ级。住院1个月出院。

按语： 中风病机多本虚标实，痰瘀阻络为其标。金元时代朱丹溪就提出了"半身不遂，大率多痰"及"湿痰生热"的病机。中风本有脾肾气虚，气血津液运化失司而致痰浊内生，加之发病时升降逆乱，气血津液不循常道，不但造成瘀血内阻，且可致痰湿内蕴，进而化热，蒙窍阻络，诸症丛生。临床上常见中风急性期患者多因排痰不畅，极易合并肺部感染而出现咳嗽、痰黄等症。内外之痰并作，故出现舌强语謇、舌红、苔黄厚腻、脉弦滑等痰热较盛之象。此时要先清后补，方用清热化痰之温胆汤化裁。热象明显者用黄连温胆汤，取黄连清痰中之热。大便不通加大黄，痰多用橘红易陈皮，并加宣肺、化痰、活血、通便均宜的桃仁。偏瘫加用走肢体的药物，上肢用桑枝，下肢用牛膝。气虚者加用五爪龙。五爪龙有南芪之称，补气而不升阳，有高血压及热象不宜用黄芪者可用此代之。诸药合用，使痰去络通，诸症悉除。

【胸痹】

案例一 欧阳某，男，75岁。1998年11月6日入院。诉胸闷、气短2天。有冠心病史6年。查：心率80次/分，心律整，心音低钝。舌质淡暗有齿印，苔白厚腻，脉弦细。化验心肌酶五项：AST：274U/L，CK：6265U/L，CK-MB433U/L，LDH：339U/L，HBDH：306U/L。心电图提示：急性前间壁心肌梗死。西医诊断：急性前间壁心肌梗死，冠心病。中医诊断：胸痹。证属痰瘀阻胸，心阳痹阻。治宜化痰祛瘀，以通心阳。处方：法半夏12克，瓜蒌子12克，枳实10克，麦冬10克，白术10克，竹茹10克，三七10克，大黄（后下）10克，茯苓20克，丹参20克，太子参20克，橘红5克。水煎服，每天

1 剂。服 4 剂后，胸闷、气短明显减轻，心肌酶各项指标显著下降。将上方太子参改为党参 20 克，大黄改为火麻仁（打）30 克，去瓜蒌子、竹茹，加五味子 9 克，炙甘草 6 克，再服 3 剂，患者胸闷、气短消失，舌暗红、苔薄白，脉细。复查心肌酶各项指标均恢复正常。继续按上方再服 14 剂，已能下地行走而无不适。

按语： 急性心肌梗死属中医"胸痹""真心痛"范畴。《金匮要略》认为：胸痹机理为"阳微阴弦"。即本虚标实，决定因素在阳微，为痰瘀阻胸、痹阻心阳所致。治法上，叶天士提出痰证"宣通郁遏"的治法。此时如用桂枝甘草汤、四逆汤之类温通心阳，有增快心率、增加心肌耗氧量之嫌。而当用温胆汤加丹参、三七等化痰祛瘀，以通心阳，从而使胸中清阳得以旷达舒展。如气阴两虚者可合用生脉散，脾虚气弱者合用四君子汤。此外，急性期要保持大便通畅，腑实便结者加用大黄，气虚肠燥者加火麻仁。

案例二　朱某，男，68 岁。胸闷、气促反复发作 22 年，加重 10 个月，午后潮热十余日于 2001 年 11 月 9 日就诊。患者自 1978 年始因突发心前区憋闷疼痛持续不缓解，经 ECG 检查诊断为"下壁心肌梗死"。常感胸闷、气短，劳累及情绪激动时为甚。今年 2 月、7 月、11 月 3 次因受凉胸闷、气短加重，伴咳嗽，体位变动时为甚。经检查诊断为"陈旧性下壁心肌梗死""慢性心衰""双侧胸腔积液"。经抽胸水、强心、利尿、扩冠、营养、对症治疗，患者胸闷气短缓解，但近十余日来出现午后潮热，入夜尤甚，五心烦热，汗出，无法入眠，发作甚时胸闷气憋，不能平卧，需坐起方感稍舒，舌质暗红苔黄腻，脉弦滑。中医诊断：胸痹（痰瘀互阻型）。西医诊断：慢性充血性心功能衰竭。治法：清热化痰，宁心安神。方药：温胆汤加生黄芪 20 克，酸枣仁 15 克，五味子 10 克，远志 10 克。服药 5 剂，烦躁、潮热渐缓。守方调治半月，凌晨约二三时前能安睡，黄苔退净。

按语： 患者久病 20 余年，变症丛生，病情复杂。但目前所苦为午后潮热汗出，夜不能寐，以致胸闷气憋加重，舌质暗红虽为瘀象，但苔黄腻为痰热内蕴标急之征。故温胆汤清热化痰配以酸枣仁、五味子、远志宁心安神，生黄芪益气健脾、化湿利水，亦寓益气活血之意。痰热即除，潮热自缓。

【心悸】

案例一 李某，女，67岁。1998年12月1日入院。诉反复心悸10余年，加重伴呕吐、眩晕、纳差、便秘3天。查：心率140次/分，心律不齐，呈心房纤颤征，口气臭秽，舌暗红、苔黄厚腻，脉促。即做床边心电图示：快速型心房纤颤，心肌缺血。西医诊断：冠心病，快速型心房纤颤。中医诊断：心悸。证属痰瘀阻滞心脉，气机升降失和。治以化痰祛瘀通脉，和胃降逆止呕。处方：法半夏10克，枳壳10克，胆南星10克，赤芍10克，郁金10克，茯苓15克，竹茹15克，瓜蒌15克，砂仁6克（后下），黄连6克，陈皮6克，甘草6克，丹参20。水煎服，每天1剂。服上方3剂后，心悸、眩晕减轻，呕吐止，胃纳可，二便调。舌苔由黄厚腻转为薄白略腻。按上方再服4剂，心悸、眩晕消失，苔薄白，脉结代，心率减为84次/分，后用生脉散加活血化瘀药调理善后。

按语：患者年老久病，脾胃虚弱，痰湿内生，壅阻心脉，血行不畅，无以濡养心脏，故发为本病。《证治汇补·惊悸怔忡》曰："人之所主者心，心之所养者血，心血一虚，神气失守，神去则舍空，舍空则郁而停痰，痰居心位，此惊悸之所以肇端也。"故治疗上选用温胆汤加减化痰祛瘀，使心脉通畅，心脏得以濡养，痰去神守，心悸自止。

案例二 张某，女，18岁。2004年10月25日初诊。自诉心悸、气短、胸闷、乏力半年余，加重1周。半年前因受凉感冒发热3天后出现心悸、气短等症，经心电图、心肌酶谱等辅助检查，诊断为"病毒性心肌炎"，经住院治疗自觉症状好转。后未坚持服药治疗，每因天气变化或劳累后即觉心悸、胸闷，休息后减轻。1周前因受凉后复发，体温38.5℃，查心肌酶谱正常。经服感冒药（白加黑片）后体温降至正常，但仍觉心悸、胸闷气短、乏力，烦闷失眠，舌红苔黄厚脉滑数。心电图示：窦性心动过速（102次/分），室性早搏（3～4次/分），诊断为慢性病毒性心肌炎。中医诊断为心悸。辨证为气阴两虚，痰热内扰。用黄连温胆汤加味：黄芪40克，黄连10克，太子参20克，五味子10克，姜半夏10克，枳实6克，炒竹茹10克，陈皮10克，生甘草10克，茯苓10克，生姜3片，大枣5枚。日1剂，水煎服，7剂为1个疗程，1个疗程后诸症明显减轻，坚持服用2个疗程已无心悸、失眠、气短症状，仍时有胸闷，心率80次/分，以上药加郁金15克，丹参15克，炼蜜为丸，每服9克，日3次，再服2个月，半年后随访已无自觉症状。

按语：《内经》云："邪之所凑，其气必虚""复感于邪，内舍于心"。由于素体虚弱，心虚胆怯，适逢感受温毒时邪，与痰浊相搏结，停胸壅胆而客于心脏，则热毒痰浊扰动心神，心神不宁可见胸前区隐痛、胸闷、心悸、乏力、恶心头晕，舌红苔黄腻，脉滑数或结代。用黄连温胆汤加减为主治疗病毒性心肌炎，取其清热解毒、利胆化痰、宁心安神之功。现代药理研究证实，黄连含小檗碱（又称黄连素）为主要成分的生物碱，能利胆扩张末梢血管、抗病毒、抗感染和解热镇痛，具有良好的抗心律失常的作用。方中重用黄芪益气固表，扶正补虚，解毒宁心。

案例三 马某，男，78岁。心慌胸闷1年余，近日因情志不舒而加重，症见：形体肥胖，神疲乏力，心悸不宁，胸闷气短，偶有心前区隐痛，不思饮食，口黏口苦，睡眠欠佳，小便微黄，大便不通，舌质暗红，苔厚腻，脉弦滑、时有结代。心电图示：频发性室性早搏，异常T波。中医诊断：心悸，胸痹。辨证为痰瘀互结，心神被扰。治宜清热化痰，活血安神。予温胆汤加减：法半夏10克，茯苓15克，陈皮10克，甘草6克，竹茹10克，枳实10克，丹参15克，琥珀3克（冲服），三七粉3克（冲服），夜交藤15克。7剂。

二诊：心悸明显减轻，胸闷略减，口黏感消失，纳增，睡眠改善，仍感大便不畅，小便平，舌苔渐退，脉弦、偶有结代。上方加郁金10克，枇杷叶10克，杏仁10克，火麻仁15克，7剂。

三诊：患者诉胸闷显著减轻，心悸偶作，食眠皆正常，大便通畅，小便平，仍觉气短乏力，舌质稍暗、苔白，脉沉。上方去琥珀，加生晒参10克，继服7剂。

四诊：患者诉心悸消失，胸闷缓解，后复查心电图大致正常。

按语：《血证论》曰："心中有痰者，痰入心中，阻其心气，是以心跳不安。"可见痰邪内扰是心悸发病的重要原因。本例心悸，有典型的痰热内扰表现，如胸闷、口黏、纳呆、苔腻等，除痰邪外，还兼有瘀血，心前区隐痛、舌质暗都是瘀血的表现。故治疗上应从化痰活血入手，选用温胆汤加味。方中法半夏、茯苓、陈皮、竹茹燥湿化痰，枳实行气消痰，丹参、琥珀、三七活血化瘀，夜交藤养心安神。全方共奏化痰活血，养心安神之功。二诊时因胸闷改善不显，故加用郁金、枇杷叶理气宽胸，这是伍老常用的药对，治疗胸闷效果颇佳。再加杏仁、火麻仁润汤通便治疗便秘。三诊时气虚症状明显，故去活血化瘀的琥珀，加用生晒参益气以扶正祛邪。

【甲状旁腺机能减退症（痫症）】

刘某，女，35岁。短暂意识丧失伴全身抽搐、焦虑不安反复发作2年余，再发1周于1999年12月7日就诊。患者约于2年前行经后3天突发短暂意识丧失、口吐涎沫、全身抽搐，发作缓解后全身肌肉僵直，语言困难，焦虑不安。每年发作二三次，每次持续数分钟至十余分钟，曾在外院检查诊断为甲状旁腺机能减退症。近周来因劳累病情再次发作，焦虑不安，阵发性意识障碍，狂躁打人，全身抽搐，二便失禁，行走步态不稳，一日数次发作，反复不已。查体：神志清楚，表情痛苦，发作时全身抽搐，项背、手足痉挛僵直，心肺（－），腹平软，肝脾未触及，舌质偏红、苔黄白相间，脉细弦数。中医诊断：痫症（风痰内动型）。西医诊断：甲状旁腺机能减退症。治法：理气豁痰，息风止痉。方药：温胆汤竹沥15克易竹茹，加胆南星10克，生龙牡各20克，珍珠母20克，钩藤15克。服药7剂后发作基本停止，精神疲乏，饮食尚可，能自理生活。守方，以珍珠粉3克代珍珠母，去生龙牡，加酸枣仁15克，人参5克增强益气养心之力，调治十余日而愈。

按语：甲状旁腺机能减退症长期血钙过低，导致神经肌肉应激性增强，中医辨证属血虚不能濡养筋脉，引动肝风。但急性期仍表现为风痰闭窍。故以温胆汤加胆南星豁痰开窍，更加竹沥增强祛痰之力，钩藤、生龙牡、珍珠母息风止痉，药中病所。

【甲状腺功能亢进（瘿病）】

陈某，女，52岁。自述两年前发现脖子增粗，并伴有心慌、汗出、失眠等症，在某医院诊断为甲状腺功能亢进。经用西药治疗，症状改善不显。症见：颈粗瘿肿；眼突，面红，心悸，汗出，心烦易怒，失眠，纳可，二便平。舌质红苔黄腻，脉弦数。查FT3、FT4均高于正常。中医诊断为瘿病。辨证为气郁痰结。选用四逆散合温胆汤加减。处方：柴胡10克，白芍15克，法半夏10克，陈皮10克，茯苓15克，甘草6克，枳实10克，竹茹10克，浙贝母10克，僵蚕10克，生牡蛎15克（先煎），夏枯草10克，黄连6克，夜交藤15克。7剂。

二诊：药后诸症明显改善，瘿肿见消，纳可，二便平，仍觉汗出较多，舌苔渐退，脉稍数。上方加浮小麦 30 克，继服 14 剂。

三诊：瘿肿明显消退，症状大有改善，纳可，二便平，舌质红苔薄，脉稍数。后去黄连，加酸枣仁 10 克，继服。加减治疗两月余，临床症状消失，复查 FT3、FT4、TSH 基本正常。

按语： 瘿病多由于情志抑郁，肝失疏泄，肝旺侮脾，脾失健运，水湿不化，日久形成痰浊内蕴，湿痰随经流注，汇集于结喉而成。故治疗上应以解郁化痰，软坚散结为法。故选用四逆散合温胆汤加减治疗。方中黄连、半夏、茯苓、竹茹清热化痰，柴胡、枳实理气解郁，僵蚕、浙贝、生牡蛎、夏枯草软坚散结，化痰消瘿。其中僵蚕配浙贝是伍老常用的软坚散结的药对，夜交藤养心安神，甘草和中。全方共奏理气化痰，软坚散结之功。后因出汗症状明显，故加用浮小麦、酸枣仁养心敛汗。

【慢性喘息性支气管炎（哮证）】

邹某，男，58 岁。咳喘痰鸣反复发作 16 年，加重半月余于 2000 年 5 月 16 日就诊。患者于 1984 年初因食鱼虾，复因抗洪入冷水受凉而发咳嗽喘息，喉间痰鸣。后每逢春夏季节即咳喘发作，久治无效，秋冬少发。近半月来因气候变化，再发咳喘，端坐呼吸，动则为甚，夜不能卧，口唇青紫，咳痰黄稠、量多，腹胀，纳呆乏味，不发热，大便不爽，小便余沥。查体：面容消瘦，神情痛苦，端坐呼吸，桶状胸，两肺呼吸音减弱，可闻及哮鸣音，未闻及水泡音，心律齐，心率 100 次 / 分，剑突下心脏搏动明显，肝肋下三指，双下肢不肿，舌质暗红苔黄腻，脉弦滑数。中医诊断：哮证（痰热伏肺型）。西医诊断：慢性喘息性支气管炎、慢性阻塞性肺气肿。治法：清热化痰，宣肺平喘。方药：黄芩温胆汤加射干 15 克，麻黄 10 克，细辛 3 克，葶苈子 15 克。服药 7 剂喘息渐平，咳痰减少，饮食增加，已能安静休息。再进 4 剂。后以六君子汤加味扶正固本。

按语： 患者内有宿痰，遇外邪引发，郁而化热，痰热闭阻气机，肺失宣降，故见咳喘不能平卧，痰黄稠、量多。温胆汤清化痰热，配黄芩加强清热之力，麻黄、细辛开宣肺气，射干、葶苈子降肺气，痰热得清，肺气宣降得宜，喘咳自平。但久病肺脾两虚，培土生金方为固本之策。

【糖尿病酮症酸中毒（消渴）】

王某，男，65 岁。因乏力月余，昏迷 20 天，心烦失眠 1 周于 2001 年 3 月 7 日就诊。患者 1 个月前开始感身倦乏力、口干。约 20 天前进食大量含糖饮料后逐渐出现昏迷不醒，急送医院查血糖显著升高，尿酮阳性，诊断为酮症酸中毒，经胰岛素等治疗神志转清，精神饮食逐渐好转，空腹血糖 8.2mmol/L，餐后 2 小时血糖 18.4mmol/L。心烦汗出，彻夜难眠，腹胀不适，小便频数、有时难禁，大便尚正常。查体：神清合作，心肺（－）。腹部膨隆，肝脾触诊不满意，舌质胖大、苔黄白相间，脉弦细。中医诊断：消渴（痰热扰心型）。西医诊断：糖尿病酮症酸中毒。治法：清化痰热，宁心安神。方药：黄连温胆汤加酸枣仁 15 克，知母 10 克。服药 5 剂，烦热减轻，夜间已能入睡两三个小时。守方加减十余剂，烦热汗出消失，夜间能睡四五个小时。

按语：患者血糖升高而无糖尿病症状史，误食大量含糖饮料，诱发酮症酸中毒昏迷，经及时抢救脱离险境。但见心烦不眠，颇似"大病后虚烦不得眠"的描述。以温胆汤清化痰热，配黄连加强清热之力，辅酸枣仁、知母养心安神，知母又可养阴生津止消渴，药中肯綮。

【糖尿病肾病（消渴）】

李某，女，58 岁。2006 年 1 月 7 日初诊。患者有糖尿病史十余年。1 月前出现颜面、下肢浮肿。现诊见：心烦，身倦乏力，恶心纳差，口苦、口干不欲饮水，颜面、下肢轻度浮肿，舌质淡暗，苔黄腻，脉弦滑，尿黄，大便干。尿蛋白（++），血糖 10.6mmol/L。西医诊断：2 型糖尿病；糖尿病肾病。中医诊断：消渴；水肿。证属脾胃虚弱，痰热瘀阻。治宜益气健脾，清热化痰。方用黄连温胆汤加味：法半夏 10 克，陈皮 10 克，茯苓 10 克，竹茹 10 克，枳实 10 克，大黄 10 克，牛膝 10 克，五味子 10 克，生地黄 10 克，熟地黄 10 克，黄连 15 克，党参 15 克，麦冬 15 克，苍术 15 克，白术 15 克，车前子 20 克，生黄芪 30 克，白花蛇舌草 30 克。服 4 剂后，恶心口苦减轻，纳食增多，仍口干。去麦冬、五味子，加山药 10 克，天花粉 15 克，葛根 30 克，7 剂后身倦乏力明显减轻，口干苦消失，纳可。血糖 8.7mmol/L，尿蛋白（++），血尿素氮 7.0mmol/L，肌酐 131.2μmol/L。继服 14 剂，浮肿消退，余症悉除。随访 3 月各项指标均未见明显异常。

按语：本病病机为脾胃虚弱，痰浊阻络。患者素体肥胖易生痰浊，痰阻脉络则血行不畅，血脉瘀滞，故见舌质淡暗，痰阻中焦化火则口苦，口干不欲饮水，心烦，恶心纳差，便干。日久伤肾，开阖不利，水聚体内而见水肿。治宜健脾化痰为主，清热为辅。方中黄连性味苦而入胃经，能泻胃火治中消之口渴，合诸药共奏益气健脾，清热化痰之效。

【尿道综合征（淋证）】

赵某，女，40岁。2005年10月18日初诊。患者有尿路感染病史两年余，反复发作。曾服用三金片、呋喃旦啶及清热利湿通淋之中药，症状反复不愈。诊见：尿频、尿急、尿少，日十余次，口苦，渴不欲饮，心烦纳差，心情郁闷不舒，易惊，夜寐不实，小腹胀痛，舌质淡红，苔薄黄腻，脉弦。尿常规：阴性。3次清洁中段尿培养：阴性。西医诊断：尿道综合征。中医诊断：淋证。证属肝气郁结，痰热内扰。治宜疏肝解郁，化痰清热。方用柴芍温胆汤加减：法半夏10克，竹茹10克，陈皮10克，柴胡10克，五味子10克，茯苓15克，白芍15克，酸枣仁15克，丹参15克，珍珠母20克（先煎），炙甘草6克。服药7剂后食量渐增，夜寐可。上方去珍珠母、丹参，加麦冬10克，太子参10克，又服7剂尿频、尿急症状明显减轻。继服上方1月痊愈。

按语：本病病机为肝郁气滞，痰热内扰，治以疏肝理气，清化痰热，解郁安神。肝主疏泄，性喜条达恶抑郁，久郁化火，侮中克土。治以解郁调肝为主，宁心安神为辅，系心肝同治，以达州都宁谧之效。

【泌尿系结石（石淋）】

王某，女，53岁。2005年11月19日初诊。诉1个月前因左肾盂结石在本市某院行体外碎石术，未见结石排出。现症见：尿频急不适，脘闷恶心，少腹坠胀，自觉有气上窜，左侧腰痛，舌淡胖，苔白厚腻，脉沉弱，便稀。尿常规：BLD（+）、WBC（++）。B超示：左侧输尿管上段结石。西医诊断：左侧输尿管上段结石，急性肾盂肾炎。中医诊断：石淋，证属石结络阻、气滞痰凝。治宜理气化痰，通淋排石。方用香砂温胆汤加减：木香10克，砂仁10克，青皮10克，陈皮10克，法半夏10克，竹茹10克，元胡10克，川楝子10克，枳实12克，公英15克，莱菔子15克，茯苓20克，丹参30克，黄连6克，苍术6克，白术6克，服4剂后，恶心腹胀明显减轻，气窜感消失，纳食可，仍尿频急伴左侧腰痛。去元胡、川楝子、公英、黄连，加金钱草30克，海金沙20克，鸡内金10克，败酱草20克，柴胡12克，4剂后尿频急减轻，无腰痛。又服14剂，诸症悉除。随访2月未见复发。

按语：患者因结石停留，使气血阻遏，根据舌脉象及症状，治以清化之法，伍以理气活血之品，则气血畅通，诸症自除。

【消化不良（胃痞）】

张某，女，54岁。自述患有慢性胃炎十余年，间断服用中成药、西药，时好时坏，近日因病情加重而来就诊，症见：脘腹满闷，痞塞不舒，嗳气呕恶，不思饮食，口苦口黏，大便不爽，小便平，舌质淡红、苔黄腻，脉滑数。中医诊断为胃痞。辨证为痰热中阻，升降失调。治宜清热化痰，理气和中。方选四逆散、小陷胸汤合温胆汤加减。处方：柴胡10克，枳实10克，白芍10克，甘草6克，黄连6克，半夏10克，全瓜蒌15克，陈皮10克，茯苓10克，竹茹10克，紫苏6克，香附10克。炒麦芽15克。7剂。药后症状明显改善，呕恶已除，嗳气偶作，纳增，近日出现两次反酸现象，余症皆平。舌苔已退，脉弦。守上方加乌贼骨10克，浙贝母10克，7剂。三诊：药后症状消失，稍觉乏力，舌质淡红、苔薄，脉沉。后以香砂六君子丸健脾行气以善后。

按语：胃痞是由于外邪内陷，饮食不化，情志失调，脾胃虚弱等导致的中焦气机不利，失降失常而成的胸腹间痞满闷胀的一种自觉症状。本例胃痞，是由痰热中阻，升降失常所致。故采用四逆散调理气机，小陷胸汤合温胆汤清热化痰。方中柴胡、枳实、紫苏、香附行气消痞；黄连、瓜蒌、竹茹清热化痰；半夏、陈皮、茯苓燥湿化痰；白芍、甘草、炒麦芽柔肝润脾，消食和胃。后因患者出现反酸现象，故加用乌贼骨、浙贝母以制酸。伍老在治疗胃痞时，喜用香附配紫苏行气消痞，乌贼骨配浙贝母制酸，这是他临床常用的药对，疗效颇验。

【病毒性肝炎（黄疸）】

某男，54岁，农民。2007年10月17日初诊。主诉身目尿黄伴乏力纳差半月。患者半月前无明显诱因出现身目尿黄，伴乏力，纳差，夜寐欠安。在当地门诊治疗（具体用药不详），效果不显。上述症状加重，遂来我院我科求治。诊见身目尿黄，黄色鲜明，乏力，纳差，恶心厌油腻，食后脘腹胀满，夜寐欠安，右胁隐痛，大便正常，舌淡苔白腻微黄，脉弦滑。查乙型肝炎病原学指标阴性，戊肝病毒抗体阳性，肝功能：ALT：276U/L，AST：170U/L，TBil：

l345μmol/L，DBil：l256μmol/L，AlB：37g/L。西医诊断为：病毒性肝炎，急性黄疸型，戊型。中医诊断为：黄疸，阳黄，肝胆湿热型。张教授中西结合，在西药常规护肝降酶（甘利欣，门冬氨酸钾镁等）基础上加用中药温胆汤，拟方：法半夏10克，炒枳实10克，陈皮10克，生甘草10克，茯苓15克，竹茹30克，沙参各30克。日1剂，加水煎至250mL，分两次口服。守方服用月余，以上诸症大减。继服半月，症状消失，肝功能复常。

按语： 人体脏腑与气机关系密切的莫过于肝胆和脾胃两对互为表里的脏腑。肝主厥阴风木之气，具有疏泄条达、调畅气机作用；胆主少阳春生之气，具有升发敷布、推陈出新之用。二者经络互为络属，相互配合，维持人体气机的通畅条达，为人体气机出入的枢纽。脾胃同居中焦，以膜相连，脾主升、胃主降，升降相因、燥湿相济、纳运相协，为人体气机升降之枢纽。若胆郁而不达，不能司陈发新，可致气机升降失调，水液代谢失常，水湿内停，降而为痰；湿邪郁久化热，湿热痰邪互结，或侵犯脾胃，蕴结肝胆，或弥漫三焦，损伤肝胆，易发为黄疸。

张教授根据多年的临床观察，认为温胆汤治疗辨证属于肝胆湿热型的本病疗效较优。他认为温胆汤中半夏、竹茹、茯苓三药相伍可有力地清除湿热痰邪，并从根本上祛除湿热之邪的产生原因。而陈皮、茯苓等药相佐，则加强了祛湿之功。综合全方，温胆汤能使湿热生邪乏源，从根本上解除湿热痰邪对肝胆的损伤，肝胆功能一旦恢复，则脾胃亦可复常，使气血充足。故本方对肝胆湿热型的本病疗效较优。张教授亦云此方虽在治疗高胆红素血症方面疗效明显，但在降低转氨酶，升高白蛋白方面则不具备明显优势。

四、国医大师点评

邓铁涛教授认为南方冠心病患者以气虚痰浊者为多见，临证重视气虚痰阻在本病中的关键作用。邓铁涛教授在对冠心病作了深入地研究后认为：痰与瘀都是津液之病变，两者异中有同，并提出了"痰是瘀的早期阶段，瘀是痰的进一步发展"的观点，在治疗上喜用温胆汤加参（党参、丹参），被同行推为"邓氏温胆汤"：竹茹10克，枳壳6克，橘红6克，法半夏或胆星10克，云苓12克，甘草6克，丹参12克，党参15克；若口干，改党参为太子参30克。温胆汤除痰利气，条达气机。邓老喜用橘红易陈皮以加强宽胸之力；轻用竹茹意在除烦宁心，降逆消痞；枳壳代枳实，宽中又不破气伤正；党参（太子参）补气扶正，且用量以 15～18 克为宜，多用反而壅滞，不利豁痰通瘀，丹参活血化瘀。证之于临床，除用于治疗冠心病外，还可用于治疗心衰及各种内科杂症。具体治疗时可以治痰为主兼活血，或活血为主兼祛痰。痰瘀兼夹早期以痰为主，治以祛痰为主兼以活血，以邓氏温胆汤加田七、桃仁、红花等；痰湿偏重加苡仁、浙贝等。到了疾病中后期，则以痰瘀互结甚至瘀血征象更为突出，此时应加强活血化瘀之力。此时可用失笑散、桃红四物汤、少腹逐瘀汤、血府逐瘀汤加瓜蒌、薤白、法半夏、胆星、橘络、浙贝等以活血为主兼以祛痰；痰瘀互结较甚者，可用祛痰药加活血散结之品，邓老常用温胆汤加三棱、莪术，甚至是一些虫类药。治疗妇科疾病邓老常用乳香、没药、蒲黄、五灵脂等。邓老在治疗输卵管不通所致的不孕时，常用王清任之少腹逐瘀汤：小茴香 7 粒（炒），干姜 6 克（炒），延胡 3 克，没药 6 克（炒），当归 9 克，川芎 6 克，肉桂心 3 克，赤芍 6 克，蒲黄 9 克，五灵脂 6 克（炒）。另外，本方对痛经、慢性盆腔炎有效，习惯性流产之属瘀者、少腹肿块（良性肿瘤）等亦有一定的效果。另外，邓老在治疗时经常用到一些痰瘀同治的药物，如胆星、桃仁、郁金等。

——首届国医大师邓铁涛

五、编者心得

【方证指征】

胆怯易惊，头眩心悸，心烦不眠，夜多异梦，或呕恶呃逆，眩晕，癫痫，苔白腻，脉弦滑。

【心得】

温胆汤主要用于治疗神经官能症、急慢性胃炎、消化性溃疡、慢性支气管炎、梅尼埃病、更年期综合征、癫痫等属胆郁痰扰者。如温胆汤治疗慢性支气管炎中气阴两虚者，可酌情加补肺益气之药如人参、黄芪、白术等。如温胆汤治疗消化性溃疡中胃气上逆者，可酌情加降逆止呕之药如苏叶、枇杷叶、旋覆花等。

参考文献

1. 洪桂敏. 洪郁文古方活用经验. 中医药学刊, 2006, 24（4）: 606～607.

2. 吴露露, 张青蓝, 指导: 张发荣. 张发荣运用温胆汤经验举隅. 辽宁中医杂志, 2009, 36（5）: 827～828.

3. 郭晋梅, 李南夷. 赵立诚教授运用温胆汤治疗心脑血管病的经验. 新中医, 1999, 31（7）: 11～12.

4. 胡齐鸣. 蔡灿林应用温胆汤临床经验. 江西中医药, 2003, 1（1）:7～8.

5. 宁侠. 周绍华教授应用温胆汤治疗神经精神科疾病经验. 中医药学刊, 2009, 24（9）: 1612～1613.

6. 谢健, 黄明霞, 指导: 赵淳. 赵淳运用温胆汤经验探讨. 云南中医中药杂志, 2002, 23（4）: 5～6.

7. 张永雷, 李燕, 指导老师: 董湘玉. 董湘玉老师温胆汤加减临床应用经验举隅. 贵阳中医学院学报, 2007, 29（4）: 16～17.

8. 杨彤丽, 贺登峰. 周乐年应用温胆汤经验简介. 山西中医,2003,19（1）: 9～10.

9. 侯浩彬, 陶永. 徐经世运用黄连温胆汤治疗疑难杂症的经验. 世界中医药, 2008, 3（5）: 280～281.

10. 苏明. 栗锦迁教授临床经验撷拾——临证妙用温胆汤. 深圳中西医结合杂志, 2008, 18（4）: 229～230.

11. 郑方道. 李敬林教授运用温胆汤经验举隅. 实用中医内科杂志, 2007, 21（2）: 16～17.

12. 刘春芳, 侯丕华. 梁贻俊教授运用温胆汤治疗神经系统疾病特色. 中医药学刊, 2001, 18（1）: 15～16.

13. 武军, 邵翠萍. 马居里教授应用温胆汤加减治疗泌尿系疾病的经验. 现代中医药, 2006, 26（5）: 1～2.

14. 刘洁. 王宝亮教授应用温胆汤治疗神经系统疾病经验. 中医研究, 2007, 20（3）: 54～55.

15. 余晓清, 伍建光, 侯美英. 伍炳彩运用温胆汤经验. 江西中医药, 2006, 37（4）: 7～8.

16. 李辉，邱仕君.邓铁涛教授对"痰瘀相关"理论的阐释和发挥.湖北民族学院学报，2005，22（1）：46～47.

17. 柏涛，黄小玲，李之清，李恒飞.张赤志治疗高胆红素血症经验举隅.中西医结合肝病杂志，2008，18（2）：112.

（马洪皓　滕菲　郭建波）

第三节　半夏白术天麻汤

一、名方导读

【出处】《医学心悟》。

【组成】半夏一钱五分，天麻、茯苓、橘红各一钱，白术三钱，甘草五分，生姜二片，大枣三个，蔓荆子一钱。

【方歌】半夏白术天麻汤，苓草橘蔓大枣姜，眩晕头痛风痰证，热盛阴亏切莫尝。

【方论】半夏，味辛平，主伤寒，寒热，心下坚，下气，喉咽肿痛，头眩胸胀，咳逆肠鸣，止汗。白术，味苦温，主风寒湿痹死肌，痉疸，止汗，除热，消食。天麻，味辛温，主杀鬼精物，蛊毒，恶气，久服益气力，长阴，肥健，轻身，增年。陈皮，味辛温，主胸中瘕热逆气，利水谷，久服去臭，下气，通神。茯苓，味甘平，主胸胁逆气，忧恚，惊邪，恐悸，心下结痛，寒热烦满，咳逆，口焦舌干，利小便。甘草，味甘平，主五脏六腑寒热邪气，坚筋骨，长肌肉。生姜，味辛温，主胸满咳逆上气，温中止血，咳逆上气。大枣，味甘平，主心腹邪气，安中，养脾，助十二经，平胃气，通九窍。蔓荆子，味苦微寒，主筋骨间寒热，湿痹，拘挛，明目，坚齿，利九窍，去白虫。方中以半夏燥湿化痰，降逆止呕；天麻平肝息风而止头眩为君。白术运脾燥湿，茯苓健脾渗湿为臣。橘红理气化痰，生姜、大枣调和脾胃为佐。甘草调和诸药为使。诸药相伍，共奏燥湿化痰，平肝息风之功。

【功用】燥湿化痰，平肝息风。

【主治】痰饮上逆，痰厥头痛者，胸膈多痰，动则眩晕，恶心呕吐。

【用法】水煎服。

【方解】本方也是在二陈汤的基础上加味而成，在原方燥湿化痰的基础上，加入健脾燥湿的白术，平肝息风的天麻，而组成化痰息风方剂。本方是为风痰眩晕而设。以眩晕，呕恶，舌苔白腻为证治要点。对于肝肾阴虚，气血不足导致的眩晕，不宜服用。若湿痰偏盛，舌苔白滑的患者，加泽泻、桂枝利湿化饮；若肝阳偏亢的患者，加钩藤、代赭石潜阳息风。耳源性眩晕、神经性眩晕属风痰而有上述证候的患者，均可随症加减服用本方。总之，本方主要治疗由于水饮痰湿所致的头目眩晕证，并且收效较好，可谓良方。《脾胃论》之半夏白术天麻汤："此头痛苦甚，谓之足太阴痰厥头痛，非半夏不能疗；眼黑头眩，风虚内作，非天麻不能除，其苗为定风草，独不为风所动也；黄芪甘温，泻火补元气；人参甘温，泻火补中益气；二术俱苦温甘，除湿补中益气；泽、苓利小便导湿；橘皮苦温，益气调中升阳；炒曲消食，荡胃中滞气；大麦蘖面，宽中助胃气；干姜辛热，以涤中寒；黄柏苦大寒，酒洗以主冬天少火在泉发燥也。"

二、名医心悟

【龚廷贤心悟】

龚廷贤重视痰在眩晕发病中的作用，主张治疗眩晕"尤当审证，先理痰气，次随证治""治法随机应敌，不可妄施汗下"。以清晕化痰作为治眩晕之总司，并辨证用药。胃气虚损，风痰上扰引起的眩晕，症见：头旋眼黑，恶心烦闷，气短促上喘，乏力，懒言，心神颠倒，目不敢开，如在风云中，头若裂，身重如山，四肢厥冷，不得安睡。治法以燥湿祛痰，健脾和胃。方药：半夏白术天麻汤。方中以半夏燥湿化痰，降逆止呕；天麻平肝息风而止头眩，两者合用为治风痰眩晕之要药。以白术为臣健脾燥湿，与半夏、天麻配伍祛湿化痰，止眩之功益佳。佐以茯苓健脾渗湿，与白术相伍，尤能治生痰之本；陈皮理气化痰以使气顺则痰消。使以甘草调药和中，姜枣调和脾胃。故龚廷贤主张"先理痰气"。

——龚廷贤 明朝医家

【李遇春心悟】

本方适用于美尼尔病眩晕呕吐者。美尼尔病现代医学认为是由于内耳迷路水肿，平衡失调所致，属中医眩晕范畴，有关本病历代医著多有论述：《金匮要略》提出"心下有痰饮，胸胁支满目眩"，《丹溪心法·头眩》载有"无痰不作眩"，《济生方》主张"胖人停饮而眩"，《内经》认为"诸风掉眩，皆属于肝"。根据临床观察，本虚标实是眩晕发作之根本，脾虚生痰，痰饮内停，加之肝肾阴虚，肝阳上亢，阳亢风动，引动伏痰，痰湿内蕴，痰浊蒙蔽清阳而致本病。脾虚为本；湿痰壅遏，肝风上扰为标。半夏白术天麻汤出自《医学心语》，其功效为燥湿化痰，平肝息风。方用半夏燥湿化痰，天麻息风止眩，二药合用为君药，为治风痰眩晕之要药，故《脾胃论》谓："足太阴痰厥头痛，非半夏不能疗，眼黑头眩，风虚内作，非天麻不能除。"辅以白术、茯苓、陈皮，健脾祛湿；生姜，甘草调和脾胃；藿香芳香化浊，开胃止呕，《本草图经》云："治脾胃吐逆，为最要之药。"生龙牡镇静安神，平肝潜阳。全方配伍得当，共奏健脾利湿、化痰定眩之功，对消除迷路水肿有明显效果，协助恢复正常平衡，标本兼顾，在临床中取得较好的疗效。如舌红少苔乏津者，加黄连，疗效更佳。

——李遇春　国家级名老中医

【刘永家心悟】

刘永家用本方治疗心脑血管疾病。血管性头痛现代医学认为是由于脑部血管舒缩功能异常所致，无特殊疗法，常给予对症治疗，效果多不理想。中医认为本病属"头风"范畴，既可由风寒等外邪侵袭而成，也可因饮食劳倦等内伤而致。刘老在多年的临床工作中结合症状和舌脉体会到本病与痰、瘀均有密切关系，根据中医学"久痛入络，血瘀络痹"的理论及朱丹溪"头痛多主于痰"的观点，不拘泥于前人单从痰或瘀治疗头痛，而是从临床辨证出发，将痰瘀结合起来进行辨证施治。半夏白术天麻汤方出自于《医学心悟》，为临床治风痰头痛、眩晕的常用方；而通窍活血汤方出自《医林改错》，为治瘀阻头面的头痛昏厥的基础方，方中原有麝香，但因其价格昂贵且药材奇缺，导师以白芷代之，因其辛香走窜，善走头面，而具良好的芳香开窍作用。两方合用，相辅相成，共奏化痰祛瘀、活血通窍之功，用治痰瘀互结之血管性头痛，可谓药证合拍，再据头痛部位加用相应的引经药，以使药直达病所，因而取得可喜疗效。

——刘永家　四川省名中医

附 【薛莎心悟】

薛师认为，眩晕病发病总以脾虚生湿，聚而成痰，上扰清窍，清阳不振，虚痰相伴作祟为机理。故以健脾祛湿，化痰定眩为治疗大法。薛师喜选半夏白术天麻汤加减治疗。半夏白术天麻汤具有健脾祛湿、化痰息风作用，可改善人体内环境，对由高血压病、颈椎病、脑梗死等引起的眩晕症，均有改善脑供血及升阳定眩功效。同时，临床常依不同病因灵活选用川芎嗪注射液、脑活素、天麻素注射液等，中西医结合方法治疗，疗效更佳。薛师认为，虚痰相伴作为眩晕病主要机理，以半夏白术天麻汤治疗为基础，临床还需辨证加减。若血虚血瘀者，加川芎、丹参；有颈椎病并上肢发麻者，加葛根；头痛者，加白芷、吴茱萸、川芎；睡眠欠佳者，加酸枣仁汤；湿邪明显者，可酌加五苓散；兼食欲差者，用焦三仙健胃消食等；眩晕持续不缓解者，可用苯海拉明片或苯海拉明针剂治疗。总之，薛师强调随症加减，应不拘中西药物。

——薛莎　主任医师，全国第二批名老中医学术继承人

三、名医医案

【头痛】

案例一　李某，女，40岁，工人。1992年7月2日初诊。头痛而重7个月，疼痛以前额部目眶为甚，开始轻，现越来越重，时有剧痛而难忍，市某医院诊断为三叉神经痛，经中西药物治疗无效。因剧痛难忍而半年未工作，就诊时患者头痛欲吐，夜难入眠，视物模糊，目眩物摇，苔白微腻，脉弦滑。中医：头痛。证属风痰上扰。治宜化痰降逆，祛风止痛。处方：半夏、白术、茯苓、陈皮、生姜、天麻、竹茹、枳壳、白蒺藜、蔓荆子、僵蚕、桃仁、川白芍、鲜竹沥各15克，全蝎、甘草各10克。每日1剂，水煎服。并针刺胃之络丰隆，脾之会阴陵泉，胃之募穴中脘，三穴合用健脾胃化痰浊，百会透上星，醒神清脑。太阳、头维善治偏正头痛及昏蒙。针药并治3次后头痛减轻，两周后患者自述病除多半，精神体力明显恢复，又治疗1周，痊愈而上班工作。1年后随访，头痛未见复发。

按语：患者头痛昏蒙而沉重，胸脘痞闷，呕吐痰涎，纳呆，苔白厚腻，脉滑。治疗以化痰降浊，祛风止痛。拟以半夏白术天麻汤加减。以夏、苓、陈、术、姜健脾化痰，降逆止呕；天麻平肝息风。加白蒺藜、蔓荆子以祛风止

痛。如痰湿久而化热，临床出现口苦、苔黄腻、大便不畅则去白术，加黄连、竹茹、竹沥等清热化痰。

案例二　葛某，女，46岁。2000年4月19日初诊。因反复右侧面部刀割样剧烈疼痛半年，加重5日就诊。患者因右侧面部剧烈疼痛而用手掌按擦面部就诊。5日来，每天发作2～3次，每次发作30秒～1分钟。发作时右侧面部疼痛如针刺刀割，疼痛常因讲话、洗脸而诱发，十分痛苦。右侧面部皮肤粗糙，偶有麻木感，舌质紫暗，舌体胖有齿痕，舌苔白厚腻，脉弦滑。西医神经内科诊为原发性三叉神经痛，给予针灸理疗及三叉神经封闭治疗，疗效不明显，后每服卡马西平疼痛减轻，但症状仍不能完全缓解，而转中医诊治。中医辨证：风痰夹瘀血阻络，不通则痛。拟化痰息风，通络止痛。方用半夏白术天麻汤加减。处方：半夏、白术、天麻、白僵蚕各12克，地龙、桃仁、川芎各10克，茯苓、白芍各20克，橘红、甘草、红花、全蝎、蜈蚣、蔓荆子、白附子各6克。水煎服，日服1剂，连服14剂，病即告愈。患者颇感意外，要求继服14剂。随访半年未复发。

按语：三叉神经痛多以风寒外袭，肝胆郁热，阴虚风动，瘀血阻滞立论。本例疼痛如针刺刀割，伴面部皮肤粗糙麻木，舌质紫暗，舌体胖有齿痕，舌苔白厚腻，脉弦滑。此乃风痰夹瘀血阻滞经络，不通则痛。治宜化痰息风，活血通络止痛。方用半夏白术天麻汤配白僵蚕、白附子健脾化痰息风；地龙、桃仁、川芎、红花、全蝎、蜈蚣搜风活血，通络止痛；白芍配甘草缓急止痛；蔓荆子清利头目。全方化痰息风，活血通络，通则不痛而病自除。

【神经性呕吐（呕吐）】

沈某，男，44岁。患者夜间突发性呕吐，每月数次，已历年余，经检查诊断为神经性呕吐，曾用中药、西药及针灸治疗未能根治。近因工作紧张，5天来每晚都要呕吐1次，于1992年10月25日来诊。自诉近日每晚刚入睡或夜半醒来时则感胃脘不适，继而恶心并呕出痰涎，剧则吐出食物，吐后才能入睡。白天常感口腻，头胀肢重，食欲不振，苔白腻舌淡，脉弦滑。查消化系统无明显器质性病变，血压偏高。辨证为痰浊中阻，胃气上逆，入夜阴气盛而引痰致吐。治用《医学心悟》之半夏白术天麻汤祛风痰，止呕吐。处方：姜半夏12克，焦白术15克，明天麻10克，陈皮10克，茯苓20克，蔓荆子10克，清甘草5克，生姜5片，红枣10枚。水煎服，3剂。药后呕吐止，睡眠安，效不更方，原方再服10剂以巩固疗效，余证亦平，至今未见复发。

按语： 本案是由痰饮内停而致胃气上逆引起呕吐，病情较特殊，日久不愈，实中见虚，用药应辨之确切。古有"病痰饮者，当以温药和之"之说，但前医曾用苓桂术甘汤加味施治乏效。如用《脾胃论》的半夏白术天麻汤，恐温补有过，呆脾胃，留风邪，方中黄柏一味又易苦寒伤胃。今治以《医学心悟》的半夏白术天麻汤祛风痰、止呕吐，为之切合。方中姜半夏、陈皮、生姜温胃化痰饮，降逆止呕；白术、茯苓、甘草、红枣健脾调中止吐；天麻、蔓荆子祛风痰，安神醒脑。

【眩晕】

案例一 赵某，女，75岁。以反复发作性头晕，目眩，伴恶心呕吐就诊。查体：血压150/90mmHg，其他生命体征正常，排除颈椎病、肾性高血压等引起的头晕，多次中西药物治疗效果不佳，观其舌质暗，苔白厚腻，脉滑。当属痰湿上扰清窍所致。治则：燥湿化痰，健脾利湿为主。处方：半夏20克，白术15克，天麻15克，茯苓30克，橘红18克，丹参30克，泽兰6克，薏苡仁30克，石菖蒲15克，远志15克，桔梗15克，牛膝15克，生姜4片为引。日1剂，水煎服，服用5剂后，头晕、目眩、恶心呕吐均明显减轻，仍有头晕不适，按上方加减治疗，服药20剂，诸症悉除。随访3日，未再复发。

按语： 高血压病引起的眩晕，在临床中比较常见，西药需长期服用降压药，一旦停药即复发，而应用中药辨证施治则可以取得持久的疗效。观察患者舌质舌苔及脉象，证属痰湿上扰，治宜燥湿化痰、健脾利湿，故应用半夏白术天麻汤加减治疗能取得好的疗效。

案例二 董某，女，49岁。2001年12月10日初诊。患者近两年来月经紊乱，经期必发眩晕，甚则伴头痛呕恶，卧床不起。近因经闭3月后，3日前月经来潮，量多色淡，头晕目眩，动则呕恶痰涎，滴水难进，西医诊断为围绝经期综合征。经治后转中医会诊，见其面色灰暗，双目紧闭，语音低下，眩晕恶心时作，苔白腻，舌淡胖，脉濡弱。辨证是更年期脾虚湿滞生痰，在上为痰气上逆而致眩晕呕恶，在下则脾不统血而致月经量多。证属痰湿眩晕。以《脾胃论》的半夏白术天麻汤加苎麻根施治。处方：姜半夏10克，苍白术各15

克，明天麻 15 克，茯苓 15 克，黄芪 30 克，党参 30 克，泽泻 10 克，焦六曲 15 克，陈皮 6 克，黄柏 10 克，干姜 1 克，炒麦芽 30 克，苎麻根 30 克。水煎服，3 剂。嘱其先煎 1 剂，少量多次饮服，以防呕吐。1 剂后眩晕减，呕恶止，3 剂后眩晕偶有，月经已净。再以上方去苎麻根接服 10 剂，眩晕止，诸症亦减。以后因月经来潮偶有发生，皆以上方调治见效。

按语： 患者时值更年期脏气渐衰，脾气虚而痰浊盛，前人有"无痰不作眩"和"无虚不作眩"之说，因而脾气虚而痰气上逆是引起眩晕的主因。方用《脾胃论》治足太阴脾经痰气上逆引起的眩晕等证之半夏白术天麻汤加味。以健脾化湿祛痰浊，治眩止吐而调经。方中党参、黄芪、苍术、白术、茯苓、神曲健脾化湿，调经止眩晕；姜半夏、陈皮、干姜祛痰止呕除眩晕；天麻解痛除眩；黄柏制湿；苎麻根止经血；炒麦芽调中安神。药既中的，眩晕当除。

【更年期综合征（绝经前后诸症）】

林某，女，49 岁。2000 年 3 月 15 日就诊。患者近 1 年月经紊乱，常逢月经期眩晕难忍，伴头痛，呕恶痰涎，夜寐欠佳，胸闷，心悸，神疲乏力，晨起口苦，情绪不稳易激动，烘热汗出，手足微微颤抖，形体肥胖，舌质淡红，舌苔黄厚腻，脉濡滑数。中医辨证：痰热挟风，上扰清窍。治宜清热化痰息风。方用半夏白术天麻汤加味。处方：法半夏、天麻、白术各 12 克，竹茹、车前子各 15 克，茯苓、泽泻、丹参、酸枣仁各 20 克，郁金 12 克，石菖蒲 10 克，枳实 9 克，橘红 6 克，黄连 5 克，甘草 3 克。水煎，日服 1 剂。嘱其饮食宜清淡，忌肥甘厚味，减少情绪波动。7 剂后眩晕止，睡眠也大有改善，情绪稳定。后每逢月经来潮偶有不适，但症状较轻，皆以上方调治见效至绝经。绝经后 1 年，随访一切如常。

按语： 更年期综合征多由于肾阴或肾阳渐衰，冲任二脉虚损，天癸渐竭所致。但此患者时值更年期，形体肥胖，痰浊内盛，日久化热以致痰热内盛，挟肝风上扰清窍则眩晕，呕恶痰涎；上扰心神则失眠，胸闷，心悸；肝风内动则见手足微微颤抖。治以半夏白术天麻汤化痰息风。方中以黄连温胆汤清热化痰降气，配以天麻平肝息风，酌加车前子、泽泻利湿，丹参、酸枣仁安神，郁金、石菖蒲化痰浊开窍。诸药配合，眩晕则愈。

【失眠（不寐）】

吕某，男，36岁。2001年11月24日初诊。不寐时轻时重年余，药后少效，苦恼不安。近几日来失眠加重，甚则彻夜难眠，常服安眠药才能入睡片刻。昨晚又通宵不眠，今起头痛头昏，恶心多痰涎，口淡纳少，大便溏薄。察其颜面虚浮，双目畏光，神疲乏力，苔白舌淡，脉沉弱。证属脾胃虚弱，痰浊内扰。治用《脾胃论》方加味以健脾胃，化湿痰，安睡眠。处方：姜半夏10克，苍白术各15克，明天麻10克，茯苓20克，炒党参30克，生黄芪30克，北秫米50克，陈皮6克，泽泻20克，炒麦芽30克，干姜1克，清甘草6克。水煎服，5剂。药后睡眠日见改善，上方连服月余，睡眠如常人，诸症皆愈。

按语：不寐证有"胃不和则卧不安""痰热内扰"等原因。本案是脾胃久虚，痰湿内生虚中夹实，影响睡眠，曾以归脾、温胆之类治之疗效不显，现用《脾胃论》的半夏白术天麻汤加味施治获效。其方中健脾化痰，调中安神并施，使湿痰得化，睡眠可安，余症亦平，此乃探本求源之法。

【慢性肠炎（泄泻）】

王某，女，53岁。2000年10月5日初诊。主诉大便溏泄，腹痛肠鸣两年余，曾先后经中西医治疗，并做内窥镜检查，排除肠道器质性病变，按"慢性肠炎"给抗感染、对症等治疗，均无明显好转。又改为中医治疗，服用健脾利湿、理气之品20余剂，诸症未减。详询病史，2年前因进食生冷瓜果后腹泻，大便如稀水样，经治疗后好转。但此后经常出现大便溏泻，每日5～6次，泻前或泻中伴有腹痛，肠鸣有声，大便中夹有多量淡黄色风泡，身困乏力，食欲不振，脘闷腹胀，矢气，舌苔白腻而滑，脉弦滑。证属脾失健运，痰湿内阻，风邪内扰之症。治当健脾，化痰，祛风。遂改用半夏白术天麻汤加味治疗。半夏、白术、茯苓各12克，陈皮、天麻、柴胡、白芍各10克，生姜、大枣、甘草各6克。先服5剂，腹胀肠鸣减轻，大便中风泡减少。再进5剂，腹泻明显减轻，食欲渐增。效不更方，原方再进5剂。四诊时腹泻已止，大便成形，每日1次，唯觉脘闷、身困，为巩固疗效，原方去柴胡、白芍，再进3剂，诸症悉除，随访1年未复发。

按语：泄泻之病机，无不与湿盛与脾虚相关，故《内经》中曾指出："湿胜则濡泄"。然临证之时，脾虚与湿盛往往互为转化，而痰湿郁久，势必生风，故临症中出现便中夹有风泡，腹胀肠鸣，此为本例之特点。故治疗不可完全拘泥于健脾与利湿之法，则当灵活运用之。本例有鉴于前医屡用健脾利湿理气之法不效，而改用半夏白术天麻汤加柴胡、白芍健脾化湿、祛风化痰而奏效。

【功能性低热（发热）】

陈某，女，62岁，农民。自述感冒后1日，持续低热，体温在37.5℃左右，多处就诊，诊为功能性发热，治疗用西药输液及清热类中药无效。就诊时值春夏之交，患者仍身着棉袄，汗出较多，诉头晕、头沉、头痛，身困乏力，精神萎靡，多梦易醒，查其舌质暗，苔白厚腻略黄，脉滑略数。应属痰湿阻滞，已有化热迹象。治则：燥湿化痰，清热开窍。处方：半夏15克，白术15克，天麻15克，茯苓30克，石菖蒲15克，郁金15克，橘红18克，胆南星6克，竹茹6克，黄连15克，草果15克，知母15克，生姜4片为引。日1剂，水煎服。服10剂后体温降至正常，仍身困乏力，继服10剂以巩固疗效，后随访未复发。

按语：功能性发热一般起病较缓，病程绵长，西药治疗效果不佳，而中医多按气虚、血虚、阴虚等内伤发热论治。该患者虽然病程较长，但正气不虚，究其症状、体征及舌苔脉象，证属以邪实为主，痰湿阻滞化热之象。应用半夏白术天麻汤加清热化痰之品，方取得较好的效果。

【癫痫（痫证）】

王某，男，10岁。1992年7月初诊。患癫痫已5年，2年前服用苯妥英钠尚能控制发作，近3年则难以奏效，发作次数增多，发病时间最长持续了7～8分钟。近来患者反应迟钝，表情呆滞。笔者依据证情表现并结合舌淡、苔白腻、脉弦滑等主要指征，拟半夏白术天麻汤加味：半夏10克，白术10克，天麻10克，茯苓15克，远志10克，郁金2克，石菖蒲10克，钩藤20克，全蝎3克，蜈蚣2条。连服12剂，发作次数减少，发作时间缩短，继服30剂基本控制发作，精神状态明显好转。将原方制成面剂服用3月余以巩固疗效。随访2年未见复发。

按语：久患癫痫，苔白腻，脉弦滑，为肝风挟痰，痰浊蒙蔽心窍，壅阻经络所致。此非息风化痰难以为功，拟半夏白术天麻汤息风化痰，加远志、郁金、石菖蒲化痰浊、开心窍、益智，加钩藤、全蝎、蜈蚣息风止痉以收速效。

【十二指肠壅滞症（腹胀）】

王某，男，45岁。1992年5月20日就诊。患者腹胀，呕吐，反复发作2年余，每因饮食不慎即发，食后甚，于去年5月在省某医院诊为"十二指肠壅滞症"，服中西药物治疗效果不佳。刻诊：脘闷腹胀，呕吐清涎，头重眩晕，消瘦乏力，大便10日未行，舌润苔滑，脉濡缓。此乃脾虚不运，聚湿成痰，痰饮内停，脾胃升降失调所致。予半夏白术天麻汤合旋覆代赭汤降逆化痰，和胃止呕。药用：半夏10克，白术12克，天麻5克，茯苓30克，陈皮12克，旋覆花15克（包煎），生赭石45克，党参15克，炙甘草6克，生姜10克。水煎温服。药进2剂，便通呕止，上方减旋覆花、代赭石、天麻，加桂枝12克，取"温药和之"之意，继服10剂，诸症尽失，饮食渐增。后以香砂六君子丸调理善后。

按语： 因久病脾虚，痰饮中阻，胃气不降而脘闷呕吐，合旋覆代赭汤和胃降逆。因为有眩晕头重，呕吐恶心，舌苔白腻等症，故用半夏白术天麻汤化裁，以燥湿化痰、平肝息风、和胃降逆，症方合拍而愈，充分体现了中医学"异病同治"之辨证观。

【甲状腺囊肿（瘿病）】

王某，女，42岁。1998年10月初诊。颈部肿块年余就诊于我院外科，诊为甲状腺囊肿，建议行手术切除，患者惧怕手术转诊中医。诊见：颈部喉结右侧有囊性肿物，自觉颈部憋胀不适，情志不畅则加剧，伴胸闷头晕，面黄体胖，时有失眠，纳谷不香，舌红，苔黄，脉滑数。查：颈部喉结右侧见一囊性肿物，大小约2cm×3cm。中医诊为瘿瘤。证属肝气郁结，痰湿凝聚。治以疏肝解郁，化痰散结。拟半夏白术天麻汤加减。处方：半夏、胆南星各10克，白术、天麻、川楝子、川芎、栀子各15克，橘红12克，茯苓、白芥子各30克，甘草9克。每天1剂，水煎服。服10剂，囊肿明显缩小，又服20剂，囊肿消失。

按语： 甲状腺囊肿多见于女性，病因乃情志不畅，忧思气结，肝侮脾土，形成肝郁痰凝证。治法首应祛痰，半夏白术天麻汤虽为风痰而设，笔者认为祛痰之力甚强，加白芥子善除皮里经络之痰，利气散结，且能消除囊腔积液，合胆南星增强半夏软坚之力，故能使痰凝瘀结消散。

【食道贲门失弛缓症（噎膈）】

曹某，男，50岁。1996年10月初诊。反复出现吞咽困难，吐涎沫3月余。曾先后用中西药治疗2月，病情终未改善，近月来加重。诊见：吞咽梗塞不畅，进汤水及固体食物无明显差别，且梗阻随情绪变化而时轻时重，不时吐涎沫及食物残渣，伴胸骨后及上腹疼痛，全身乏力，形体较胖，舌淡，苔白，脉弦滑。行纤维胃镜检查示：贲门痉挛。西医诊为食道贲门失弛缓症，中医诊为噎膈。证属气郁痰阻。治宜理气开郁，化痰降逆。拟半夏白术天麻汤加减。处方：半夏、橘红、川芎、枳实各15克，茯苓、白术各30克，柴胡、青皮、甘草、天麻、香附各10克，旋覆花12克。每天1剂，水煎服，服5剂后，吞咽改善，诸症好转。原方加减调治半月，诸症消失，行纤维胃镜检查未见异常。随访1年未复发。

按语： 本例情志不遂，肝失疏泄。饮食不节，痰湿内生，痰湿为有形之邪，加之肝气郁滞，痰气交阻互结于食道，故出现吞咽梗塞不畅，且于情志不畅时加剧，治当祛湿化痰，行气开郁为主。方中半夏、天麻、青皮、橘红、茯苓、枳实祛湿化痰；柴胡、香附、川芎行气解郁，且半夏、旋覆花降逆止呕。诸药合用，痰气得消，食道通利，诸症自愈。

【腔隙性脑梗塞（中风）】

洪某，男，67岁。2001年9月12日初诊。因突发记忆力丧失伴注意力不集中15分钟就诊。患者形体适中，神志清楚，神疲欲卧，头晕乏力，但视物无旋转，自觉头重如裹，无头痛呕吐，二便失禁及肢体瘫痪。查体：BP：18.4/11.2kPa，HR：78次/分，心律齐，无杂音，双侧肢体肌力正常。心电图正常，空腹血糖：5.0mmol/L。血脂：甘油三酯：11.2mmol/L。有高血压、甘油三酯症病史18年，未经正规调脂治疗，血压经常波动于16～22.6/10.1～14.6 kPa之间，间断服药。1986年患"急性胰腺炎"，现已痊愈。头晕头重20年。诊断：腔隙性脑梗塞。治疗：低分子右旋糖酐500mL加复方丹参注射液16mL，静脉点滴，1日1次，连续7日。点滴1次后，记忆力与注意力均已恢复，但头晕、头重如裹、肢体沉重、神疲乏力如故，且倍感精力不足，口淡无味，舌质淡白，苔薄白微腻，脉弦滑。中医辨证：痰浊挟风，上扰清窍。治宜化痰息风开窍。方用半夏白术天麻汤加味：姜半夏、天麻、白术各12克，黄芪、茯苓、泽泻各20克，石菖蒲、草决明、蒲黄各10克，远志9克，橘红6克，甘草3克。水煎，日服1剂。连服14剂，自觉清爽，头晕头重如裹明显减轻。按上方继服28剂，头晕、头重如裹症状消失，精力充沛。治疗期间未服任何西药。复查血甘油三酯：3.8mmol/L，BP 16/9.3kPa。再嘱继服60剂。复查血甘油三酯1.6mmol/L，血压稳定在16/9.3kPa。随访半年仍精力充沛，无头晕、头重表现，血脂、血压正常。复查CT示，腔隙性脑梗塞已完全恢复。

按语： 腔隙性脑梗塞的病变基础是高血压所致的动脉粥样硬化和（或）微血栓的形成，一般多责之于瘀血阻络，治以活血化瘀。然此例属中医学"眩晕"范畴，《素问》曰："诸风掉眩，皆属于肝。"《丹溪心法》谓："无痰不作眩。"基于此，笔者从风痰论治，以半夏白术天麻汤为主治疗。方中二陈汤燥湿祛痰，天麻息风止眩晕，黄芪、白术、茯苓、泽泻益气健脾利湿，以治痰之本。痰湿日久必致血瘀，故佐以蒲黄活血化瘀，另加石菖蒲、草决明、远志加强化痰浊开窍的作用。

四、国医大师点评

本方功在燥湿化痰，平肝息风。适用于风痰上扰所致的头痛、眩晕、中风、多寐、不寐等心脑病症。本方是二陈汤加白术、天麻而成。方中以半夏燥湿化痰，降逆止呕；以天麻化痰息风，而止头眩，二者合用，为治风痰眩晕头痛之要药。李杲云："足太阴痰厥头痛，非半夏不能疗，眼黑头旋，风虚内作，非天麻不能除。"故本方以此二味为君药。以白术为臣，健脾燥湿，与半夏、天麻配伍，祛湿化痰，止眩之功益佳。佐以茯苓健脾渗湿，与白术相合，尤能治痰之本；橘红理气化痰；姜、枣调和脾胃；甘草和中而调药性。诸药相伍，使风息痰消，眩晕自愈。

本方证主要见两方面见症，一则为肝风见症，即眩晕头重；二则为痰湿见症，如胸闷呕恶、纳呆腹胀等；舌苔多白腻，脉弦滑。清·程国彭《医学心悟》："眩，谓眼黑；晕者，头旋也，古称头旋眼花是也。其中有肝火内动者，经云诸风掉眩，皆属肝木是也，逍遥散主之。有湿痰壅遏者，书云头旋眼花，非天麻、半夏不除是也，半夏白术天麻汤主之。"肝为风木之脏，相火内寄，肝体不足，肝用有余，阳亢无制，化风上冒，头目昏眩，经所谓"诸风掉眩，皆属于肝"是矣。头为六阳之首，耳、目、口、鼻皆系清空之窍，肝胆之风阳上冒，则痛眩交作。肝风上逆，痰浊随之上逆，蒙蔽清窍，发为眩晕，即所谓"无痰不作眩"也。此方从二陈汤演绎而来，二陈燥湿化痰，加白术健脾化湿，以杜生痰之源，天麻平肝息风，于风痰上扰之眩晕，最为合辙。就临证所验，除眩晕而外，尚有胸闷泛恶、口多清涎、舌苔白腻等象。现今用治梅尼埃病、高血压等属于风痰上扰者，若能认证无差，不难取效焉。

——首届国医大师颜德馨

五、编者心得

【使用指征】

眩晕头痛，胸闷呕恶，舌苔白腻，脉弦滑。

【心得】

半夏白术天麻汤主要用于治疗耳源性眩晕、高血压病、神经性眩晕、癫痫、面神经瘫痪等属风痰上扰者。如半夏白术天麻汤治疗癫痫中痰扰心神者，可酌情加涤痰醒神之药，如浙贝母、胆南星等；如半夏白术天麻汤治疗眩晕病中风热上扰者，可酌情加疏散风热之药，如桑叶、蔓荆子、菊花等。

参考文献

1. 王禄．龚廷贤治疗眩晕经验．中国中医基础医学杂志，2005，11（8）：622～623.

2. 徐建虎，师常喜，李遇春．李遇春教授治疗疑难杂病用方经验，2009，16（22）：90～91.

3. 李晓芳，庄光彤，李刘英．刘永家教授运用半夏白术天麻汤合通窍活血汤加减治疗血管性头痛临床观察，中国中医急症，2006，15（4）：398.

4. 王吉元，徐贵成．徐贵成辨治眩晕经验撷英．辽宁中医杂志，2008，36（8）：1133～1134.

5. 李雪松，张维丽．薛莎运用半夏白术天麻汤治疗眩晕病的经验．湖北中医杂志，2009，31（12）：28～29.

6. 黄巍，杨少静．《张琪临证经验荟要》头痛经验撷要．黑龙江中医药，1995，3：1～3.

7. 吕崇山．半夏白术天麻汤治疗难治病举隅．中医药大学学报 2003，10（2）：53～54.

8. 刘嗣佐．半夏白术天麻汤的辨证运用．光明中医，1995，2：34～35.

9. 李爱萍，周浩．半夏白术天麻汤加减治验举隅．河南中医．2009，29（11）：1120.

10. 孙捷．半夏白术天麻汤的临床应用．陕西中医，2008，29（5）：610～611.

11. 李建英，赵东旺．半夏白术天麻汤新用．新中医，2001，33（6）：71～72.

12. 陈佩芝，翟佳滨．半夏白术天麻汤加味治验举隅．1996，1：19.

13. 王克银．半夏白术天麻汤临床新用举隅．甘肃中医．1995，8（2）：25.

14. 李建英，赵东旺．半夏白术天麻汤新用．新中医．2001，33（6）：71～72.

15. 颜乾麟．颜德馨中医心脑病诊治精粹．北京：人民卫生出版社，2006：191.

（裴蓓　赵丹丹　郭建波）

第六章

治疡剂

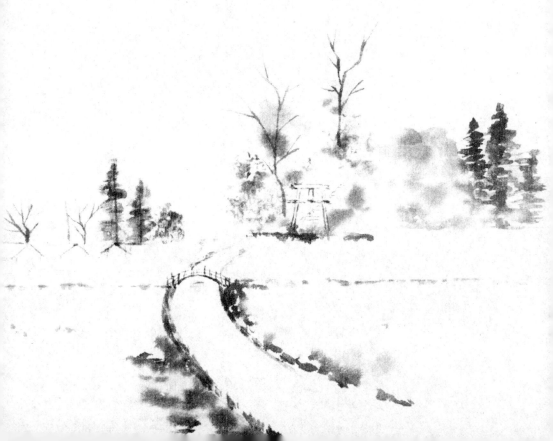

第一节 阳和汤

一、名方导读

【**出处**】《外科证治全生集》。

【**组成**】熟地黄一两，肉桂一钱，麻黄五分，鹿角胶三钱，白芥子二钱，姜炭五分，生甘草一钱。

【**方歌**】阳和汤法解寒凝，贴骨流注鹤膝风，熟地黄鹿胶姜炭桂，麻黄白芥甘草从。

【**方论**】熟地黄，味甘苦，主伤寒后胫股疼痛，新产后脐腹难禁。肉桂，味辛温，主百病，养精神，和颜色，为诸药先聘通使。麻黄，味苦温，主中风伤寒头痛温疟，发表，出汗，去邪热气。鹿角胶，味甘平，主伤中，劳绝，腰痛，羸瘦。白芥子，味辛温，主除肾邪气，利九窍，明耳目，安中。姜炭，味苦辛，主脘腹冷痛，呕吐，泄泻，亡阳厥逆，寒饮喘咳，寒湿痹痛。生甘草，味甘平，主五脏六腑寒热邪气，坚筋骨，长肌肉。方中熟地黄补营养血，鹿角胶生精补髓，养血助阳，强筋壮骨，为主药。辅以炮姜炭、肉桂温经散寒，配麻黄辛温散寒，发越阳气；白芥子辛温，去皮里膜外之痰，搜剔经络，宣通内外。使以甘草调和药性，又能解疮毒。全方以补为体，以温通为用，共奏温阳补血、散寒化痰之效。

【**功用**】温阳补血，散寒通滞。

【**主治**】阴疽。漫肿无头，皮色不变，酸痛无热，口中不渴，舌淡苔白，脉沉细或迟细。或贴骨疽、脱疽、流注、痰核、鹤膝风等属于阴寒证者。

【**用法**】酌定用量，作汤剂煎服。

【**方解**】《成方便读》曰："夫痈疽流注之属于阴寒者，人皆知用温散之法，然痰凝血滞之证，若正气充足者，自可运行无阻，所谓邪之所凑，其气必虚，故其所虚之处，即受邪之处。疡因于血分者，仍必从血而求之。"说明阴疽多由素体阳虚，营血不足，寒凝湿滞，痹阻于肌肉、筋骨、血脉所致，故局部或全身见一系列虚寒表现。治宜温阳补血，散寒通滞。方中重用熟地黄，滋补阴血，填精益髓；配以血肉有情之鹿角胶，补肾助阳、强壮筋骨，两者合用，养血助阳，以治其本，共为君药。寒凝湿滞，非温通而不足以化，故方用姜炭、肉桂温热之品为臣。脾主肌肉，姜炭温中，破阴通阳；寒在营血，肉桂入营，温通血脉。佐以麻黄，辛温达卫，宣通经络，引阳气，开寒结；白芥子祛寒痰湿滞，可达皮里膜外，两味合用，既能使血气宣通，又可令熟地黄、鹿胶补而不滞。甘草生用为使，解毒而调诸药。综观全方，其配伍特点是补血药与温阳药合用，辛散与滋腻之品相伍，宣化寒凝而通经络，补养精血而扶阳气。用于阴疽，犹如离照当空，阴霾自散，化阴凝而布阳气，使筋骨、肌肉、血脉、皮里膜外凝聚之阴邪，皆得尽去，故以阳和名之。

【化裁】加酒大黄、蜈蚣，成为"加味阳和汤"。

二、名医心悟

【胡黎生心悟】

胡黎生主任医师，吉林省著名中医骨伤科专家。从医四十余载，学验俱丰。胡老善用阳和汤治疗腰腿痛属阴寒证者。阳和汤是《外科证治全生集》中治疗外科阴证的要方，是一首温阳导滞、扶正祛邪相兼的方剂，临床常用以治疗流注、贴骨疽、鹤膝风等属阴寒证的疾患。胡老多年来灵活运用加味阳和汤治腰椎间盘突出症、坐骨神经痛、膝关节滑膜炎等疾患，收到满意疗效。胡老认为，阳和汤组方严谨，方中重用熟地黄大补阴血；以鹿角胶有形精血养血助阳，生精补髓，强壮筋骨；配伍肉桂温阳散寒而通血脉；炮姜温阳活血；白芥子祛皮里膜外之痰；麻黄宣畅阳气，合白芥子可使气血宣通，且可使熟地黄、鹿角胶补而不滞；甘草补气解毒而和诸药。阳和汤的用药特点是：补阴药与温阳药合用，辛散与滋腻之品配伍，使寒湿宣发而不伤正，精血得填而不恋邪。胡老认为，阳和汤的主治要点在"阴寒证"上，只要掌握好辨证要点，各科疾患均可灵活用之。胡老用以治疗腰腿痛，多用原方加杜仲、牛膝。疼痛甚者加全蝎、蜈蚣，湿盛者加苍术、薏米，阴寒盛者加附子，偏气虚者加党参、黄芪。基于多年临床经验，胡老体会，凡属气血虚寒，凝滞不通，症见面色㿠白，神情疲倦，气短懒言，畏寒喜温，舌苔薄白，脉沉细弱等虚寒证候，均可随症加减，每能应手取效。对于阴虚阳实之证，决非所宜，不可用之。

——胡黎生 国家级名老中医

【郭文勤心悟】

郭师应用阳和汤治疗缓慢型心律失常：缓慢型心律失常包括窦性心动过缓、窦房和房室传导阻滞、病态窦房结综合征、室上性和室性逸搏等。本病属于中医学"心悸""怔忡""眩晕""胸痹"等范畴。其病机为阳气虚衰，无力鼓动心脉，致血行涩滞，其中以阳气虚弱为发病之根本，重者可阳气外脱。缓慢型心律失常为一种常见的心血管疾病，它严重危害人类的健康，尤其是高度房室传导阻滞，有导致患者猝死的危险，所以积极防治缓慢型心律失常已成为急需解决的重大课题。目前西医对本病的治疗主要以阿托品、异丙肾上腺素、麻黄素等药来缓解症状，或以安装人工心脏起搏器治疗。前者有较大的副作用和禁忌证，后者费用较为昂贵，且属创伤治疗，不易被患者接受。近年来，中医对本病的研究与治疗有了较大的进展，但大多从心肾阳虚论治，而很少考虑到该病因虚致实、虚实互见的特点。由于该病主要表现为心悸、胸闷、气短、头晕目眩，甚至晕厥，脉迟或损脉等症，故郭师认为本病肾阳虚衰为发病之根本。肾阳为诸阳之本，元气之根，对人体各脏腑的生理活动，起着温煦推动作用，而心阳的主要功能就是推动血液在脉中运行，所以阳气的盛衰直接影响心跳的快慢。由于阳气虚衰，鼓动无力，温煦无权，常可出现一些由虚致实或阳损及阴的病理变化，若肾阳虚不能温煦脾阳，脾阳亏虚，运化无权，就会导致痰湿内生；心阳不足，鼓动无力，继而产生血瘀之证；阳虚日久，阳损及阴，又可出现阴虚之象。所以郭师认为，缓慢型心律失常，在发展中常伴有痰浊血瘀阴亏的病理变化，此乃因虚而致实的标证，应抓住肾阳虚衰这一疾病本质。阳虚多由气虚发展而来，所以郭师治疗多采用益气温阳法，温阳药加补气药，方可取得持久的疗效，另外即使无明显阴伤之象，迁延日久亦应考虑阴阳互损之变，此时仅纯阳之剂治疗难以取效，故每于方中加养阴补血之品。

郭师临床擅用阳和汤加红参、黄芪、当归、细辛等治疗本病。古贤认为治病当"必伏其所主，而先其所因"，对病因、病机相同，或证候相同的疾病，可采用异病同治之法。郭师应用阳和汤加味治疗阳虚寒凝血瘀所致的缓慢型心律失常，每获良效。常用方药：鹿角胶20克，熟地黄20克，白芥子20克，炙甘草10克，麻黄10克，炮姜15克，肉桂10克，丹皮20克，当归20克，红参 15 克，黄芪 50 克，细辛 5 克，川椒 15 克。诸药合用寓温阳益气，活血养阴，祛痰散寒通络于一炉，最切中本病病机。

——郭文勤　国家名老中医

【黄春林心悟】

黄春林教授在治疗疑难疾病等方面积累了丰富的经验，应用古方治病，也得心应手。阳和汤由清代外科名医王洪绪创立，原方由麻黄、熟地黄、肉桂、鹿角胶、白芥子、炮姜、生甘草 7 味组成，治疗"流注、贴骨疽、鹤膝风、风湿、痿瘤、石疽"等病证。主要功效是温阳通络，其组方严谨，配伍周到，重用温阳之品。《外科全生集·阴症门·阴疽治法》云："非麻黄不能开其腠理，非肉桂、炮姜不能解其寒凝。此三味虽酷暑，不可缺一也。腠理一开，寒凝一解，气血乃行，毒也随之消矣。"故阳和汤可治阳虚寒凝、气血不畅之病。黄教授对该方颇有研究，用以治疗许多疑难杂证，每收良效。

——黄春林　国家级名老中医

【刘沈林心悟】

刘沈林应用阳和汤治疗肿瘤： 肿瘤发病的病因为癌毒，癌毒属于阴邪，具有深伏隐蔽之特点，易在体内积之成形，阻滞经络，导致气滞血瘀、痰凝湿阻，耗伤人体正气。《灵枢·百病始生》曰："积之始生，得寒乃生。"《难经·五十五难》曰："积者，阴气也。"刘师认为，部分肿瘤相关性疾病的治疗可在辨证的基础上从温阳补虚扶正以尽余邪入手，可获较好疗效。阳和汤中熟地黄滋补阴血、填精益髓，配以血肉有情之鹿角胶补肾助阳、强壮筋骨，两者合用，养血助阳，补精血而培其源，以治其本，共为君药。脾主肌肉，炮姜温中、破阴通阳；寒在营血，肉桂入营，温通血脉；寒凝湿滞，非温通而不足以化，故方用炮姜、肉桂温热之品为臣。佐以麻黄辛温达卫、宣通经络、引阳气、开寒结，白芥子祛寒痰湿滞，可达皮里膜外，用之可疏气血之通路而导其流；两味合用，既能使血气宣通，又可令熟地黄、鹿角胶补而不滞。甘草生用为使，解毒而调诸药。综观全方，补血药与温阳药合用，辛散与滋腻之品相伍，宣化寒凝而通经络，补养精血而扶阳气。可使经络通畅，气血达于体表、四末，共奏温阳补血、散瘀通滞之效。

——刘沈林　国家级名老中医

【鲁贤昌心悟】

鲁师治疗类风湿性关节炎指出，类风湿性关节炎相当于中医痹证的范畴。痹为阴邪，非温不补，非温不化，非温不通，非温不散，法宗"阳和汤"之"阳和通腠，温补气血"。阳和汤为气血不足，肝肾两亏夹寒湿者而设。重用熟地黄大补营血，兼之鹿角胶、麻黄、肉桂、姜炭等温散之品，使熟地黄滋腻之性得到融化，以致充分利用和吸收，动静结合，相互转化，可补可散，温阳补虚，使寒凝之邪从至阴之处透至阳分，所谓"离照当空，阴霾自散"者也。鲁师认为，非温不补，温阳补虚乃治痹之大法，宗阳和之法而舍其药，为取效之奥秘，先有圃而后有变，法在胸而方在手，辨证在后，为治痹之蹊径也。痹证之寒胜者，当从温经散寒，而以疏风辅之，大抵参以补火温阳之剂。《素问·至真要大论》曰："寒者热之""治寒以热"，所谓热则流通，寒则凝塞，通则不痛，痛则不通也，常取桂枝、防风、干姜、仙茅、巴戟天、仙灵脾等痹证之湿胜者，当从温脾化湿。土旺能胜湿，而气足自无顽痹也，以益气温中，运脾而燥湿，常取黄芪、党参、白术、薏苡仁、石斛、木瓜等。久病瘀结者，当从活血通络化结，盖瘀血痰浊闭留关节，热则瘀血融化流通，取淫羊藿、牛膝、独活、桂枝、川芎、细辛，以温经通络。痹久瘀甚，关节肿胀变形，屈伸受限，痛有定处如锥刺，此时非一般草药所能到达，必借虫类搜剔窜透之性使浊去瘀化，常选用蕲蛇、乌梢蛇、全蝎、露蜂房、地龙等。

——鲁贤昌　国家级名老中医

【刘良徛心悟】

阳和汤方中重用熟地黄温补营血，用鹿角胶补髓生精，助阳养血，二者配伍取大补阴血之中寓"阴中求阳"之意。阳得阴助，而生化无穷，使温阳之功速达。用炮姜炭、肉桂、麻黄、白芥子等温热之品为佐，其中肉桂与炮姜炭配伍，二药均入血分而温经散寒，又可引熟地黄、鹿角胶直达病所，故二药温经通脉使经络、血脉、肌肉得温，而寒邪自除。麻黄辛温宣散，用于发越阳气，以驱散在皮表之寒邪；白芥子辛温宣通，除湿祛痰，常用于寒痰湿滞、痰气阻塞之证，麻黄、白芥子合用能使血气宣通，使鹿角胶、熟地黄滋腻之品补而不滞。因此，从本方配伍组方上看，从筋骨血脉、肌肉、经络、皮里膜外到皮表均有药物作用，使寒邪无稽留之所。对气血虚寒凝滞之疾有"阳和一转，寒凝悉解"之效。"咳""痰""喘"为肺系疾病常见症状，咳喘反复发作或迁延日久，又必致肺脾肾及诸气阳亏损，寒凝痰滞血瘀，故而刘师在治疗多种肺系疾病时，按照"异病同治"的原理，抓住"阳虚寒凝痰滞血瘀"之病机，秉承"病痰饮者，当以温药和之""瘀血为阴邪，非温不散"之古训以温阳散寒为法，选用阳和汤加味，灵活加减，均获满意疗效。正如秦伯未在《谦斋医学讲稿》一书中提出："阳和汤治疗顽固性咳、痰、喘，效果胜于小青龙汤，阳和汤与咳、痰、喘的发病原因和病理相吻合，且能结合到痰多的本病症状。"同时，刘师认为临床应用阳和汤不必拘于脉沉细或迟细、面色苍白、舌淡嫩或胖嫩、苔白不渴，只需抓住病机关键则可。如果在病情变化中出现热象，甚至热伤气阴之象时，须知此"热"是因阳气虚衰致痰浊瘀血内生，进一步导致痰浊壅阻，或痰瘀阻塞，壅遏日久而成。因阳气不振者，痰瘀难蠲，郁热则定难退，此时只需在治本的基础上兼顾治标，方中稍佐清热药即可，绝不能单行大剂苦寒清热之品，以免阳气更伤，病邪难除。

——刘良徛　江西省中医院主任医师，江西省名中医

附一　【汪悦心悟】

汪师应用阳和汤治疗强直性脊柱炎：肾督两虚，寒湿阻络之病机贯穿于强直性脊柱炎病程的始终，病者除见腰脊疼痛，喜暖畏寒，遇寒加重，脊柱僵硬，俯仰受限，膝腿疼痛或酸软无力等症外，还可有男子阴囊寒冷，女子白带清稀，畏寒肢冷，舌暗淡，苔白厚，脉沉细等肾虚、寒湿之症。因此，治疗则以温肾散寒、化湿通络为大法。汪师常用阳和汤加减，该方原为外科治疗阴疽之名方，可温补营血之不足，解散阴凝之寒湿，使阴散阳回，寒消湿化。用药以鹿角片为君，温通督脉，补益精髓辅熟地黄以滋肾养血，麻黄、桂枝、细辛温经散寒，白芥子化痰。

由于先天禀赋、后天的居住环境、饮食营养、发病诱因及体质类型之不同，临床治疗需要针对每位患者的特点进行辨证论治。在疾病早期，肾虚督空，寒湿之邪乘虚入侵，此期以实证较为多见，症见脊背疼痛，伴有腰背肢体酸楚重着，或晨起时腰背僵痛，活动不利，活动后痛减，阴雨天加剧，舌苔薄白或白腻，脉沉弦或濡缓。治以散寒通络为主，补肾益督为辅。在阳和汤基础上，加用防己、防风、制附子、苡仁、白术、丹参、秦艽等散寒除湿之品。在疾病的后期，外邪削伐正气，多虚证，症见腰骶部冷痛，得温痛减，四肢不温，舌淡、苔白，脉缓。治宜温肾壮督为主，散寒通络为辅，加用炒杜仲、炙

穿山甲、怀牛膝、桑寄生、制乳香、制没药、川断等温肾壮督之品。而久病痰滞血瘀，痹阻不通，见关节僵痛日盛，甚至强直变形，胸闷如束，伴有头晕耳鸣，面色晦暗，唇舌紫暗、苔白腻或黄腻，脉细涩或细滑。治以补肾益督，化痰祛瘀通络。关节久肿不消，可加胆南星、白芥子、川贝以祛除痰凝。久病或痛甚者加活血化瘀之品，如当归、赤芍、川芎、红花、丹参等以提高疗效。若邪及肝肾，可见脊背僵痛，两肋隐痛，生气时症状加重，目涩、目红赤、目疼痛，舌苔白，脉弦急，治宜补肾强督调肝，在阳和汤的基础上，加入白蒺藜、枳壳、苏梗等调肝之品。强直性脊柱炎不同于一般的痹证，有其本身的病理基础和病机特点，完全按辨证治疗，针对性较差，疗效受影响。通过辨证和辨病相结合，结合现代药理学研究的成果，在辨证用药的基础上加用针对性较强的药物，如病情活动明显时加用雷公藤、青风藤、徐长卿等具有较强的抗炎镇痛、调节免疫功能的药物可以提高疗效。

——汪悦 二级教授、主任医师

三、名医医案

【心律失常（心悸）】

代某，男，45岁。心悸、气短、胸闷一年余。在西医院诊断为冠心病心动过缓，建议安装起搏器，患者欲服中药。来诊时心悸，气短，胸闷，倦怠乏力，畏寒肢冷，头晕目眩，舌淡紫，边有齿痕，苔白微黄，脉沉细无力。血压：150/90mmHg，心率：44次/分，律齐。诊断：窦性心动过缓。辨证：心肾阳虚，脉络瘀阻。治法：温阳益气，散寒通络。方药：鹿角胶20克，附子25克，熟地黄20克，麻黄15克，细辛12.5克，川椒25克，白芥子20克，干姜15克，炙甘草10克，桂枝35克，红参15克，黄芪50克，川乌5克，草乌5克，锁阳30克，吴茱萸20克，淫羊藿30克，丹皮20克。服药20余剂，心悸、畏寒肢冷减轻，心率50～60次/分，继以上方随症略作加减，共服二月余，心率维持在60～70次/分以上，无明显不适症状。

按语： 根据临床观察，缓慢型心律失常之脉象常以迟、涩、结代为主，迟主寒、涩主血少，迟涩之脉为气血不足，寒凝血瘀之象，而结代皆属气弱血虚之证，与本病多属阴证、寒证、虚证、瘀证是相符合的。故治疗上多以益气养血、温阳（尤其是心肾之阳）、活血化瘀为主要治则。阳和汤本为治疗阴证疮疡的著名方剂，但阴寒证大都兼虚，虚寒之证又有气虚、血虚、气血两虚等。方中重用熟地黄温补营血为主；鹿角胶性温生精补髓，养血助阳，强壮筋骨为辅；干姜、桂枝破阴和阳，温经通脉；麻黄、白芥子通阳散滞而消痰结，合用能使血气宣通，且又使熟地黄、鹿角胶补而不腻，于补养之中，寓有温通之义，均为佐药；甘草调和诸药。全方组成，具有温阳补血、宣通血脉之功效，其余所加之药，均为温阳散寒、活血通脉之品。临床用此方加减治疗本病疗效较好，可以提高心率，纠正心律失常，改善心功能及由于心肌供血不足而引起某些器官血液灌流不良所产生一系列症状，如头晕、心悸、胸闷、短暂的记忆力丧失等。本病脉象变化多端，临证必须全面观察进行辨证，从病因病机入手，即当"谨守病机各司其属"。

【心肌炎（胸痛）】

曾某，男，13岁，学生。受凉后发热、头痛、咳嗽，服感冒药后诸症缓解，唯疲倦乏力，上课时突然昏倒。在益阳市中心医院诊为"心肌炎"，住院治疗1星期。因心悸、疲惫，不能坚持学习，带药回家治疗2月后，在省某医院检查，确诊为"心肌炎"（心肌缺血），服药40余天，疗效不显。近10天，胸闷，心悸易惊，心窝部有短暂针刺样痛。于1998年元月20日就诊。症见：神形疲惫，面唇苍白无华，语声低怯，喜太息，肌肤欠温，口淡乏味。舌淡嫩，苔白，脉沉细。体温36.8℃，心率110次/分，节律欠整齐，无杂音。心电图检查：T波倒置。证属胸阳不振，络脉痹阻。治宜温阳宣痹，散寒通络。处方：熟地黄15克，鹿角胶15克（烊化），薤白6克，肉桂6克（包煎），炮姜6克，麻黄6克，白芥子6克，归尾6克，川芎6克，炙甘草6克。服用5剂后，针刺样痛缓解，但易汗出，心悸多梦。原方去麻黄，加黄芪15克，茯苓、山茱萸、酸枣仁各10克。调治1月而痊愈，心电图复查T波恢复正常。

按语： 心肌炎（心肌缺血）属中医"胸痛""胸痹"范畴。《类证治裁·胸痹》云："胸痹胸中阳微不运，久则阴乘阳位而为痹结也。"其病机为寒邪直中，损伤胸阳，胸阳不振，气机受阻，络脉不通，血脉凝滞，瘀血阻塞，心失所养。用炮姜、肉桂、薤白、白芥子、麻黄温阳散寒；熟地黄、鹿角胶滋补阴精，以从阴中求阳，使之生化无穷；归尾、川芎、丹参活血化瘀通络；黄芪、茯苓、山茱萸、酸枣仁益气养心。诸药合用，共奏宣痹通阳、活血通络、益气养心之功。

【脑囊虫病（痫证）】

孙某，男，30岁。1994年3月10日诊。患者以"昏仆抽搐，吐涎时作，头痛视力减退1年余，加剧2月"来诊，有误食"米猪肉"史，发病后西医诊断为脑囊虫病，曾先后多次用卡马西平、苯妥英钠等抗癫痫药物及吡喹酮、阿苯达唑等治囊虫药，药后病情反复，近2月来发作尤频。刻诊：面色苍白偏青，畏寒怕冷，头痛，视力减退，昏仆抽搐，吐涎时作，手足时感麻木，语言不流畅，喉间痰稠难咯，舌淡暗苔白腻，脉沉弦。脑电图检查有异常波型。证属阴寒痰凝、经络闭阻、虫积于脑。处方：熟地黄30克，鹿角霜20克，白芥子6克，生麻黄6克，细辛3克，肉桂3克，炮姜6克，甘草10克，白芷10克，半夏10克，陈皮10克，蜈蚣3条，牡蛎20克（先煎），贯众10克，槟榔10克，皂角刺10克，每日1剂。

二诊：服上方14剂，昏仆抽搐发作次数减少，发作程度亦减轻，语言流畅，头痛减缓。拟上方去皂角刺、陈皮、加枸杞子20克，炮穿山甲10克。

三诊：上方服药21剂，昏仆抽搐偶作，头痛头昏仍觉，精神大增，脑电图：部分导联仍有散在中波幅慢波。原方去肉桂、槟榔、贯众、半夏，加桂枝10克，天麻10克，白僵蚕10克，升麻10克。

四诊：服上方3个月癫痫停止发作，诸症渐隐，脑电图检查已正常，守方制成蜜丸常服。随访3年未复发。

按语： 头为诸阳之会，精明之府，五脏精华之血，六腑清阳之气皆会于此。患者饮食不洁，脏腑受损，阴寒痰凝虫结，内舍于脑，经络闭阻。用熟地黄、鹿角霜补益精血，炮姜、麻黄、肉桂温阳通络，白芥子祛湿化痰，细辛、白芷加强温化痰凝之功，半夏、陈皮增加化痰之力，牡蛎、皂角刺软坚，穿山甲、蜈蚣搜剔经络，槟榔、贯众驱虫，枸杞子养血明目。药投病所，终获良效。

【肾病综合征（水肿）】

丁某，男，59岁。该患者10个月前因浮肿在我院住院，诊断为原发性肾病综合征，此次又因浮肿再度入院。刻诊：面色苍黄而晦暗，尿少，纳差，全身浮肿，腹部移动性浊音，舌质淡胖，有齿印，舌苔薄，脉沉细。实验室检查：尿蛋白定量：8.5g/24h，血清白蛋白16g/L，血胆固醇10mmol/L。辨证：阳虚水肿，血少寒凝。治则：温阳散寒，养血活血。选用阳和汤加减：炙麻黄 8 克，白芥子 10 克，熟地黄 20 克，鹿角胶 15 克（烊化），炮姜 6 克，肉桂 3 克（焗服），黄芪 30 克，汉防己 15 克，当归 12 克，川芎 10 克，白芍药 15 克，大枣 15 克。同时给低分子右旋醣酐 500mL 加川芎嗪注射液 120mg 静脉滴注，每日 1 次。用药 3 日后患者尿量由原来的 600mL/d 增至 1100mL/d，但感到"有热气"，遂由原方去炮姜、当归，加黄芩 15 克，石韦 30 克。经 3 周的治疗，患者病情明显好转，水肿消失，胃纳渐佳，面转红润。查尿蛋白降至 0.36g/24h，血胆固醇降为 6.8mmol/L，血清白蛋白升至 20g/L。出院后继续治疗 1 年，病无复发，一般状态良好。

按语： 难治性肾病综合征为免疫性疾病，因其病势缠绵不愈，湿困气机，阳气不伸，阴邪内盛，气血不畅，故可用阳和汤加减治疗。临证加黄芪益气；当归、川芎活血；白芍药养血；汉防己利水。共奏温阳散寒、养血活血之功。实验研究表明，阳和汤对肾病模型有良好的减轻肾病理损害作用。

【甲状腺功能减低（虚劳）】

王某，女，42 岁。因出现多汗、手颤、心悸、消瘦等症状，在外院查 T3、T4、TSH 等，并行甲状腺 131I 及 99Tc 扫描，诊断为甲状腺功能亢进，给予碘剂治疗。治疗后一般状态改善，症状减轻，T3、T4 恢复正常。同年 12 月出现颜面及双下肢浮肿、倦怠乏力、纳食减退，查 T3<0.6nmol/L、T4<3.2nmol/L、TSH>50mU/L、总胆固醇 8.5mmol/L。诊断为甲状腺功能减低症，给予口服甲状腺片。服药后患者感到头晕、心悸，无法坚持用药，转诊中医治疗。辨证：脾肾阳亏虚。予阳和汤加减治疗。处方：麻黄 8 克，熟地黄 30 克，肉桂 3 克（焗服），鹿角胶 15 克（烊化），白芥子 12 克，炮姜 10 克，生甘草 6 克，当归 12 克，枸杞子 20 克，淫羊藿 20 克，黄芪 45 克。服药 2 周后浮肿基本消失，倦怠乏力明显减轻。查血胆固醇为 6.5mmol/L、T3 为 0.60nmol/L、T4 为 7.4nmol/L、TSH 为 16mU/L。出院后继续服用上述中药，随访 6 个月，复查 T3.T4.TSH 均正常。

按语： 甲状腺功能减低症，临床上大多表现为脾肾阳虚，尤其是肾阳虚为主，治疗上可以用阳和汤温阳散寒，加用黄芪、淫羊藿、枸杞子等以益气固肾，而获得良好效果。

【半身麻痹（痹症）】

郑某，女，38岁，市民。1997年12月22日初诊。右半身麻痹，感觉迟钝或消失，不出汗等已有3年。诊见：体形肥胖，面色暗滞，右侧从头面而下，感觉麻木，迟钝或消失，右半身不出汗，舌质淡苔白，舌下血络怒张，脉象细弦。证属气滞血瘀，寒痰凝滞，阻滞脉络。治宜温经和阳，活血化瘀，祛痰通络。药用：熟地黄30克，肉桂5克，鹿角胶20克，麻黄5克，白芥子6克，炮姜炭5克，细辛2克，甘草5克，党参15克，当归15克，炮山甲10克，僵蚕10克，全蝎6克。每日1剂，水煎2服。

二诊：上方服药10剂后，患侧稍有出汗，麻痹减轻，精神转佳。药中病机，不拟更张，原方连服16剂，右侧麻痹消失，感觉恢复。随访半年未见反复。

按语： 本例由寒湿阴邪，袭于阳络，日久不解，气滞血瘀，痰瘀凝结，阻滞脉络，故经脉所过之处，麻痹不仁，汗不易出，面色暗滞，舌下血络怒张，均是瘀血阻滞脉络所致。阳和汤温补营血不足，解散阴凝之寒痰，使阴散阳回，寒消痰化。

【子宫肌瘤（石瘕）】

李某，女，50岁。2008年3月19日初诊。胃癌术后2年余，病情稳定，复查各项实验室指标未见异常，惟感少腹坠胀，经前腹痛，经期后延、色淡暗而少，白带清稀，绵绵而下。2008年3月5日查盆腔CT示：盆腔少量积液，子宫体下方可见25mm×20mm大小略高密度影，子宫肌瘤可能。诊时面色晦暗，舌淡有紫气，苔薄白，脉细。综观脉症，证属血脉瘀滞，瘤毒内积。治宜养血散结，消瘤化积。阳和汤加减化裁：熟地黄12克，鹿角胶10克（烊化），白芥子10克，麻黄3克，肉桂2克（后下），炮姜3克，炙甘草3克，炙黄芪15克，当归10克，丹参15克，三棱10克，莪术10克，泽兰10克，泽泻10克，白花蛇舌草15克，石见穿15克，木香5克。水煎服，每日1剂。14剂后诸症减轻，药证相符，效不更方，守上方进退调治2月余，诸症消失。复查盆腔CT示：子宫肌瘤缩小为11mm×10mm。

按语： 患者胃癌术后，癌毒未尽，阴邪留滞。方以熟地黄大补阴血，鹿角胶养血助阳以助之；炮姜、肉桂温经散寒，通阳散结；麻黄、白芥子辛温散寒、消痰除滞，以宣熟地黄、鹿角胶之滋腻，况麻黄得熟地黄通络而不发表；

黄芪、当归益气活血；木香理气畅中止痛；泽兰、泽泻泄热化瘀；三棱、莪术、丹参活血化瘀散结；白花蛇舌草、石见穿清热解毒抗癌；甘草调和诸药。此方既滋阴益气养血又温阳通脉，兼能消瘤化积，配伍严谨，相得益彰。

【乳腺增生症（乳癖）】

孙某，女，28岁。1995年10月31日初诊。双乳发现肿块3天，左乳胀痛，遇寒加重，畏寒怕冷，腰酸乏力，舌淡苔白，脉沉细。月经正常，孕2产2。双乳对称，乳头无凹陷及分泌物，左乳头上方近乳晕边缘及右乳外侧可触及2个椭圆形肿块，分别约2cm×4cm、1.5cm×2cm，界限清楚，质韧，无压痛。红外仪扫描检查，乳腺增生。诊断：乳癖（体虚寒凝），乳腺增生病。治宜和阳通脉，温补气血，化痰散结。方用阳和汤加减：熟地黄21克，麻黄3克，白芥子9克，鹿角霜12克，肉桂6克，穿山甲9克，皂刺12克，三棱9克，莪术9克，陈皮9克，半夏9克，生甘草6克。6剂后，双乳肿块缩小1/2左右，胀痛消失，畏寒乏力减轻。上方熟地黄改为30克，加橘核9克，再服6剂，乳房肿块全消。乳房红外仪扫描示，正常。继服6剂，至今未复发。

按语： 本例属乳癖之体虚寒凝型，为毒陷阴分之证，治疗用温剂，符合阳和汤适应证，用之迅速见效。

【乳腺囊性增生病（乳癖）】

杨某，女，46岁。于1993年夏天，因家事和丈夫发生争吵，巧逢月事来潮，突感两乳胀痛不适。月余后两乳内如卵大肿块，肿块与周围组织分界不清，不与皮肤粘连。自觉沉重，日渐胀痛。当地医生以消炎抗结核治疗数月，肿块递增，疼痛加剧。预约前来中医治疗。体查：面色暗滞，舌质淡苔薄白，脉象沉弦。证属寒凝血脉，气血瘀滞。治以温散寒凝，理气活血，软坚散结。方以阳和汤加味。熟地黄15克，鹿角胶10克，白芥子6克，肉桂6克，炮姜6克，麻黄10克，郁金10克，牡蛎15克，浙贝母10克，王不留行15克，莪术6克，红花6克，夏枯草10克，穿山甲6克，海藻10克，昆布10克。水煎服。3日后复诊，肿块已小，疼痛亦减，效不更方，原方继服。服药后疼痛大减，肿块缩小如李核，两乳沉重消失。用上方调服10余日后肿核消散，疼痛已止。2月后随访，再未复发，从此痊愈。

按语：阳和汤具有温散寒凝、化痰通络、软坚散结之功效，是治疗阴疽、阴寒之证主方。方中以熟地黄大补气血为君；鹿角胶是血肉有情之品，生精补髓，养血助阳，强筋壮骨为辅；炮姜温中，破阴顺阳；肉桂入营，温通血脉；麻黄达表散寒，协同姜、桂，能使气血宣通；熟地黄、鹿胶补而不滞；白芥子祛皮里膜外之痰；甘草解毒，调和诸药。临床应用要抓住阴寒偏盛、疼处不移，肿势散漫，皮色不红，触之不热，得热则痛减，得寒则痛甚，舌质淡白，苔白滑，脉象沉弦或紧等。无论阴疽或阴寒痰湿发生在人体任何部位，均可应用阳和汤加减治疗。

【慢性前列腺炎（白淫）】

杨某，男，41 岁。1993 年 2 月就诊。二便后尿道外口滴白色黏液 4 年余，伴会阴及少腹隐痛不适，头昏，乏力，腰膝酸软，畏寒肢冷，小便清长。初诊时见面色晦暗，神疲，舌淡，苔白微腻，脉沉弱。肛诊前列腺略大，质硬，可触及硬结，轻微触痛。前列腺液常规检验：WBC（++），PC（+），卵磷脂小体（+）。中医诊断白淫；西医诊断慢性前列腺炎。拟通阳化浊，散寒化痰为法。阳和汤加减：熟地黄 30 克，鹿角胶 9 克，姜炭 6 克，白芥子 12 克，麻黄 6 克，生甘草 6 克，桂枝 9 克，石菖蒲 9 克，乌药 12 克，白芷 9 克，萆薢 12 克。日 1 剂，水煎服。嘱节制房事、忌酒及辛辣刺激性食物，配合每日温水坐浴，每周行前列腺按摩 2 次。服药 5 剂后诸症大减，原方加生牡蛎、桑螵蛸，更进 10 剂，症状全失。共服药 30 剂后前列腺硬结消失，取前列腺液常规检验，已转正常。

按语：该例患者病久不愈，所见便后尿道口白淫、会阴及少腹隐痛、形寒肢冷、小便清长均为阴寒之症无疑。下焦虚寒，阳气不达精室，精气不化而成败浊。正如《诸病源候论》所言："冷肾损，故小便白而浊也。"痰凝血滞，而见腺体硬结，其病机与阴疽相吻合，故投之果得效验。

【精液不液化（精冷不育）】

王某，男，19 岁。1995 年 3 月就诊。婚后 4 年不育，伴腰膝酸软。诊见精神疲惫，面色白，舌淡，脉微缓无力，尺脉尤弱，似欲绝。精液常规化验：精液灰白色，量约 2.5mL，1 小时不液化，精子密度 16×10^6/mL，精子总数 52×10^6，精子活率 48%，精子活力 2 级。证属精气亏虚、寒痰凝滞，方用阳和汤加减：熟地黄 30 克，鹿角胶 9 克，炮姜 6 克，白芥子 9 克，甘草 6 克，肉桂 6 克，麻黄 3 克，山茱萸 15 克，乌药 9 克，牛膝 12 克，人参 9 克，山药 30 克，茯苓 12 克。嘱节制房事。服药 5 剂后精力增加，面色转红。连服 30 剂后复查：精液量达 4mL，液化时间 15 分钟，精子密度 $29×10^6$/mL，精子总数 $65×10^6$，精子活率 60%，精子活力 2 级。原方与右归丸交替使用 2 月，精液复查正常。

按语：此例患者据脉症结合精液化验所示，当属精气亏虚、寒痰凝滞证，寒凝精室致精少而凝结不液化。治则遵阴中求阳、阳中求阴之大法，更兼温化寒凝，则寒凝自解、精气自生，而收全功。

【阴茎硬结症（阴茎痰核）】

杨某，男，41 岁。1993 年 5 月就诊。阴茎背侧根部无痛性硬结伴阳痿 5 年。初时硬结小如粟米，渐增大，并出现阴茎勃起弯曲，继则痿弱不用。曾经局部注射确炎舒松及透明质酸酶，无明显疗效。查见患者消瘦，左侧阴茎海绵体内可触及一约 12mm×8mm×8mm 硬结，质硬，无触痛，舌淡，边有齿痕，苔白，脉弦细。中医诊断：阴茎痰核。西医诊断：阴茎硬结症。证属肝肾不足，寒痰凝滞。治拟温经通阳，化痰散结。阳和汤合二陈汤加减：熟地黄 30 克，鹿角胶 12 克，白芥子 6 克，麻黄 6 克，姜炭 6 克，生甘草 6 克，制半夏 12 克，肉桂 3 克，橘核 9 克，白僵蚕 12 克，乌药 9 克，茯苓 9 克。上方连服 12 剂后阴茎已能勃起，原方稍事增减，续用药 1 月，阴茎痰核软化、缩小，再用 3 个月后复诊，痰核消失。

按语：清朝《外科医案汇编·流痰》中说："痰阻于皮里膜外，气多肉少之处，无血肉化脓，有形可凭，即成痰块……"盖肝之经脉绕阴器，又肾主前阴，肝肾不足，经气不利，痰浊凝聚宗筋，而成是病。治疗以阳和汤合二陈汤，以增其化痰散结之力。用药伊始已现阴茎勃起，乃经脉宣通之征。守方更进，终告痰浊尽解，结聚得消。

【附睾炎（子痈）】

李某，男，43 岁。2003 年 3 月 20 日诊。患者 1 月中旬始现右睾丸肿胀疼痛，伴发热，体温 39℃。经本院外科检查发现右睾丸处触及 1cm×1cm 之硬结，质硬触痛。B 超提示附睾炎。予抗生素克林霉素、头孢曲松钠，配合鱼腥草注射液静滴。治疗 2 周，体温正常，睾丸仍疼痛，硬结无改善。动员手术切除，患者惧怕手术求助于中医治疗。查：右侧睾丸无红肿，右睾丸处有 1 个 1cm×1cm 硬块，质地坚硬，边界清楚，与周围组织无粘连。舌淡，苔薄白，脉沉细。证属寒凝痰滞，络脉不通。治拟散寒温经，理气散结，化瘀通络。方用阳和汤加减：熟地黄 60 克，鹿角胶 8 克，肉桂 2 克，川芎 15 克，炮姜 8 克，麻黄 6 克，白芥子 30 克，穿山甲 15 克，牡蛎 30 克，芒硝 15 克（冲），香附 20 克。水煎服，日 1 剂。药进 20 剂，右睾丸胀痛、触痛均减，硬块缩小过半，肿块触之较前为软。守方加连翘 15 克，浙贝母 30 克，夏枯草 30 克，大枣 7 枚。再进 1 剂结节全消，肿痛告愈。

按语： 附睾炎属中医学"子痈"之范畴。多因肝气郁结或湿热下注，蕴结成毒，阻于肝肾之络，发为子痈。本案经用大量抗生素及清热化湿之品，虽热邪得消，但湿阻气机，寒从中生，寒凝痰阻，硬结不散。治疗须灵活辨证，切勿妄投攻伐破气之品，以犯虚虚之戒。针对阳虚血亏、痰凝寒滞之病机，通过宣通气血、温散痰结，使气机升降调畅，肿块得消。

【十二指肠溃疡（胃脘痛）】

纪某，男，50 岁，律师。胃区反复疼痛 10 余年。疼痛固定，喜暖拒按，常于夜间痛醒，畏寒肢冷，便溏。每年于秋冬之交，排黑便 1～2 次，每次排黑便前，胃痛加剧。X 线胃肠钡餐透视提示：十二指肠球部溃疡。常服香砂养胃丸及西药雷尼替丁等药治疗，虽有缓解，但仍频频复发。诊时面色㿠白，舌体紫暗苔薄白，脉细涩。诊为：胃脘痛。证属脾胃虚寒，血虚凝滞。治宜温中祛寒，益气活血。方用阳和汤加减。处方：熟地黄 25 克，鹿角胶 15 克（烊化），麻黄 3 克，肉桂 6 克，炮姜 6 克，炙甘草 6 克，砂仁 12 克，黄芪 20 克。5 剂，水煎服，每日 1 剂。进 3 剂后疼痛明显减轻。5 日后再诊，疼痛消失。原方再进 5 剂，胃痛及黑便久未复发。

按语： 十二指肠溃疡属中医学"胃脘痛"范畴。本例胃脘痛 10 余年，疼痛固定，喜暖拒按，舌体紫暗，为血虚寒凝，胃内阳气受阻，凝涩不行，邪正交争而引起胃痛频发。血凝日久，堵塞脉络，加之秋冬寒气侵袭，阻塞加重，络破出血则排黑便。投阳和汤加减方，重用熟地黄补阴血为主药；鹿角胶补阴血而护胃壁；肉桂、炮姜、麻黄、砂仁温中散寒通血脉，并宣熟地黄、鹿角胶之滞，为辅药；黄芪补气，甘草调和诸药，共奏养血温阳、散寒通滞之效。寒滞既除，通则不痛，胃痛顿解。阳和汤虽为外科疮疡名方，主治外科疮疡诸症，但遇阳虚寒凝瘀滞的内科病症，如能明辨施治，也能得心应手。

【腰椎间盘突出症（腰痛）】

蔡某，男，46岁。腰痛1余年。患者无明显外伤史，曾于当地按腰痛治疗无效。月前着凉疼痛增剧，咳嗽、喷嚏、排便时痛尤著，并痛引右下肢，患侧麻木，腰胯伛偻，步履维艰。曾做CT检查，诊断为第四、第五腰椎间盘突出症。查体：脊柱向右侧弯，畸形，腰椎生理前屈消失，腰肌紧张板硬，腰部活动明显受限，第四、第五腰椎右旁及环跳穴部位压痛为著，且伴放射痛，痛麻引至患腿足。直腿抬高试验：左80°，右10°。足背屈试验：右侧阳性。屈颈试验阳性。右下肢肌肉萎缩，右小腿外侧及足背外侧皮肤痛觉迟钝，右膝跟腱反射明显减弱，右足拇趾背伸力减弱。口不渴，二便正常，口苦，舌淡，脉细缓。诊断：腰椎间盘突出症。证属肝肾不足、气血亏虚、寒凝气滞。予阳和汤加杜仲、牛膝、全蝎、蜈蚣，服药5剂，症状明显减轻，去全蝎、蜈蚣，再连服2剂，症状基本消失，行动自如，改服健步虎潜丸，以巩固疗效。随访至今，未复发。

按语：根据患者临床表现，四诊合参，辨证为：气阴两虚，寒瘀阻络。方用阳和汤。方中重用熟地黄大补阴血，以鹿角胶有形精血养血助阳，生精补髓，强壮筋骨，配伍肉桂温阳散寒，而通血脉。炮姜温阳活血，白芥子祛皮里膜外之痰，麻黄宣畅阳气，合白芥子可使气血宣通，且可使熟地黄、鹿角胶补而不滞，甘草补气解毒而和诸药。患者疼痛较剧，加入全蝎、蜈蚣以加大活血效力。

【骨髓炎（骨疽）】

王某，女，40岁。因骨髓炎复发1个月就诊。患者于10年前患左胫中上端慢性骨髓炎，经中西医治疗病情尚稳定，但于1个月前复发。检查：左胫骨局部肿痛、微热，面色苍白，疲乏无力。诊断：阳虚痰凝之骨疽，兼有化热。处方：炙麻黄9克，白芥子12克，熟地黄30克，肉桂2克（焗服），炮姜9克，鹿角胶15克（烊化），生黄芪60克，当归10克，公英30克，天花粉30克，穿山甲15克，皂刺15克，甘草10克。2日1剂，隔日翻渣再煎服。服药3个月后左胫局部肿痛消除，面色红润，精神转佳。随访15个月，病情稳定。

按语： 慢性骨髓炎，属阳虚痰凝之骨疽，故以阳和汤散寒，当归补血汤益气养血；加公英、天花粉、皂刺、穿山甲清热消疽，方证相符，故疗效甚佳。

【肿瘤骨转移（骨痛）】

孙某，女，63 岁。2008 年 6 月 18 日初诊。直肠癌术后半年余，术后行化疗 6 疗程，近来腰骶部疼痛较剧，引及下肢，伸屈不利。ECT 检查，考虑多发骨转移。诊时面色晦暗，大便溏，舌质淡有瘀斑，苔薄白，脉细。证属脾肾两虚，脉络不和。治宜温补脾肾，活血通络。方用阳和汤加味：熟地黄 12 克，鹿角胶（烊化）10 克，肉桂 2 克（后下），炮姜 3 克，白芥子 10 克，生麻黄 3 克，续断 15 克，狗脊 15 克，杜仲 15 克，怀牛膝 15 克，赤芍、白芍各 10 克，山茱萸 10 克，枸杞子 10 克，制乳香、制没药各 5 克，白花蛇舌草 30 克，炙甘草 5 克。水煎服，每日 1 剂。14 剂后疼痛减轻。守上方进退调治 1 月余，疼痛基本控制。

按语： 恶性肿瘤引起的骨痛多为钝痛，且常局限在转移部位，活动时加重，脊柱转移可侵犯神经根，造成根性疼痛。癌毒留滞耗伤机体阳气，而致脾肾两虚，肾不能养髓生骨，致骨不生不坚。方中熟地黄、鹿角胶温补精血；炮姜、肉桂温阳活血脉，散寒祛湿；麻黄发越阳气；白芥子走窜经络，祛皮里膜外之痰；赤芍、白芍散瘀止痛；续断、狗脊、杜仲、怀牛膝补肝肾、强筋骨；白花蛇舌草清热解毒抗癌；甘草调和诸药。温补肾阳治其本，散寒通滞治其标，可使阴凝化解，阳气和畅，气血流通，通则不痛。

【强直性脊柱炎（骨痹）】

王某，男，22 岁。2007 年 5 月 10 日首诊。主诉：腰背僵硬酸痛 5 年，加重半年。患者 5 年前无明显诱因下出现腰背僵痛未予重视。半年前疼痛加重，腰背僵硬，休息不缓解，颈项酸楚，痛剧时翻身转侧困难，伴足跟痛，怕冷，手足不温，疲乏无力，舌质淡紫，苔白腻，脉细。查体：双骶髂关节压痛，腰部活动受限，双侧"4"字试验阳性。实验室检查：HLA-B27 阳性，双侧骶髂关节示：双侧骶髂关节炎。治以温肾散寒，化湿通络。处方：鹿角片 10 克，熟地黄 10 克，桂枝 10 克，白芥子 6 克，细辛 3 克，独活 10 克，桑寄生 12

克，狗脊 10 克，赤芍 10 克，白芍 20 克，炙甘草 3 克，蜈蚣 3 条，生地黄 12 克，葛根 10 克，僵蚕 10 克，共服 7 剂。

二诊（5 月 17 日）：疼痛已明显减轻，背部稍酸，舌淡红，苔中厚略白腻，仍稍有怕冷。原方去白芥子、细辛，加羌活 10 克，地龙 15 克，蜈蚣减为 2 条，服 21 剂。

三诊（6 月 7 日）：诸症均减，无晨僵背痛，原方减鹿角片加杜仲 10 克，服 28 剂。

四诊（7 月 5 日）：腰背疼痛已不明显，晨僵、怕冷等亦基本消退，仅劳累时髋关节处稍有疼痛，舌淡，厚薄腻，脉细。原方加薏苡仁 15 克继服，以资巩固。

按语：强直性脊柱炎主要临床表现为腰背疼痛，脊柱僵硬，畏寒喜暖等，当归属于中医学痹证之"骨痹""肾痹"等范畴。本病病机的关键是以肾督两虚、寒湿阻络为主。当用阳和汤治疗，正如《科症治全生集·阴疽治法》所说："治之之法，非麻黄不能开其腠理，非肉桂、炮姜不能解其寒凝，此三味虽酷暑不可缺一也。腠理一开，寒凝一解，气血乃行，毒亦随之消矣。"

【肩关节周围炎（漏肩风）】

李某，女，52 岁。1997 年月 12 月 3 日初诊。患者右侧肩关节疼痛 1 年多，加重 1 月余。1 年前秋季患者淋雨后未能及时更衣，后渐觉右侧肩部疼痛，右上肢活动受限，经某医院检查，诊断为"肩关节周围炎"。经局部封闭，以及针灸治疗，初时疼痛缓解，以后疗效渐不明显，近日疼痛加剧，现症：右侧肩关节酸麻冰冷，痛如针刺，入夜尤甚，得热痛减，伴身寒肢冷，腰膝酸软，舌质略暗，舌苔薄白，脉沉细。查体：右侧肩臂部压痛明显，触之皮肤欠温，右上肢外展、后伸活动受限，手上举不能及头，肌肉轻度萎缩。诊断：漏肩风。辨证：阳虚血亏，风寒湿邪留注，痰浊瘀血凝滞。治疗：温阳补血，散寒祛风，除湿化痰，逐瘀解凝。方药：阳和汤加减：熟地黄 30 克，生鹿角片 15 克，桂枝 12 克，炙麻黄 10 克，羌活 10 克，防风 12 克，片姜黄 12 克，威灵仙 12 克，乳香 10 克，没药 10 克，白芥子 10 克，炙甘草 10 克。水煎服，日 1 剂，服 2 剂。外用生南星、生半夏、生川乌等份为末，面糊为饼，如五分硬币大小，约厚 0.3cm，晾干后置于阿是穴，以艾炷灸之。

复诊：无不良反应，守方再服 7 剂。

三诊：疼痛及酸麻感减轻，手上举可勉强梳头，唯时常出汗。前方麻黄、羌活、白芥子各减半，去乳没、姜黄、威灵仙。加黄芪 30 克，白芍 15 克，白术 15 克。停外用药，注意保暖，继服 20 余剂。

四诊：诸症消失，右侧肩关节肌肉恢复正常状态，嘱其加强肩关节功能锻炼，以防旧病复发。

按语：肩关节周围炎属中医"漏肩风"或称"肩凝症"。发病者多在 50 岁上下。五旬之人，肾气渐衰，气血渐亏，血不荣筋，加之长期劳累损伤，复因寒湿客于筋膜，久羁不去，致使气血运行不畅，痰浊瘀血内生，酿成虚实夹杂之证。若单用温燥除湿散寒、破血逐瘀之剂，恐徒伤正气而邪不能骤去。阳和汤温而不燥，补而不滞，扶正祛邪，标本兼顾，切合病机。方中去鹿角胶，用生鹿角片，汪昂在《本草备要》里说："鹿角性温，生用则散热行血消肿。"《中药大辞典》说："鹿角行血消肿益肾，治疮疡肿毒瘀血作痛，虚劳内伤。"故在此用鹿角片以增强活血祛瘀消肿止痛之力，兼可温阳补肾。三诊减麻黄、羌活、白芥子，去乳香、没药、姜黄、威灵仙，恐其过分耗气伤血，加黄芪、白芍、白术是仿黄芪桂枝五物汤及玉屏风散之意。如此药随病转，故疗效较为明显。

【顽固性下肢溃疡（臁疮）】

沈某，女，56 岁。1993 年 11 月 21 日初诊。患者右下肢内踝上溃烂，反复发作 2 年。患者曾是纺织工人，因长期站立工作，双下肢静脉曲张已近 20 年，并日趋严重。2 年前因外伤后感染，局部溃烂，虽经多方治疗未能完全愈合，遂成溃疡。现症：右下肢内踝上 9cm 处有一面积约 5cm×7cm 大小疮疡，疮口凹陷，疮面污灰，脓水淋漓，边缘隆起，皮色暗红硬肿，患肢浮肿，四肢不温，面色淡白，神疲乏力，舌质淡苔白，脉沉细。诊断：臁疮。辨证：肝肾不足，气血虚寒。下肢脉络瘀滞血行不畅，外伤后，气血不荣于下肢，不能化腐生肌. 遂成溃疡。治疗：温阳散寒以通滞，益精补血以化腐生肌。方药：阳和汤加减：熟地黄 30 克，鹿角胶 12 克（烊化），炮姜 10 克，肉桂 5 克，黄芪 20 克，当归 15 克，炙麻黄 6 克，白芥子 6 克，生苡仁 30 克，生甘草 10 克。水煎服，日 1 剂，服 7 剂。

复诊：疮面脓水稍浓稠，边缘肉色略显红活，精神好转。守方继服 15 剂。

三诊：疮面缩小，脓水已净，肉色红活，边缘较软，患肢浮肿消失。前方去苡仁，加鸡血藤 15 克，再服 10 剂。

四诊：疮面洁净，基本收口，下肢静脉曲张及其形成硬结均有所缓解，脉较前有力。寒凝血滞渐解，气血尚嫌不足，治宜温补气血为主，改用十全大补汤加减，日 1 剂，服 15 剂。

五诊：疮面愈合，皮肤留有色素沉着，面色红润，四肢有力，予十全大补丸善后，以巩固疗效。

按语：顽固性下肢溃疡应属于中医"臁疮"范畴。本病多因久立或长期负重，致下肢经脉血行不畅，气血凝滞，破溃成疮。由于本病好发于双下肢内外臁骨的皮肉浅薄处，一旦破溃成疮，极难收口痊愈，迁延日久，常转为阴证。本例患者年老体弱，肝肾不足，气血虚寒，破溃成疮，尤难愈合。阳和汤以熟地黄、鹿角胶补肾填精益血；肉桂、炮姜温阳散寒；麻黄、白芥子行于腠理之间，疏通气血，解散阴寒凝滞；加黄芪、当归补益气血，托毒生肌；生苡仁渗湿排脓；甘草既可解毒，又能调和诸药。久病难求速效，效不更方，连服数十剂后，又以十全大补汤温补气血，终竟全功。

【陈旧性溃疡（臁疮）】

罗某，男，40 岁，农民。于 1995 年 4 月 17 日就诊。患者骑摩托车摔伤左下肢，经清创缝合后带药回家。1 星期后创口不愈，反而溃烂，经多种抗菌素消炎，并清创引流治疗，迄今 4 月不愈。症见：左下肢肌肤欠温，患处如手掌大小表皮暗黑，脓水清稀，局部肌肤刺激无感觉。舌淡苔白，脉沉迟。证属阴寒凝滞，气血亏虚。治宜补益气血，温阳散寒。处方：麻黄 10 克，肉桂 10 克（包煎），干姜炭 10 克，白芥子 10 克，桔梗 10 克，泽泻 10 克，苡仁 10 克，当归 10 克，牛膝 10 克，熟地黄 20 克，鹿角胶 20 克（烊化），黄芪 30 克。7 剂。每日用盐水清洗创口，并注意患处保暖。

4 月 26 日复诊：患肢已无明显冷感，患处肌肤色泽转好，脓水减少，溃口痒感。原方加防风 10 克，白蔹 15 克，10 剂而愈。

按语：下肢陈旧性溃疡属中医"臁疮"范畴。患肢冷感，肌肤暗黑，脓水清稀，久溃不愈，为阳虚寒凝，气血虚弱，寒湿凝滞所致。用熟地黄、鹿角胶、当归温阳益阴补血；配伍肉桂、干姜温阳散寒而通血脉；白芥子、麻黄、防风疏风散寒，宣畅阳气，疏通腠理之血脉；泽泻、苡仁化湿健脾；桔梗、黄芪益气排脓，收敛生肌；牛膝引药下行；甘草调和诸药。诸药合用以达到温阳散寒解凝，益气补血滋阴，振奋人体阳气，调整人体免疫机能，去腐排脓，活血生肌之目的。

【髋关节结核（环跳痰）】

李某，男，10岁。1967年7月25日初诊。左髋关节肿痛1年半，跛行，无发热恶寒。查体：左髋部漫肿，活动受限，皮色不变，皮温正常，压痛（+）。ESR：35mm/h，WBC：$7.4×10^9$/L，N：0.64，L：0.36。左髋关节X线摄片示，左髋关节结核。舌质淡苔薄白，脉沉细。诊断：环跳痰（虚寒型），左髋关节结核。治以温阳补虚，散寒通络，活血化痰。方用阳和汤加味：熟地黄15克，麻黄3克，鹿角胶6克，白芥子6克，炮姜6克，肉桂6克，生甘草6克，牛膝6克，猫爪草15克，夏枯草9克。配合全蝎丸（由山东中医药大学附院自制）、异烟肼。1967年12月6日患者左髋关节肿痛消失，每次行走2.5km无疼痛，无跛行，左髋部无肿胀，无压痛。继服全蝎丸、异烟肼巩固疗效。1981年2月20日回访，无复发。

按语： 本例患者先天不足，禀赋素虚，又加后天失养，精血耗伤，复感寒湿痰邪，气血郁阻，痰湿内生，气血痰湿寒邪互搏，日久成毒，毒陷阴分，结于髋部而发病。因发病早期局部漫肿、皮色不变、皮温正常，苔白，脉沉细，故证属阴寒虚证，阴毒内结。阳和汤加味以温补气血，宣阳逐毒，使阴寒得解。

【舌腺炎（舌下痰核）】

邓某，男，2岁。舌下囊肿如李核2个月，加重1周。于1989年6月在某院住院治疗。西医诊断舌腺炎，经抗感染治疗1个月无效，遂中医治疗。证见小儿哭闹不休，烦躁不安，母述病情加重1周，尤其在哺乳和饮食时为甚，张口抬舌见舌下如李核大小圆形肿核，质硬，无红、热、痛，色泽青紫。证系饮食失调，损伤脾胃，脾阳不振，寒痰内生，注于舌下而成。治宜温阳健脾，化痰散结。方以阳和汤加味：熟地黄6克，鹿角胶6克，白芥子5克，肉桂3克，炮姜3克，麻黄3克，桃仁6克，白术6克，茯苓6克，鸡内金6克，皂角刺6克，甘草3克，山楂9克。水煎分2次服，1日3剂。服1剂后，小儿哭闹大减，2剂后已能进食，3剂后肿核消散，诸症均除，已如往日。

按语：阳和汤配伍严谨，用量精当，大量熟地黄配小量麻黄，则补而不滞，小量麻黄配大量熟地黄，开腠理、解寒凝而不发散；白芥子祛痰结、解寒滞，性味辛燥，得鹿角胶益精补血，可制其性；肉桂助阳，炮姜温中，甘草解毒而调和诸药。纵观全方，温阳补虚，散寒通滞，化痰解凝，具有补虚而不滞邪，宣通而不伤正之妙。

【血栓闭塞性脉管炎（脱疽）】

沈某，男，40岁。1976年8月5日初诊。左足冷痛，间歇性跛行半年，舌淡苔白，脉沉细，左足拇趾青紫，皮温低，汗毛稀疏，左足背动脉、左胫后动脉未触及，余动脉可触及。有吸烟、受冻史。诊断：脱疽（虚寒型），血栓闭塞性脉管炎（二期）。治宜温经散寒，活血通络。方用阳和汤加味：熟地黄30克，鹿角霜9克，白芥子9克，川牛膝9克，丹参24克，生黄芪24克，炮姜6克，肉桂6克，麻黄6克，生甘草3克。服60剂后症状消失。

按语：本病属中医学之脱疽范畴，又名脱骨疽。患者有受冻史，素体阳虚，复感阴寒之邪，经脉受阻，气血凝滞，阳气不达四末，肢体失于温煦，故初期出现左足冷痛等症状。舌淡苔白，脉沉细，为阴寒之象。患趾（指）色白或色青紫而冰冷，为阳虚寒凝，用阳和汤加味温经散寒、活血通络，药证相符，疗效卓著。

【尺骨鹰嘴滑囊炎（伤筋）】

邱某，女，26岁。1981年1月15日初诊。右肘肿块伴疼痛3年，右肘后椭圆形肿块，约3cm×2cm，边界清楚，有波动感，有压痛，牵掣前臂，自觉怕冷畏寒，舌淡苔白，脉沉细。曾局部封闭，效不佳。诊断：伤筋（寒湿瘀肿型），右肘部尺骨鹰嘴滑囊炎。治宜温阳散寒，化湿散结，活血消肿。方用阳和汤合二陈汤加减：熟地黄30克，麻黄6克，白芥子9克，肉桂6克，炮姜4.5克，半夏9克，茯苓15克，陈皮12克，生甘草6克，白术9克，鸡血藤15克，丹参15克，薏苡仁15克。外敷复方马钱子膏（由山东中医药大学附院自制）。

1981年2月28日复诊：右肘后肿块明显缩小，疼痛明显减轻，全身酸痛，上方去半夏、丹参、薏苡仁，加威灵仙15克，秦艽9克，豨莶草15克，当归15克。再服5剂，诸症全消，随访未复发。

按语： 本病属伤筋、损伤范畴，证属寒湿瘀肿。患者右肘部慢性损伤，复受寒湿侵袭，以致局部气血运行失常，寒湿凝聚，日久成块。治宜用消法，采用阳和汤合二陈汤加减，配合外治，方证相符而取效。

【右腹股沟结块（癥瘕）】

张某，男，28 岁。1997 年 11 月 22 日诊。患者以右腹股沟肿痛 2 月余，伴行走不利来诊。2 月前阴囊及右腹股沟处瘙痒，继则右侧腹股沟处触及一肿块，质地坚硬、肿势漫延、疼痛、麻木。刻诊：右腿腹股沟处有一肿块约 12cm×16cm 大小、质硬、触之痛甚，行走不利，伴恶寒，怕冷，纳差，舌质淡暗，苔薄白腻，脉弦＂证属寒痰阻滞，气血凝结。处方：熟地黄 20 克，肉桂 3 克，麻黄 3 克，鹿角片 20 克，白芥子 6 克，炮姜炭 5 克，细辛 2 克，甘草 10 克，金银花 10 克，炮穿山甲 10 克，白芷 10 克，当归 10 克，皂角刺 10 克，天花粉 15 克，黄芪 30 克，玄参 15 克。局部以季德胜蛇药与醋调敷。

二诊：上方服药 7 剂，肿块质地变软、枯萎，疼痛减轻，患腿行动较前有利。上方去细辛、肉桂、炮姜炭，加苍术 10 克，紫草 10 克。

三诊：上方服 14 剂后，局部肿块基本消散，疼痛已消，患肢行动如常。上方去天花粉、皂角刺，加连翘 10 克，生地黄 20 克，再投 7 剂，以巩固疗效。随访 3 月，疗效稳定。

按语： 腹股沟为厥阴肝经循行部位。肿块发于此处，《医宗金鉴》认为："左为横痃疽，右为阴疽，属三阴经，由七情郁滞凝结而成。"秦伯未在《中医临证备要》中认为："腹股沟处生块，形长如蛤，坚硬疼痛，都由'梅毒'引起"。秦氏称其为"鼠蹊部结块"。患者肝经寒湿偏甚，湿毒阻络，气血凝结。以阳和汤温阳通滞消结；黄芪、当归益气和血；炮穿山甲、天花粉、皂角刺软坚消结；白芷消肿通阳止痛；细辛温经止痛；玄参、生地黄滋阴和血解毒；金银花、连翘解毒消结；季德胜蛇药解毒消肿散结。药证相合，效如桴鼓。

【深静脉炎右腿肿痛（恶脉）】

赵某，女，28 岁。1993 年 5 月 10 日诊。以"右下肢肿痛 1 年，加剧半年，行动不便"来诊。1 年前患者出现右足疼痛，活动欠利，行走后加剧，3 个月后逐渐向上漫延，遇冷加重。近半年来症状加剧，下肢漫肿、跛行。刻诊：右下肢疼痛，遇冷后加剧，不得安卧，肿势漫延，活动不利，跛行，行走时痛剧，头昏面黄，纳呆口淡，舌淡有紫气，苔白腻，脉细弦。证属：血脉空虚，寒湿凝滞，络脉痹阻。处方：熟地黄 30 克，黄芪 30 克，鹿角胶 20 克，玄参 20 克，鸡血藤 20 克，桂枝 10 克，白芥子 10 克，生甘草 10 克，全蝎 10 克，怀牛膝 10 克，当归 10 克，金银花 10 克，木瓜 10 克，生麻黄 6 克，炮姜 6 克，制川乌 3 克。

二诊：上方服药 10 剂，疼痛大减，腿肿亦减，夜寐尚安。上方去制川乌、炮姜、鸡血藤，加苍术 10 克，没药 10 克，独活 15 克。

三诊：上方服药 20 剂，疼痛减轻，腿肿亦消，行动如常，上方去木瓜、没药，加杜仲、川芎各 10 克，再服 1 个月，巩固疗效。

按语： 本病因寒湿内侵、血脉空虚、寒凝湿滞、络脉痹阻所致，故方用阳和汤合四妙勇安汤化裁。方用桂枝以增强行气通阳和络之效；虑其患者血脉空虚，气血不足，用黄芪配当归即所谓"血不胜，须得生阳气之药，血自旺矣"（《脾胃论》）；阳和汤以温阳补血、散瘀通滞；四妙勇安汤活血通脉止痛；用怀牛膝、杜仲以补肝肾、强筋骨、通行血脉；全蝎、川芎、鸡血藤活血化瘀通脉；苍术、独活、木瓜除湿蠲痹通络。诸药合用，使寒湿得除，脉痹得蠲。

四、国医大师点评

阳和汤主治阳虚气寒，血脉凝滞的阴疽。其主药既有熟地黄，又有鹿角胶，还有肉桂，这些都是温热药，再加上炮姜炭、麻黄、白芥子，也都是一派温热药，是补而兼散的药。熟地黄、鹿角胶，都是温补精血的药；加上肉桂，温阳活血，散寒祛湿。在这个基础上加上麻黄，用上白芥子。这里用麻黄，就是取其发越人体的阳气，它与熟地黄、鹿角胶相配，也是一种托法。张仲景在《金匮要略·痰饮咳嗽病脉证并治》中讲到苓甘五味姜辛汤、半夏杏仁汤说过：不用麻黄是因为"麻黄发其阳"。麻黄在这里可使补益的药更好地发挥作用，使阳气能迅速地布达周身。因为所生之病、所受之寒，不是近期从外逐渐而入的，而是一种沉寒痼冷，是一种虚寒之气，是一种内生之虚寒，它无法通过透达驱之外出，只能采取温化的办法，"离照当空，阴霾自散"，这是阳和汤的一个特点。所谓"离照"就是太阳，太阳出来之后，阴霾之气、寒湿之气自然就消散了。正因为阴寒之邪聚在那个地方，作为脱骨疽也好，痰核也好，流注也好，都是局部有淤积的东西，而白芥子善于走窜经络，去皮里膜外之痰，所以用它来消除这些东西的效果是比较好的。但是它与姜炭都是作为配伍药来用的，不是作为主药来用的。主要的药是熟地黄、鹿角胶、肉桂，所以主要是温补精血，是治虚寒证，是以虚为主。阳虚生内寒，由于内寒才使湿停、血凝的。痰核只是在一处，流注却是全身走窜的，多处生。还有一种情况，虚寒之体容易多生脂肪瘤，但这不是流注，而且用于壮实的人不行。瘦人的脂肪瘤又一个用法，瘦人多火，肥人多痰，多阳虚，这要注意。胖人、体虚多痰而胖加二陈汤，有一定效果。贴骨疽就是疽在深部、贴着骨头了，不好以后就向里损害骨头，形成骨疽，即所谓骨髓炎。过去还讲骨髓劳，破了以后容易瘀结住，长期流水，对人体损耗很大。用本方为主，随症加减，都可收到一定的效果。

——首届国医大师王绵之

五、编者心得

【方证指征】

患处漫肿无头，酸痛无热，皮色不变，口不渴，舌淡苔白，脉沉细或迟细；或贴骨疽、脱疽、流注、痰核、鹤膝风等。

【心得】

阳和汤主要用于治疗骨或关节结核、淋巴结结核、腹膜结核、慢性骨髓炎、慢性淋巴结炎、类风湿性关节炎、血栓闭塞性脉管炎、肌肉深部脓肿、慢性支气管炎、慢性支气管哮喘、妇女痛经等证属阳虚寒凝者。如阳和汤治疗痛经中阳虚寒甚者，可酌情加温阳散寒之药如附子、干姜等。如阳和汤治疗慢性骨髓炎中血虚者，可酌情加补血之药如当归、熟地黄、阿胶等。

参考文献

1. 徐慧梅，李雁，李跃进. 郭文勤教授治疗缓慢型心律失常的经验探讨. 第二届国际中医心病学术研讨会（2005·北京）论文集，2005：237～239.

2. 胡妍，钟理，张凤书. 胡黎生主任医师用阳和汤治疗腰腿痛的经验. 吉林中医药，2000，12（5）：6.

3. 徐大基，黄积仓. 黄春林教授应用阳和汤经验. 河北中医，1999，21（5）：287～288.

4. 王鹂. 刘沈林应用阳和汤治疗肿瘤医案举例. 山东中医药大学学报，2009，33（6）：515.

5. 陈利群. 鲁贤昌治疗类风湿性关节炎经验. 浙江中医学院学报，2002，26（2）：41～42.

6. 刘良. 浅述阳和汤治疗肺系疾病. 中医药通报·方药研究，2007，6（4）：25～27.

7. 陈月月. 汪悦教授治疗强直性脊柱炎经验. 现代中医药，2010，30（1）：39～40.

8. 邓迅. 阳和汤临床应用. 甘肃中医，1996，9（3）：29.

9. 宿广峰，王文峰. 姜兆俊应用阳和汤经验. 姜兆俊应用阳和汤经验，1998，22（5）：344～345.

10. 邰士杰. 阳和汤临床治验. 吉林中医药，2003，23（4）：44.

11. 崔宴医. 阳和汤临床治验举隅. 中国民间疗法，2006，14（1）：13～14.

12. 刘志平，周鹤林. 阳和汤临床治验五则. 湖南中医杂志，1999，15（1）：47～48.

13. 陈楚湧. 阳和汤治胃脘痛. 世界中西医结合杂志，1997，29（4）：51.

14. 田仲成. 阳和汤治验拾遗. 江西中医药，2005，36（12）：55.

15. 王绵之. 方剂学讲稿. 北京：人民卫生出版社，2010：533～534.

（滕菲　郭建波）